全国中医药行业高等教育"十三五"创新教材
中医住院医师规范化培训教材

流行病学与循证医学

主　编　王成岗（山东中医药大学）
　　　　郭　栋（山东中医药大学）
副主编　步怀恩（天津中医药大学）
　　　　闫国立（河南中医药大学）

中国中医药出版社
·北京·

图书在版编目（CIP）数据

流行病学与循证医学/王成岗，郭栋主编．—北京：中国中医药出版社，2018.9
全国中医药行业高等教育"十三五"创新教材　中医住院医师规范化培训教材
ISBN 978-7-5132-5054-2

Ⅰ.①流…　Ⅱ.①王…②郭…　Ⅲ.①流行病学-高等学校-教材②临床医学-高等学校-教材　Ⅳ.①R18②R4

中国版本图书馆 CIP 数据核字（2018）第 136134 号

中国中医药出版社出版
北京市朝阳区北三环东路 28 号易亨大厦 16 层
邮政编码　100013
传真　010-64405750
山东百润本色印刷有限公司印刷
各地新华书店经销

开本 787×1092　1/16　印张 14.25　字数 321 千字
2018 年 9 月第 1 版　2018 年 9 月第 1 次印刷
书号　ISBN 978-7-5132-5054-2

定价　59.00 元
网址　www.cptcm.com

社长热线　010-64405720
购书热线　010-89535836
维权打假　010-64405753

微信服务号　zgzyycbs
微商城网址　https://kdt.im/LIdUGr
官方微博　http://e.weibo.com/cptcm
天猫旗舰店网址　https://zgzyycbs.tmall.com

如有印装质量问题请与本社出版部联系（010-64405510）

全国中医药行业高等教育"十三五"创新教材
中医住院医师规范化培训教材

《流行病学与循证医学》编委会

编写说明

流行病学是一门重要的医学基础学科，是疾病预防控制、现代病因学研究、临床干预措施评估、卫生决策制定及评估的重要工具。20 世纪的后半叶，流行病学加强了与临床学科合作，流行病学的方法和理论应用于临床医学的病因、诊断、治疗和预后研究，临床流行病学学科形成。临床流行病学的发展产生了新的临床研究成果，新的成果应适时被医生采用指导临床实践，提高临床诊疗水平。1992 年诞生了一种新的医学实践模式——循证医学。循证医学的目的是将医学研究的最佳成果用于指导医学实践，提高医疗质量，促进临床医学不断发展，提高医疗资源的利用效率，更好地服务于患者。循证医学重视对临床研究和临床实践真实性与有效性的评价，是一套临床研究和临床实践的思路和方法。循证医学实践是临床医生在面对疾病的病因、诊断、治疗、预后及其他临床相关问题时的一种终身学习及自我学习的过程。

就中医学而言，古典医籍《伤寒论》是张仲景通过搜集、实践、验证和筛选大量的临床证据编撰而成，即体现了循证医学的理念。现阶段进行名老中医临床经验的总结，开展患者中医学证候特点及规律研究，临床病因、诊断、治疗及预后等研究都需要以规范的流行病学研究方法为指导。中医临床医生也需要掌握流行病学的基本方法和原理，并能够进一步运用相关方法开展中医临床研究，用循证医学的理念指导中医临床实践，因此非常有必要面向中医临床医学生开设流行病学和循证医学课程。

为适应中医住院医师规范化培训的需要和提高中医临床医生应用流行病学的原理和方法创造证据及应用循证医学思维进行循证临床实践的能力，特编写本教材。本教材的编写，从创造证据和应用证据两个角度安排内容。创造证据即主要应用流行病学、统计学、社会医学和卫生经济学等课程的方法和技术进行临床科研实践，创建临床证据；应用证据即针对具体的临床问题，经过检索证据、评价证据、利用证据和后效评价等过程实施循证临床实践。

　　本书将重点放在流行病学与循证医学基本知识、基本理论和基本技能上，突出流行病学研究方法和循证医学的思维模式，理论介绍做到深入浅出，增加实例内容，既能引起学生的兴趣，又体现了实用性，使学生易于理解和掌握。全书共十六章，第一章为绪论；第二章至第七章重点介绍常用流行病学研究方法的基本原理、应用领域、实施步骤及设计要点；第八章至第十三章主要介绍如何开展临床研究创建证据及证据评价；第十四章介绍了循证临床实践过程及案例；第十五章及十六章为临床研究的选题、文献检索方法、申报书及医学科研论文的撰写方法；在附录部分介绍了临床研究的常用软件及临床研究方案的报告规范。

　　所有参编人员为本书倾注了大量心血，特别感谢史周华教授为本书编写提供的大力支持。

　　书中难免有不妥之处，期待各位专家、同道及读者提出宝贵意见及建议，请发送至 wangchg1268@163.com 邮箱。

编　者

2017 年 1 月 23 日

目 录

第一章　绪　论 ▷▷▷▷

第一节　从流行病学到循证医学

一、流行病学的形成及发展

流行病学（epidemiology）是研究人群中疾病与健康状况的分布及其影响因素，并研究防治疾病及促进健康的策略和措施的科学。流行病学是通过对比分析群体中的疾病及健康相关事件分布，进行疾病的病因及危险因素分析或疗效评价，它具有群体特征、对比特征和概率论特征等。

流行病学是人类与疾病长期斗争的过程中逐渐形成和发展起来的一门学科。人类与疾病的斗争首先产生了临床医学，临床医学以出现症状的患者为对象，以挽救生命、消除病因、解除由疾病引起的疼痛和逆转疾病的病理过程为目的。在此基础上，流行病学家开始以人群为研究对象，探索疾病的病因及防制疾病、促进健康的策略和措施。现阶段流行病学不仅是预防医学的骨干学科，也是一门重要的医学基础学科，是疾病预防控制、现代病因学研究、临床干预措施评估、卫生决策制定及评估的重要工具。

流行病学的产生首先从观察开始，经过实践后逐渐上升为理论，然后通过实验（采取措施改变干预对象的状态）评价干预措施的效果，用于指导临床和公共卫生实践。

流行病学的一些基本理念可追溯到 2000 多年前的医学鼻祖——古希腊著名医生希波克拉底（Hippocrates，公元前 460-377 年），他的著作 *On Airs, Waters and Places* 通过系统的观察，提出"自然环境在疾病发生中起重要作用"。15 世纪中叶，意大利威尼斯开始出现原始的海港检疫法规，外来船只必须先在港外停留检疫 40 天。我国隋朝开设了"疠人坊"以隔离麻风病患者。人们通过对传染病流行过程的观察，产生了流行病病因学的传染理论。

1662 年英国的 John Graunt 首次应用统计学的理论对英国伦敦一个教区的死亡数据进行了死亡率分析，并编制了第一份寿命表。Graunt 强调资料完整、准确的重要性，同时提出了设立比较组的思想。英国海军外科医生 James Lind 在建立一种由于维生素 C 缺乏引起身体虚弱的坏血病病因假设的基础上，在 1747 年将 12 名患坏血病的海员分 6 组进行对比试验，进行了首次实验流行病学研究。Lind 的研究 40 余年后才被发表，是由于缺乏对相关疾病的认识，难以建立因果推断。1839 年，英国统计总监 William Farr 进行了人口和死亡的常规资料收集，首创了生命统计系统。该系统后来成为国际疾病分类标准的基础，Farr 也为流行病学的定量研究和对比研究打下了坚实的理论基础。1850 年全世界第一个流行病学学会"英国伦敦流行病学学会"成立，也标志着流行病学学科的形成。1854 年英国著名内科医生 John Snow 对伦敦宽街霍乱流行及不同供水区居民霍乱死亡率进行调查，创造性地应用病例分布的标点地图法，提出宽街水厂被污染的水源导致宽街霍乱流行，通过干预控制了霍乱的进一步流行。John Snow 的霍乱研究彻底否定了瘴气理论。1883 年显微镜的发明，才使霍乱弧菌被发现。群体比较的思想奠定了流行病学研究方法的基础，同时也把医学实践划分为针对个体患者的临床医学和针对群体的公共卫生学。

随着显微镜的出现，微生物学得到长足的发展，细菌理论逐渐被接受，19 世纪末流行病学研究转入了低谷。在传染病时代，为确定传染病的病因，德国的 Henle 与 Koch 于 1882 年提出了确定某微生物为致病因子的准则：①在相应疾病所有患者中都能检出该病原微生物；②其他疾病患者中不能检出该病原微生物；③相应疾病患者能分离到该病原微生物，经传代培养能引起实验动物患相同疾病；④患该病动物能分离到相同病原微生物。

20 世纪以来，随着人们营养状况和生活环境的改善、疫苗和抗生素的应用，传染性疾病得到一定的控制；而由于营养过剩、不良行为和生活方式、环境污染和寿命延长等带来的慢性非传染性疾病已逐渐成为威胁人们健康的主要卫生问题。Henle-Koch 准则无法解释与营养、行为与生活方式和心理等因素相关的疾病病因。科学家们相继开展了饮食缺乏（如烟酸缺乏）与糙皮病、吸烟与肺癌及心血管病的病因研究，流行病学又进入了复兴和快速发展时期。在该时期，流行病学研究范围逐渐扩大到所有疾病和健康问题，开展了慢性病、伤害和精神性疾病和其他健康相关问题的研究；研究方法和理论逐渐成熟，方法扩展为定量和定性相结合、宏观和微观相结合，Miettien 于 1985 年将偏倚分为选择偏倚、信息偏倚和混杂偏倚三大类；分析方法也逐渐完善，Cornfield 在弗明汉心血管病研究中引入多变量模型；分支学科（分子流行病学、遗传流行病学、生态流行病学、药物流行病学和精神卫生流行病学等）不断涌现，应用范围越来越广。至 20 世纪 80 年代，以病因研究为主体的现代流行病学趋于成熟，流行病学也逐渐发展成为以研究方法为主要内容的科学。随着对疾病和健康状态认识的不断深入，以及和多学科的交叉融合，现阶段流行病学强调从分子、个体、社会和生态多个水平，以及历史、现在和未来多个纬度研究疾病和健康的相关问题。

二、临床流行病学的出现

20 世纪的后半叶，流行病学蓬勃发展。在一些国际组织的支持下，流行病学加强了与临床学科的合作，流行病学的方法和理论应用于临床医学的病因、诊断、治疗和预后研究，临床流行病学学科逐渐形成。临床流行病学（clinical epidemiology）是将现代流行病学、统计学、社会医学和卫生经济学等学科的原理和方法应用到临床医学研究和实践，以患者群体为研究对象，研究患者的特征、疾病自然史，探讨疾病的病因、诊断、治疗与预后等现象的一门临床医学方法学。流行病学为医学实践中的各种问题提供了科学的方法论，带动了临床问题研究方法的全面发展。

临床流行病学的形成和发展为流行病学开拓了新的更加广阔的领域，同时也造就了流行病学前所未有的成就和辉煌。随机对照试验恰好能解决临床上不同措施治疗效果的评价问题，因此逐渐成为临床人群研究中建立因果关系的可靠方式，成了评估医学干预效果的金标准。随着临床随机对照试验研究逐渐增多，迫切需要对这些证据进行系统的总结，一种加权综合统计学方法——Meta 分析开始出现。Meta 分析是一种系统地、客观地、定量地总结或整合来自有关同一问题的不同研究结果的综述方法。

三、循证医学的诞生

临床流行病学的发展产生了新的临床研究成果，新的成果应适时被医生采用指导临床实践，从而产生科学和实用价值。1989 年有研究发现，在产科使用的 226 种医学干预措施中，通过临床试验和系统评价证明有 20% 有效（疗效大于副作用），30% 有害或疗效可疑，另有 50% 缺乏随机对照试验证据。这一震惊医学界的研究结果启示人们：在医学实践中不能仅凭临床经验、不完善或未经科学验证的理论和知识，所有医学干预措施都应基于严格的研究证据之上。1992 年，诞生了一种新的医学实践模式——循证医学，堪称一场医学界的革命。循证医学（evidence-based medicine，EMB）是在临床医学实践中发展起来的一门临床交叉学科，其目的是用医学研究的最佳成果指导医学实践，提高医疗质量，促进临床医学不断发展，提高医疗资源的利用效率，更好地服务于患者。循证医学是一种全新的医学实践模式，正在彻底改变沿袭多年的医学实践模式：传统医学实践较多地强调从经验中学习，依据基础医学、转化医学的成果指导医学实践；循证医学则认为，在面对临床问题时，医学科学研究的成果，尤其是人群应用性研究的结果才能用于直接指导临床实践，经验只能弥补科学知识的不足。

在循证医学时代，流行病学已成为医学相关人群研究的科学方法论，同时也是临床医生正确理解、评价和利用证据所需的基本知识。

第二节 流行病学研究方法

流行病学既是一门应用性学科，用于疾病预防和控制；也是一门方法科学，应用科学的研究方法探索人群疾病和健康状态（结局）分布现状及分布规律，并识别和评价与结局有关的因素，从而达到对客观事物内在规律性的准确认识。流行病学通过观察、询问、体格检查及临床诊断等方法测量人群的疾病和健康状况，描述频率和分布，通过对比、归纳和综合提出某因素与该结局有联系的假设，再采用分析性研究检验假说，最终通过实验研究来验证假说。当对疾病的发生、发展规律及其影响因素了解清楚后，还可以用数学模型对疾病的未来发展进行预测。

流行病学研究方法分为观察性研究、实验性研究和理论性研究。观察性研究按是否在研究设计阶段设立专门的对照组又分为描述性研究和分析性研究。每种类型又包括多种研究设计（表 1-1）。

表 1-1　流行病学研究设计类型

研究类型		常用研究设计
观察性研究	描述性研究	病例报告、病例系列分析、现况研究和生态学研究等
	分析性研究	队列研究、病例对照研究、巢式病例对照研究等
实验性研究		临床试验、现场试验和社区试验等
理论性研究		用数据模型模拟疾病的发生、发展过程，并进行预测

观察性研究（observational study），又称非实验性研究（non-experimental study），是在自然状态下，通过观察或访问，客观地记录研究对象的特征，并对结果进行描述和对比分析。实验性研究（experimental study）是研究者有意施加某种干预措施，改变研究对象疾病发展的自然状态，并前瞻性收集干预结局的信息，从而分析和评价干预措施的效果。在观察性研究中，研究者不能对研究对象人为设置处理因素，只对研究因素和结局进行被动的观察和收集信息，客观地反映研究对象的实际状况，研究对象的特征及暴露因素及水平也不能随机分配，这是其与实验性研究的根本区别。理论性研究（theoretical study），又称为理论流行病学，是在对某病的流行过程及影响因素基本了解的基础上，以影响该病发生或流行的主要因素为参数建立数学模型，对该病的流行病学理论和其他相关问题进行研究的一种方法。

由于观察性研究所固有的局限性，其研究结果并不能证实因果关系。观察性研究的循证医学证据低于随机对照试验。随机对照试验具有良好的内部真实性，但其实施条件往往有较多的限制，与现实医疗环境有一定差异，其外部的真实性较差。观察性研究的限制条件较少，外部真实性较好。与随机对照试验相比，观察性研究更容易受到偏倚风险的影响，内部真实性往往不足，多采用合理分组、设置对照等手段减少偏倚对研究结果的干扰。

观察性研究可以看作是一种在自然环境下的临床试验，较少涉及医学伦理学问题，同时也解决了医疗实践中许多无法严格随机化的研究问题。越来越多研究者意识到精心设计、严格实施、规范结果报告的观察性研究一样可以提供许多极为重要的信息。医学研究中有很大部分是观察性研究，其可用于人群健康状况研究、中医学证候规律分析、药物或其他疗法的疗效评价、病因或其他危险因素的研究、近期或远期预后研究、药物不良反应观察等。

第三节　临床研究的设计、测量和评价

针对具体的临床科学问题，运用流行病学研究方法开展临床研究创建证据是实施循证医学实践的重要基础工作。但临床研究具有复杂性，具体体现在：①临床上同一疾病的不同患者在疾病的严重程度、疾病所处的发展阶段、临床表现、病因、体内外环境、心理、社会经济状况和对治疗的依从性等方面存在差异，其临床反应具有一定的复杂性；②临床研究中患者的病史、体征、各种检查结果及疗效评价等资料来源于多个部门

和人员，这些资料是否真实、可靠对临床研究质量影响较大。

面对临床研究中的复杂情况，临床流行病学创造性地建立了以设计（design）、测量（measurement）和评价（evaluation）为核心的临床研究方法学，即在实施前的严谨设计、实施时的准确测量和事后的证据评价。

（一）设计

设计至关重要，决定着科研的成败，临床科研工作者一定要树立"设计优先"的思想。临床科研工作者每天面临着多种临床问题，在临床观察、文献阅读和经验积累的基础上提出科学问题和研究假说，然后根据研究目的找出科学且可行的研究方案。临床研究设计主要包括以下内容：

1. 提出具体的科学问题，确定研究目的 通常是在文献检索和全面掌握研究现状的基础上确定研究目的，一项研究一般只解决一个临床问题。

2. 根据研究目的，确定研究设计类型 根据研究者所关注临床问题（疾病的病因及危险因素分析、诊断试验评价、治疗措施的效果评价和疾病的预后分析）、设计方案的科学性及现实可行性来选择最适的设计方案。不同研究备选研究方案见表1-2。

表1-2 不同临床问题的备选研究方案*

临床问题	常用的设计方案
病因/危险因素研究	队列研究
	病例对照研究
诊断性研究	与金标准方法对照的诊断试验
治疗性研究	随机对照试验
	非随机对照试验
	队列研究
	病例对照研究
	描述性研究
预后研究	队列研究
	病例对照研究
	病例系列观察

*在各备选方案中，其证据的论证强度依次降低，但其可行性依次升高。

3. 选定研究因素、研究结局 研究因素及结局在具体研究中体现为相应的研究指标或变量。在选择具体指标时要考虑研究目的，指标的关联性、特异性、客观性、真实性、可靠性、临床意义及是否能被准确测量等因素。对于不同的临床问题，研究因素和研究结局也不同：对于疾病病因及危险因素研究，因素即病因及危险因素，结局多为发病或死亡；对于诊断试验的评价研究，研究因素为诊断试验本身，结局为预后或卫生经济学指标；对于治疗性研究，因素多为治疗方案，结局多为治愈、有效、不良反应发生和卫生经济学指标等；对于预后研究，因素为影响预后的因素（包括治疗措施、病情和年龄等），结局多为死亡、复发和残疾等。

4. 研究对象的来源和选择 研究对象多为临床门诊和住院患者，当然根据研究目的也可以选择体检和社区人群。在选择研究对象时，一定要有明确的范围和具体的规定（有些研究会包括诊断标准、纳入标准及排除标准），同时要注意不同组间的可比性。然后根据相关条件估算研究所要最低的样本量。

5. 确定研究期限　对于部分描述性研究和病例对照研究，研究持续时间往往较短；队列研究和实验性研究观察期的长短与结局指标的选择有关，若以治愈、有效为结局指标，观察期一般较短；当以复发、死亡为结局时，观察期一般较长。观察期的确定需要根据研究因素的显效时间，过短易导致假阴性结论，过长则导致资源浪费。

6. 偏倚的分析及控制　由于临床研究的复杂性，在研究过程的各个环节存在的一些因素可能会扭曲研究结果，因此需要对研究设计、资料收集和分析等阶段可能存在的偏倚进行充分估计、分析及控制。

7. 统计分析方法选择　临床研究资料有定量、定性和等级等类型，设计有匹配和非匹配两种，数据又分为单次测量和重复测量两种。在研究设计阶段就应根据资料类型、研究设计和分析目的基本确定将采用的统计分析方法。恰当的统计分析方法可科学、准确地洞察研究的内在规律性，提高研究质量。为提高研究的真实性，可将结果交由统计专业人员进行盲法处理。

另外由于临床研究对象的特殊性，在研究设计阶段要特别注意医学伦理学问题。观察性研究应做到研究对象的知情同意及信息保密；实验性研究除要做到知情同意和信息保密外，还要注意干预措施必须要有科学依据、对患者健康确有助益和公平选择研究对象等。

（二）　测量

临床研究需要对研究因素、研究结局及其他可能影响研究结局的因素进行测量，从而判断研究因素与结局间是否存在因果联系。研究因素和结局的定义和判定标准要明确、具体，且最好采用国际或国内统一的标准，以便研究结果的传播及与他人的研究相比较。有些指标是可以用仪器、设备等工具测量的客观指标；有些指标依靠测量人的主观判断（如患者的中医学证候）；有些指标是患者的主观感受（如生存质量），需采用标准化的量表进行测量；有时还需要根据研究目的和相应标准，把研究因素和结局划分成不同等级。为降低信息偏倚和提高研究的精确度，测量过程应注意以下几点：①选择灵敏度、特异度均较高的诊断试验和测量工具；②对施测人进行统一培训，测量工具和测量过程标准化；③针对所有的患者测量方法要统一，且在整个研究期间保持不变；④提高测量工具的可靠性，降低随机测量误差。

（三）　评价

临床工作者经常遇到以下问题：这项临床研究的结果是否真实可靠、临床意义及价值如何，该结果是否适用于临床面对的具体问题。临床研究证据评价包括以下 3 个方面：

1. 真实性（validity）评价　是指该临床研究本身是否真实可信。影响研究结果真实性的因素存在于设计、实施、测量、分析和结果呈现等各个环节。一项研究若能较好地控制各种机遇和偏倚，按照相应标准报告研究结果，且逻辑推理严密，则其结果真实性就好；相反，若研究样本量小，结果易受偶然因素的影响，研究对象选择不当，组间可比性差或没有对照组，研究设计方案论证证据能力弱，数据统计处理不当，研究结果不支持研究结论，研究的真实性则较差。

2. 重要性（importance）评价　是指研究本身的临床意义及价值。当一项研究被证实真实可靠后，需要对其临床价值展开评价。主要从所选结局指标与临床问题关系的密切程度及研究结果对临床决策的影响大小两个方面对研究的重要性进行评价。不同的研究设计方案的重要性评价指标不同，对于分析性研究常采用相对危险度、比值比等，诊断性试验常用灵敏度、特异度和似然比等，实验性研究常用绝对危险度降低率、相对危险度降低率、需治疗多少例患者才能减少一例不良反应及卫生经济学指标。需要说明的是，临床研究结果有统计学意义并不一定有临床意义，原因可能是研究结果还不足以影响临床决策；另外若研究结果没有统计学意义，也未必一定没有临床意义，有可能是研究样本量小、研究精确度和检验效能低导致研究无统计学意义。

3. 适用性（applicability）评价　指研究结果在不同人群和不同医疗环境的推广应用价值。适用性评价主要考虑研究结果是否适用于临床所面对的具体问题及其适用程度，包括当前患者的人口学特征、医疗环境与待评价研究的相似程度。

第二章　研究因素及结局的测量 ▷▷▷▷

研究因素、研究对象和研究结局常被称为临床研究的"三要素"。在临床研究中，要求资料完整、准确、客观，这就需要准确测量研究对象的疾病、健康状态及相关研究因素（包括暴露状态、成本和效应等）。本章将介绍临床研究资料的来源及相关指标的测量方法。

第一节　临床研究资料的来源及测量方法

一、资料的来源

资料按照来源分为原始资料、二手资料和三手资料。

1. 原始资料　是指无法从临床日常工作记录中获得，由研究者进行专门设计，通过专题调查和实验获得的数据。其优点是数据较系统、完整、真实、可靠；缺点是费时、费力和花费大。专题调查是在没有对研究对象进行人为干预的情况下，只对研究现场和研究对象具备的客观事实（包括研究结果、研究因素及其他可能影响研究结果的因素）进行被动的观察、调查和记录，适用于观察性研究，如高血压的危险因素分析、脑卒中患者的预后研究等。实验资料是通过干预措施改变研究对象的状态或所处环境，准确记录干预措施及干预效果所获得的数据，如两种方案对高血压患者的疗效比较。

2. 二手资料　是收集现在已经存在的数据，主要包括日常性工作记录、统计报表、统计年鉴及政府报告等。在临床上，日常性工作记录主要有医案、医院信息系统的门诊病历、住院病历、健康体检记录、临床诊断和检查、财务数据等；有时还需要法定传染病、职业病等报告数据。这类资料的优点是容易获取，数据往往时间积累长，地域范围广；缺点是数据未必满足研究需要，完整性、准确性和可靠性有时较差，由于诊断标准、执行标准等因素不一致，不同地区和时间数据质量有时差别较大，影响研究结果的真实性和准确性。

3. 三手资料　是收集已结束研究的数据。系统评价和 Meta 分析就是对已有研究结果进行综合分析的研究方法，这类研究的质量很大程度受到所收集已有研究质量的影响，另外检索策略是否合适、信息提取是否准确及统计分析是否恰当也会影响研究结果。

二、资料的测量方法

临床研究通常需要对研究对象的特征、生理功能和疾病状态进行测量和评价。为获得真实、准确的数据，要做好质量控制，整个研究过程统一测量方法，减少信息偏倚和测量误差。常用的测量方法有查体法、仪器设备测量法及问卷调查法。

1. 查体法　是临床医生凭借生物感觉对患者的体征进行观察，如望、闻、问、切、触、叩等。临床医生的经验、知识和技能对信息采集影响较大，因此需要对临床医生进行统一培训。

2. 仪器设备测量法　是借助仪器设备对患者有关组织、器官及标本的特征和功能进行测量，如利用血压计、体温计、超声波、心电图、X线和内镜等设备进行的各项检查，或对血液、尿液、粪便等标本的检查。通过仪器设备测量获得的资料较准确和客观，但要注意测量前对仪器设备进行统一校准，选用统一的试剂和测量方法，执行统一的操作规程，控制好测量环境。

3. 问卷调查法　临床上对主观的症状及过去某一因素暴露情况的测量，往往需要通过调查问卷询问。通过调查问卷获得的资料质量主要受到调查问卷的质量、调查组织及调查者素质、责任心和调查技巧等因素的影响。

第二节　调查问卷的设计和评价

调查问卷（questionnaire），又称问卷、调查表，是研究人员根据调查目的和要求，按照一定的理论假设设计出来的，由一系列问题、备选答案及说明所组成的，向被调查者收集资料的一种工具和载体。在收集资料的方法上，问卷具有明显的简易性、可变通性及低成本性，观察性研究常用调查问卷收集资料。

调查问卷具备以下主要功能：①把研究目标转化为特定的问题；②将问题和回答范围标准化，减少误差；③通过措辞、问题流程和卷面形象来获取应答者的合作，促使、激励和鼓励调查对象在访谈中投入、合作并完成访谈；④作为调研活动的永久记录；⑤有利于数据分析。

一、调查问卷的基本结构

调查问卷一般包括名称、封面信、指导语、主体问题及答案、编码、核查项目等内容。

1. 问卷名称　是调查内容的概括表述，应简明扼要，易引起受访者的兴趣。通常应包括时间、区域、范围、内容等要素。一般位于眉头部分或第一页。

2. 封面信　是一封致被调查者的短信，向被调查者介绍和说明调查者的身份、调查内容、调查目的和意义等，以争取被调查者配合。要求语言简明、中肯，篇幅宜小不宜大，一般两三百字。信的内容应包括：对被调查者的问候语、主持调查机构、调查员身份、调查的大致内容、调查目的、被调查者意见的重要性、调查对象的选取方法和个人资料保密原则、访问所需时间等。在结尾处，对其合作与帮助表示感谢。

3. 指导语　也称填表说明，是用来指导被调查者填答问题的各种解释和说明。目的是让被调查者了解调查的目的、要求、答题方法和反馈方式等。有些问卷指导语很少，只在说明信末附上一两句话，没有专门的"填表说明"；有的问卷则有专门的指导语，集中在封面信之后，并有"填表说明"标题；有的问卷指导语分散在某些较复杂的问题前或问题后，用括号括起来，对这一类问题做专业的指导说明。

4. 主体问题及答案　是问卷的主体，也是问卷设计的主要内容。问卷中的问题从形式上又可分为开放式问题、封闭式问题和量表应答式问题。开放式问题，也称自由问答题，只提问题或要求，不给具体答案，要求被调查者根据自身实际情况自由作答。在开放式问题中，被调查者的观点不受限制，便于深入了解被调查者的建设性意见、态度和需求等。开放式问题能为研究者提供大量、丰富的信息。对开放式问题回答的分析有时可作为解释封闭式问题的工具。但开放式问题难于编码和统计，对调查员和被调查者要求较高，易存在调查员间误差。封闭式问题是在提出问题的同时给定备选答案，要求被调查者根据实际情况做出选择，或者给定"事实性"空格，要求如实填写。封闭式问题容易回答、省时，且便于统计分析。量表应答式问题是以量表形式设置的问题。

问题的设计必须注意以下方面：①问题应与研究的目的或主题有关。②避免双重提问。在一个问题中不应包含两个或两个以上的提问，如"你抽烟喝酒吗？"这种提问会让只抽烟或只喝酒的人不易回答。③要通俗易懂，能被接受和理解，不使用专业术语。④避免诱导或强制性问题。⑤所有需要在调查中了解的信息都能在调查表中反映出来。在封闭性问题中，给出的答案应包括所有的可能回答，应适当提供"不知道"的答案。⑥敏感性问题的处理宜慎重。敏感问题的设计，可以使用对象转移法或假定法。对象转移法是把直接提问改为对他人的评价。如"您对大学生在校期间结婚如何看？"这个提问可以改为"对大学生在校期间结婚，有的人认为不好，有的人认为无所谓。您同意哪种看法？"假定法是以假设方式提问。如"大学生在校期间结婚"这个提问可改为"假如大学生可以结婚，您愿意在校期间结婚吗？"⑦问题的排列要按一定的逻辑顺序。提问要符合人们的思维方式，一般问题在前，特殊问题在后；有关行为或事实的问题在前，有关态度、意见、看法方面的问题在后；易答题在前，难答题在后；敏感问题一般放在最后。⑧要尽可能采用统一的标准，以便和别的研究进行比较。⑨问卷不宜过长，问题不能过多，一般控制在 20 分钟左右能完成调查。

调查表多采用封闭式问题，封闭式问题答案设计的基本格式包括填空式、二项选择式、多项选择式、排序式和尺度式。

5. 编码　为了方便对调查结果的统计分析，在调查问卷中要给所有问题和答案确定一个代码。这个代码通常就是问题和答案的顺序代码。代码可以是数字或字母，也可以是数字和字母的组合。二分类名义变量如男和女，编码可为 1 和 2；多分类无序名义变量（如某病的证 1、证 2、证 3……）及多分类有序变量（等级变量），编码可为 1、2、3……；连续型变量（计量资料）填写实际观测值。在印制问卷时，每个问题后面应有整齐的所需数量的小方格，以便对问题进行编码。

6. 核查项目　为了便于问卷的核查，在问卷中还应包含一些核查项目，如问卷编号、地区编号、调查员签名、复核人签名、调查日期、调查开始和结束时间等。

二、调查问卷编制的基本步骤

1. 明确研究目的　在问卷编制之前，首先要明确研究目的，将研究目的分解为一系列可测量的指标，并用具体的问题对每一类指标做具体表述。

2. 建立问题库　问题的来源主要有两个途径：一是头脑风暴法，适用于首次涉及的测量领域或对已有的问卷进行修改，由调查有关的人员组成研究小组，各成员按研究目的和内容提出各种可能相关的问题；二是借用已有的同类问卷的条目，形成调查项目池。

3. 设计问卷初稿　从问题库中筛选合适的条目，并将问题的表述标准化、规范化，然后按逻辑顺序合理编排组合成结构完整的初始问卷。

4. 初稿的检验和修改　检验的方法有两种：一种为客观检验法，选择一个小样本，将问卷初稿进行一次试调查，以发现问卷中的问题，可通过筛选问卷题项、调整问卷架构等方法对问卷进行修改。另一种为主观评价法，让该研究领域的专家阅读和分析问卷初稿，依据其意见进行修改。在具体工作中可以先用主观评价法进行一次修改，再用客观检查法。

5. 信度与效度的检验　在修改完善的基础上，进行小范围的预调查，对问卷的信度、效度和可接受性等特征进行评价。

三、量表及其与问卷的区别

量表（scale）是由若干问题或自我评分指标组成的标准化测定表格，用于测量研究对象的某种状态、行为或态度。在医学实践中，有些疾病或健康状态（如疼痛、失眠、心理压抑、认知障碍、生存质量、生活自理能力等）是无法精确测量的，只能通过测量这些状态的某些表征或通过研究对象的自我主观感受来间接地测评，此时量表就成为最常用的和可行的工具。目前，量表测评在心理学和精神病学、治疗性研究和预后研究、疾病与健康统计、护理学、卫生管理学中均有广泛的应用。

量表主要适用于以下3个方面：①无法直接测量的指标，如临床医学研究中常见的病痛评价指标，包括疼痛、失眠、疲乏、活动能力障碍、残疾等，特别是生存质量评价。②抽象的概念和态度，如社会医学中常常涉及的指标，包括幸福感、满意度、社会交流能力等。③复杂的行为和神经心理状态，如心理学研究中的儿童多动症、认知障碍、阅读障碍、运动协调性低下、情绪抑郁、焦虑症等。

（一）量表与问卷的区别

1. 编制是否需要严格的理论依据　量表的编制需要理论的依据，问卷则只要符合主题即可。量表的编制都是根据学者所提的理论来决定其编制的架构，确定测评的维度，并对每一维度加一明确界定。在编制问卷时，只要研究者先将所要研究的主题厘清，并将所要了解的问题罗列出来，然后依序编排即可。量表还涉及信度和效度的评价问题，需要经过长期检验，并得到广泛认可才可以正式使用。某个具体研究采用的调查问卷可以包含一个或多个量表。

2. 问题间相关性 量表的各问题间是相关的，而问卷可以是独立的。问卷可以包含完全不同的独立的内容，用于评价不同的指标。量表用于描述研究对象的一个特征，常用多个条目（问题）从各个方面来描述该特征，但各条目一般都是相关联的。

3. 计分差异 量表是以分量表为计分单位，研究者需要将分量表中每一题的分数相加，所得的分数属于连续性数值变量。问卷是以每题的选项来计次，所得的结果是各个选项的频数，属于分类变量。因此在统计分析上也存在差异。

（二）量表测评的优缺点

量表测评具有客观性强、可比性好、程序标准化、易于操作的优点。但量表受研究对象个体差异影响大，量表制定要求高，如果量表设计有缺陷，可导致结果偏倚。

四、调查问卷的质量评价

调查问卷是中医药研究中常采用的一种数据采集方法，如中医药干预对患者生存质量影响的评价（生存质量的评定量表）、中医药治疗病证疗效指标的评价（疗效评价量表）、证候的指标变化评定（证候量表）及测量人们的意见、态度、看法等。调查问卷的质量对调查结果的真实性、可靠性具有决定性作用。因此在形成正式问卷之前，需对问卷进行试测，并根据试测结果对其信度、效度和可接受性等方面进行质量评价。

（一）信度

信度（reliability）指调查问卷测量结果的可靠性、一致性和稳定性。信度指标多以相关系数表示，信度系数越大，表明测量的可信程度越大。信度只受随机误差的影响。随机误差越大，信度越低。信度系数大致可分为三类：稳定系数（跨时间的一致性）、等值系数（跨形式的一致性）和内在一致性系数（跨项目的一致性）。常用的信度评价指标如下。

1. 重测信度（test-retest reliability） 又称稳定信度（stability reliability），是检查不同时间使用同一测量手段所得结果的一致性，即用同样的问卷对同一组被调查者在尽可能相同的情况下间隔一定时间重复测试，计算两次测试结果的直线相关系数或秩相关系数，又称为稳定系数，来评价调查表稳定信度的高低。重测信度特别适用于事实性的问卷，一般两次测量间隔9~24小时或数天（在4周之内）。

2. 复本信度法（equivalent-form method） 复本即是原本的复制品。复本信度法是指用两个不同形式的等价问卷（原本和复本），对同一组被调查者一次填答原本和复本两份问卷，计算原本和复本间的相关系数（又称复本系数）。复本信度要求两个复本除表述方式不同外，在内容、格式、难度和对应题项的提问方式等方面要完全一致。而在实际调查中，很难使调查问卷达到上述要求，因此这种方法较少被采用。

3. 分半信度法（split half method） 通常是在无副本且不准备重测的情况下，采用分半信度来计算信度系数。分半信度是将一套测量题分为相等两部分，检查两部分所得结果的一致性。即将调查项目按随机分半法、前后分半法或奇偶项分半法分为两部分（通常要求这两份问卷的问题数目相等，内容、难易度尽可能一致），分别记分，计算出两部分的测量结果之间的相关系数，再据此估计整个问卷的信度。

4. 克伦巴赫信度系数（method of Cronbach′s alpha） 是目前最常用的信度系数，统计上用克伦巴赫信度系数来检验同一维度的一组题目是否测量同一特质，它无需将调查项目分为两部分，而是以项目间的联系程度对信度进行估计。信度系数用于评价调查表的内部一致性，即同质性信度。

在一项调查中，被调查对象、调查者、调查表及调查环境等因素均能引起随机误差，导致调查结果的不一致，从而降低测量的信度。可采用评分者间信度（inter-rater reliability）度量不同调查员间获得结果的一致性，采用评分者内信度（intra-rater reliability）度量同一调查员在不同环境（如不同时间、不同地点等）获得结果的一致性。

（二）效度

效度（validity）即有效性，是指通过调查问卷所获得调查结果的准确程度，即调查问卷能否真正反映被调查者的实际情况。在设计问卷时，效度比信度更应该受到关注。因为一次无效的测量，信度再高也没有实际意义。效度分为内容效度、准则效度和结构效度。效度分析一般是使用经验判断和逻辑判断来考察，主要分析判断：①调查内容是否与其他人的经验观察结果或公认的客观事实资料相一致；②调查结构是否与公认的理论相一致；③调查者的回答是否与他的真实情况相一致等。常用的效度评价指标如下。

1. 内容效度（content validity） 是指调查表设计的项目是否符合测量的内容或主题，系统地检查测量内容与预定要测的内容之间的一致性程度。较高内容效度的调查表必须具备两个条件：首先是明确界定要测量的内容范围；其次是调查题目对测试内容的覆盖面大，能最大限度代表欲测的内容范围。评价内容效度常采用专家经验判断与统计分析相结合的方法。经验评断一般由研究者或专家评估所选题项是否符合测量的目的和要求。统计分析主要采用单个题项得分与题项总分的相关性，根据相关系数是否有统计学意义，判断评价结果是否有效。

2. 准则效度（criterion validity） 又称为效标效度，是指本调查表所得到的数据与作为效标的另一独立调查结果之间的一致性。效标是检验测量效度的参考标准，临床研究中常把专家经验辨证的"金标准"或确定的某标准调查表作为效标。评价准则效度的方法是相关分析或差异假设检验。一般用本调查表与效标去测同一批被试者，用两组结果的相关系数来表示准则效度。若调查表的题项得分对效标的不同取值和特性表现出统计学差异，则为有效的题项。在调查问卷的效度分析中，选择一个合适的准则往往十分困难，因此这种方法的应用受到一定限制。

3. 结构效度（construct validity） 也称为构念效度或建构效度，是指调查表的结构是否符合所要测量的理论构想和框架，即调查表是否测量了所提出的理论构思。结构效度常采用因子分析（如主成分最大方差旋转法和 Promax 斜交旋转法）测量调查表或整个问卷的结构效度。

信度是效度的必要条件，而非充分条件。如果调查表的信度不足，由于测量的数据不可靠，则不能有效地说明所研究的对象，其效度必然受到限制，即信度低效度一定低；但信度高，其效度不一定高。效度是调查表的首要条件，如果一项健康状态的研究，测量结果竟是被调查者的逻辑能力，那么这种测量就完全没有效度。总之问卷有信度不一定有效度，有效度则一定有信度。从理论的角度来看，调查表应具有足够的效度和信度；从实践的观点来看，调查表还应该具有实用性。实用性是指调查表的经济性、便利性和可解释性。

（三）反应度

反应度（responsibility）是指调查表能测出不同对象、不同时间生存质量变化的敏感度。将被调查者按照某种属性（如年龄、病情程度、临床分期、功能分级等）分层，所得到的调查表数据，可以进行组内各层间或组间各层间比较，通过得分高低来区别不同属性被调查者间有无差异，即不仅区分比较组间不同人群的差异，而且还能区分组内不同人群的差异，据此判断调查表的反应度。

（四）可接受性

可接受性（acceptability）是指被调查者对调查问卷的接受程度。主要取决于调查问卷的条目是否简单，内容是否为被调查者所熟悉且易于填写，调查所需时间是否较少等。可接受性可通过调查时间（5~30分钟为宜）、应答率（应在85%以上）、问卷合格率（应在90%以上）等指标来体现。

五、调查过程的质量控制

一项调查往往费时、费力、消耗大，加强资料收集过程中的质量控制特别重要，调查过程中的质量控制措施主要有以下几点：

1. 调查员的选择　调查员应有严谨的工作作风和科学态度，诚实可靠是调查员应具备的基本品质。调查员应熟悉所调查内容，并对被调查对象有一定了解，善于交流和沟通。

2. 调查员培训　调查员的调查技巧与技术及临床医生和实验技术人员的经验等都将直接影响调查结果的真实性和可靠性。在资料收集前，应对所有参加调查人员进行严格的培训，掌握统一的方法和技巧，进行预调查，并要考核。

3. 制定调查员手册　有些调查所需调查员多，时间跨度长，需编制调查员手册，列出全部操作程序、注意事项及调查问卷的完整说明等。

4. 监督　常规的监督措施包括：①抽取部分调查表重复调查；②人工或用计算机及时进行数值检查或逻辑检错；③对不同调查员所收集的变量分布进行比较；④对访谈过程录音。应注意将监督结果及时反馈给调查员。

第三节　疾病和健康状态的测量指标

疾病统计要有统一的、得到公认的疾病分类，使资料具有可比性，便于研究传播。国际疾病分类（International Classification of Diseases，ICD）是 "疾病和有关健康问题的国际统计分类" 的简称，是根据疾病的某些特征，按照规则将疾病分门别类，并用编码的方法来表示的系统。当前使用 ICD-10，ICD-11 版本正在制作中。

一、疾病频率常用测量指标

1. 发病率（incidence rate）　指在一定期间内（通常为 1 年），特定人群中某病新病例出现的频率。

$$发病率 = \frac{一定期间内某人群中某病新病例数}{同期暴露人口数} \times K \qquad (2-1)$$

$K = 100\%$，$1000\%_0$，或 $10000/万\cdots$

发病率高代表在该人群中导致研究结局（疾病）发生的危险因素强或人群的易感性强。发病率常用来描述疾病的分布，探索影响发病的因素，提出病因假设和评价干预措施效果。对于起病较急的疾病，发病时间常容易确定；对于一些发病时间不易确定的疾病，常把初次确诊时间作为发病时间。如果某个体在观察期间内多次发病，应分别计为新发病例，分母是可能发生该病的人群，对于那些不可能发生该病的人群，不应计入分母中，但有时不易确定可能发病的人数，常用平均人口来代替。

2. 患病率（prevalence rate）　又称现患率，指特定时间内某病的新旧病例数占特定人口的比例。

$$患病率 = \frac{某时间特点人群中某病新旧病例数}{同期人口数} \times K \qquad (2-2)$$

患病率根据观察时间长短不同分为时点患病率和期间患病率两种。患病率时点理论上是无长度的，时点患病率通常时间不超过一个月，而期间患病率是指特定的一段时间，通常超过一个月。患病率大小与发病率和病程均有关，若在某地某病的发病率和病程在一定时间内保持稳定，那么患病率等于发病率乘以病程。患病率常表示病程较长的慢性病流行情况和人群的疾病负担，用于评估人群的健康状态、预测卫生服务需求和指导卫生规划。

3. 感染率（infection rate）　与患病率相似，指某病感染者占接受检查总人数的比例。

$$感染率 = \frac{受检查者中阳性人数}{受检总人数} \times 100\% \qquad (2-3)$$

感染率常用来研究某些隐性感染、轻型和不典型病例的调查，以了解感染情况、估计流行趋势和制订防制规划。

4. 死亡率（mortality rate）　指在一定期间内特定人口中，总死亡人数（或因某病死亡人数）与该人群同期平均人口数之比。

$$死亡率 = \frac{某期间内总（因某病）死亡数}{同期平均人口数} \times K \qquad (2-4)$$

死于所有死因的死亡率是未经调整的率，称为粗死亡率（crude death rate），也可以分别计算不同年龄、性别、职业、婚姻状况及病因的死亡率，此即死亡专率。死亡率是测量人群死亡危险大小的指标，可综合反映一个国家或地区的人群健康状况和卫生保健工作水平等。对于某些病死率高的恶性肿瘤，死亡率与发病率比较接近，而发病时间常难以确定，死亡数据较准确，因此死亡率也常用作病因研究。

5. 病死率（fatality rate） 表示一定时期内（通常为一年），某种疾病的患者因该病而死亡的频率。

$$病死率 = \frac{某时间内因某病死亡人数}{同期患某病的病人数} \times 100\% \qquad (2-5)$$

病死率表示确诊疾病患者的死亡概率，多用于急性、致死性的传染病。某病的病死率受疾病严重程度、医疗水平和早期诊断能力的影响。

6. 生存率（survival rate） 指接受某种治疗的患者或某病的患者，随访 n 年（通常为 1、3、5 年）后，存活的患者所占的比例，即观察对象经历 n 年仍存活的可能性。若无删失数据，直接法计算生存率的公式如下。

$$生存率 = \frac{随访满 n 年尚存活的病例数}{随访开始时病例数} \times 100\% \qquad (2-6)$$

生存率常可用于评价某干预措施或慢性疾病（如心血管疾病、结核病等）的远期疗效和预后。

由于人口构成不同，不同国家或地区间上述指标不能直接进行比较，需进行率的标准化或计算相应年龄、性别的专率后，再进行比较。

二、残疾失能指标

1. 潜在减寿年数（potential years of life lost，PYLL） 是指死亡所造成的寿命损失，为某病所有年龄组死亡者的期望寿命与实际死亡年龄之差的总和。死亡年龄不同，疾病导致人群寿命损失也有差别，PYLL 强调了早死对健康的损害，可更加准确地评价疾病造成的死亡负担。PYLL 不仅考虑了死亡率的大小，还考虑了死亡发生时的年龄对估计预期寿命的影响。通过比较不同死因的 PYLL，有利于确定不同人群的重点研究疾病。

2. 伤残调整寿命年（disability adjusted life year，DALY） 是指从发病到死亡所损失的全部健康寿命年，包括因早死所致的寿命年损失和疾病所致伤残引起的健康年寿命损失（需要根据致残对健康损害不同程度的权重值调整伤残后实际存活的年限）两部分。一个 DALY 代表了一个健康寿命年的损失。通过不同地区、不同人群或不同病种的 DALY 分布，可以确定危害严重的主要病种、重点地区和高危人群。还可以确定不同干预措施挽回一个 DALY 所需的成本，筛选最佳的干预措施。

3. 质量调整寿命年（quality adjusted life year，QALY） 是一种生存时间和机体健康状态的正向综合测量指标。一个 QALY 即为一个健康生存年，它可反映在疾病状态下或干预后的健康寿命年数。在计算时使用不同的效用值来表示不同的健康水平，通常定义死亡的效用值为 0，完全健康为 1，其他健康状态的效用值介于 0~1 之间。效用值可由专家根据具体研究确定。

三、生存质量的测量

随着健康观和医学模式的转变，临床研究中研究对象健康状态的测量和评价不能仅依赖生物学指标，迫切需要与新医学模式相应的综合生理、心理和社会功能等范畴的一套新指标体系，以全面反映健康状态。另外疾病谱的改变，慢性非传染性疾病已成为威胁人们健康的主要卫生问题，这类疾病病程长且病情迁延不愈，对患者生理、心理和社会生活等方面都有较大影响。一些评价临床干预措施的指标（如治愈率、生存率和伤残率等）已不能满足医学研究的需求，生存质量开始引入医学研究领域。

（一）生存质量的概念及发展

生存质量一词译自英文 quality of life（QOL），又译为生命质量、生活质量、生命质素等。生存质量是相对生存数量（生存时间）提出的，但对于生存质量的内涵尚存很多争议。1995 年世界卫生组织（World Health Organization，WHO）提出了一个被广泛接受的定义，即"生存质量是指个体处于自己的文化、生存环境和价值体系下，对自身生存状态的主观感受，它与自身的生存目的、期望、标准及其关注有关"（QOL is defined as an individual′s perception of their position in life, in the context of the culture and value systems and in relation to their goals, expectations, standards and concerns.）。从定义可以看出，生存质量是以社会经济、文化背景和价值取向为基础，人们对自己身体机能、心理状态和社会功能及个人综合状态的主观体验。生存质量反映了个人期望与实际生存状态的差距。因此，生存质量一方面测量了个人期望值，另一方面测量实际生存状态，若个人期望值越高，实际生存状态越差，生命质量也就越差。

现阶段，不同学者对生存质量的概念与构成尚未达成一致，但对生存质量有以下共识：①生存质量是一个多维的概念，包括身体机能、心理功能、社会功能等；②生存质量是主观体验，由被测者自己评价；③生存质量有文化依赖性，必须建立在一定的文化价值体系下。WHO 对生存质量的测定包括六个维度：生理、心理、独立性、社会关系、环境、精神支柱/宗教/个人信仰等。

生存质量最早出现在 20 世纪 30 年代，作为社会经济学指标，用于反映经济复苏状况和居民幸福指数。1948 年开始采用行为表现量表（karnofsky performance status，KPS）对癌症患者的功能恢复状况进行测评，但该量表未包括患者的主观感受，反映的只是生存质量的一部分。70 年代，广大医学工作者提出了与健康相关的生存质量（health-related quality of life，HRQOL）概念。HRQOL 作为一种新的医学评价技术，可以用来评价疾病或治疗对患者生理、心理及社会生活等方面造成的影响，指导临床诊断、治疗和康复等临床决策。它不仅采用了客观的生理指标，而且强调主观感受和功能状态。

（二）健康相关生存质量量表的分类

按测试目的、量表内容及适用对象的不同，健康相关生存质量量表大致分为通用型量表和专用型量表两大类。

1. 通用型量表（generic instrument） 在 20 世纪 70 年代，主要是借用一般人群通用的生存质量评定量表对患者的生存质量进行测定。通用型量表一般包括生理功能、社会与心理功能、疼痛、自理能力及其他活动情况等几个维度。常用的通用型量表有疾病影响程度（sick impact profile, SIP）量表、世界卫生组织生存质量测定量表（world health organization quality of life, WHOQOL）-100 及简化量表和健康调查量表（medical outcomes study 36-item short-form, MOS SF-36）量表等。在临床研究中，通用型量表主要用于不同疾病患者的健康相关生存质量的横向比较。对于某些特殊的疾病，通用型量表缺乏针对性，由于患者许多功能因疾病受到较大限制，多数患者的测评结果均较差，无法反映患者间的差异。

2. 专用型量表（specific instrument） 80 年代开始转向特定肿瘤与慢性病生存质量的测评，并研制出了大量面向疾病的特异性测定量表。专用型量表用于特定的临床状态，如用于癌症患者的有癌症患者生活功能指标（the function living index-cancer, FLIC）、癌症治疗功能评价系统中的共性模块（functional assessment of cancer therapy-general, FACT-G）和欧洲肿瘤研究与治疗中心的生存质量核心量表（the europe organization for research and treatment of cancer, quality of life questionnaire-core30, EORTC QLQ-C30）等，用于慢性疾病的有西雅图心绞痛量表（seattle angina questionnaire, SAQ）、慢性呼吸系统疾病量表（chronic respiratory disease questionnaire, CRQ）、糖尿病生活质量（diabetes quality of life, DQOL）量表等。

综上所述，生存质量测量可用于一般及特殊人群健康状况评定，了解一般人群的综合健康状况，研究不同人群生存质量的差异及影响因素；也可用于特定患者，把生存质量作为新的结局指标，通过对不同干预措施的同疾病患者生存质量的测定与比较，优选预防、治疗或康复措施，如中医针灸、推拿等在脑卒中后遗症患者功能康复的效果评价研究；通过影响生存质量的因素分析，有利于明确防治工作的重点，促进健康水平的提高；还可以结合生存时间，计算质量调整寿命年，进行不同措施的成本效用分析。

第四节　卫生经济学分析与评价

随着高新技术和仪器设备进入临床，医疗保健费用高涨，患者正在从被动的接受者向主动消费者转变，临床医生在诊治疾病的过程中，不能仅考虑诊疗措施的有效性和安全性，还要考虑诊疗措施对卫生资源的消耗、预期的健康产出及患者的支付能力。在临床面对不同诊疗方案的选择问题时，不仅需要诊疗方案效果的证据，同样需要卫生经济学分析的证据。卫生经济学分析的目的就是从社会或其他特定角度，用经济学基本原理和方法对不同卫生措施比较其成本和效应，进行经济分析，提供经济学证据，人们根据这些证据做出决策。人们追求健康产出多、资源消耗少的诊疗方案，因此对临床诊疗措施进行卫生经济学分析就变得尤为重要。当然卫生经济学分析和评价是在诊疗措施有效性和安全性评价的基础上进行，若某方案疗效不好、安全性差，那么卫生经济学评价就没有意义。

一、卫生经济学评价的指标

卫生经济分析与评价主要指标分为投入指标和产出指标两大类。投入指标用成本来表示，成本即因患病而消耗的各种资源，用货币来衡量；产出指标用效果、效益和效用来表示。

（一）成本

成本（cost）可分成直接成本、间接成本和无形成本。直接成本包括卫生机构因提供卫生服务所花费的直接费用及患者因接受卫生服务而消耗的非卫生资源，分为直接的卫生服务成本和直接的非卫生服务成本。从卫生机构成本核算的角度来看，直接卫生服务成本是指卫生机构在提供各项卫生服务中所消耗的全部资源的价值，包括人力资源、物质资源和自然资源，其价值用货币来表示。物质资源包括药品和医疗材料消耗、房屋和医疗设备折旧、业务活动的各项管理费用等；人力资源包括医护人员的工资、奖金等。从患者的角度，直接卫生服务成本表现为因接受卫生服务的各项支出，包括挂号、检查、化验、药品、医用材料、监护、床位及后续治疗的花费等。通常从患者的角度出发，用患者的各项医疗花费作为直接卫生服务成本，但其受到市场和政府价格政策的影响，患者的各项卫生服务花费并不完全等于直接卫生服务成本。直接非卫生服务成本是指因接受卫生服务而耗用的非卫生服务方面的资源价值，包括因患病的营养补充、特种饮食、交通费用、住宿和看护费用等，也包括家属为患者提供照顾时所产生的交通、饮食、住宿、缺勤损失的工资和奖金等。

间接成本主要是指因病不能工作或/和导致死亡造成的生产力的损失，包括患者因病造成的缺勤和工作能力减退、因病致残后劳动能力下降所损失的工资和奖金。间接成本的测算通常采用人力资本法和支付意愿法。人力资本法又称工资损失法，采用劳动力市场工资收入来测算因患病、伤残或死亡带来的收入减少，如某工厂职工住院所引起的间接经济损失就利用住院天数和该工厂职工平均年工资来计算。人力资本法计算较简便，但不同患者的收入不同，且对于没有收入的老人、儿童及失业者较难测定。支付意愿法是将市场经济的原则应用到人的生命价值，假如伤残、脏器摘除或死亡等健康损害可以用货币挽回的话，某人愿意支付的金额即为间接成本。支付意愿法虽符合经济理论，但它是个人估价，带有强烈的主观评价成分，不同经济状况的人为减少痛苦或健康损失愿支付的金额是不同的，且人们处于危险状态时愿支付的金额往往较大。

无形成本是由于患病所致疼痛或死亡给患者和家庭成员带来的精神创伤，是难以用市场价格直接表现的成本，一般常忽略。

（二）　效果

效果（effectiveness）主要是指采用预防、诊断和治疗性卫生服务所产出的结果。效果既可表现为健康状况改善，也可表现为不良反应，一般情况下采用健康改善的结果。在临床上，效果主要为各种率，如某病采取措施后的好转率、治愈率等，也可为住院天数的减少、生存时间延长和糖尿病患者血糖值的下降等。

（三）　效益

效益（benefit）是用货币衡量的效果，包括各种花费的减少和收入的增加。比如好转率、治愈率用货币形式反映出来，就变成了效益。效益又分成直接效益和间接效益。直接效益是指实施某项措施或方案后所节省的资源消耗。比如原来需要住院的一种疾病，现在采用新的治疗措施，节省的各种卫生服务成本就是效益，如诊疗、住院、药品等费用减少即新干预措施的直接效益，也包括节省的营养、交通和看护等费用。间接效益是指采用某卫生服务后所带来的收入增加，新措施实施后休工天数减少，所增加的收入即为间接效益。除此之外还有一些无形的效益等。

（四）　效用

效用（utility）是指人们对不同健康水平和生存质量的满意程度。一般用 DALY 和 QALY 这两个指标反映生命挽回、寿命延长和生存质量改善所带给人们的满足感。

二、卫生经济学分析的类型

卫生经济学分析通常是对两种或两种以上卫生服务措施同时分析各自的成本和获得的结果，常用分析类型有最小成本分析（cost-minimization analysis，CMA）、成本效果分析（cost-effectiveness analysis，CEA）、成本效益分析（cost-benefit analysis，CBA）和成本效用分析（cost-utility analysis，CUA）。

（一）　最小成本分析

最小成本分析是通过比较治疗结果相同的不同诊疗措施成本大小，选择成本最小的措施为最佳方案。该方法要求治疗结果相同（如两种方案都治愈某病患者 1 例，选择成本最小的方案），所以适用范围较局限。

（二）　成本效果分析

成本效果分析是将成本和效果结合在一起考虑，通过比较每一单位效果所耗费的成本（成本效果比）或每增加一个效果所需消耗的成本增加量（增量比），来优选干预方案。成本效果分析是目前卫生经济学评价最常用的一种。成本效果分析适应于健康效果相同或相似（如都是慢性浅表性胃炎治愈）的不同干预方案间的比较，而不适用于健康效果不具有可比性（如一个方案为治愈 30 例慢性浅表性胃炎患者，另一方案为治愈

40 例骨折患者)的干预方案间的比较。成本效果分析另一个缺陷是它没有考虑患者生存质量的改善。

(三) 成本效用分析

成本效用分析是通过比较不同卫生项目的成本消耗量和经质量调整的健康产出量,对不同项目进行比较的一种卫生经济学分析方法,可以看成成本效果分析的一种特殊形式。成本效用分析恰好可以克服成本效果分析的两个缺陷,其把干预方案的健康效应表示为质量调整寿命年或伤残调整寿命年,通过比较不同干预方案每挽回一个质量调整寿命年或伤残调整寿命年所消耗的成本来优选方案。成本效用分析适用范围较宽,如肾移植项目每挽回一个 DALY 需成本 3 万元,抗高血压治疗预防脑中风为 8000 元,就显示后者的经济效果好。成本效用分析能把生命数量的增加和生命质量的提高结合到一起进行评价,适用于:①生存质量是重要的预期结果;②需要综合考虑生存的数量和质量;③备选方案有多种类型的预期结果,且需要用同一指标进行比较时。

(四) 成本效益分析

成本效益分析是将卫生服务的成本和健康产出都用货币来表示,通过比较各种备选方案的全部预期效益和全部预期成本的现值,来评价每个备选方案。成本效益分析将原来不同种类的卫生服务健康产出指标转化为统一用货币表示的健康效应,便于不同方案间的比较。由于物价上涨的因素,货币在不同时点具有不同价值,需把将来的成本和效益通过贴现的办法换算成目前的实用价值。常用效益成本比或净效益(效益-成本)法来分析,如同一高血压患者把血压控制在正常范围,只采用药物治疗每年需 1200 元,若采用耳穴贴压、足浴和药物治疗(要比仅用药物治疗减量)每年需 1000 元。以人单位计算,那么效益为:1200-1000=200 元,效益成本比为:200/1000=0.2,净效益为:200-1000=-800 元。

三、卫生经济学评价的基本步骤

1. 确定研究问题 选定要分析和比较的诊疗措施,并说明各方案的选择理由、实施方法、针对患者的一般情况和病情、在特定疾病诊疗过程中的作用和地位。

2. 确定评价角度 评价角度有患者、卫生服务的提供者、费用支付方(如保险公司)和社会角度等。评价角度的选取与评价目的有关,决定了成本和结果的定义及范围。患者及家属往往是在有限的资源下,希望最大程度地获取卫生服务和健康改善;卫生服务机构及医务人员更关心卫生服务产生的效果及自身的经济效益,对服务成本关心较少;费用支付方希望总费用越少越好;卫生行政主管部门希望在有限的卫生资源下,为更多的人带来最大的健康效益。

3. 确定采用的评价类型 根据研究目的、疾病类型和评价结果等选择评价类型。

4. 资料获取的研究方法 可以采用随机对照试验、Meta 分析、队列研究及病例报告等。

5. 成本的确定　明确研究中计算的成本包括哪些，成本数据的收集方法。

6. 确定结果的测量方法　要明确结果指标的含义及测量方法，如在计算质量调整寿命年时，效用值的测定方法。

7. 成本和结果的贴现计算　当某一干预方案的实施需要数年完成时，为去除物价上涨因素对成本和结果测量的影响，需要对将来的成本和结果（效益或效用）进行贴现处理，换算为现在的实用价值。计算公式为：

$$P = \sum_{n=1}^{t} Fn(1+r)^{-n} \tag{2-7}$$

式中 P 为成本或结果的贴现值，Fn 为成本或结果在 n 年时的值，r 为年贴现率（一般选择年平均利率作为成本的贴现率，取 3%~5%），t 为方案实施的预期年限。若 n 年前的成本或结果贴现到现在，则需要进行逆运算。

8. 分析方法　对各方案的成本和结果分别进行排序，若有方案超过预算上限或达不到预先设定的结果下限，则被直接排除。在成本相同时，选择结果大的方案；结果相同时，选择成本小的方案；若成本和结果都不相同时，需要计算成本/效果（效益、效用）比和增量分析。成本效果比是每个医疗效果所需的成本，即平均成本，选择成本效果比小的方案。

对于临床治疗方案本身，通过追加成本，患者获得的健康改善通常满足边际收益递减规律，即增加单位成本获得的单位健康改善是逐渐减少的。对不同方案比较时，尤其是某方案是在另一方案的基础上增加诊断措施时，需要计算额外措施成本增加（用 ΔC 表示）与相应增加的效果（用 ΔE 表示）比值，即增量比。计算公式为：

$$\frac{\Delta C}{\Delta E} = \frac{C_2 - C_1}{E_2 - E_1} \tag{2-8}$$

式中 C_1、C_2 及 E_1、E_2 分别为两个方案的成本和效果。

通过增量分析可以显示每增加一个单位效果所需增加的成本，可以说明额外措施所导致的成本增加是多少及是否值得。因此增量分析比平均成本分析提供更多的信息，对决策制订也更有意义。如方案 A 治愈 20 例患者，总成本为 10000 元，方案 B 治愈 30 例患者，总成本为 18000 元，其成本效果比分别 500 元和 600 元。若治愈 1 例患者的价值为 700 元，在没有达到预算上限时，人们通常会选择 B 方案，而计算增量比为 800 元，其高于治愈 1 例患者的价值，可见选择 A 方案优于 B 方案。

下面以高血压控制项目举例说明成本效果和增量分析的应用，研究所得基本数据见表 2-1，表格中为 1 年成本，成本效果分析结果见表 2-2。

表 2-1　两个高血压干预方案研究基本数据

比较方案	总人数	控制人数	总成本（元）	每人成本（元）	收缩压平均降低（mmHg）	控制率（%）
A 方案	50	30	9000	180	10	60.00
B 方案	55	45	12000	218	15	81.82

表 2-2　两个高血压方案成本效果分析

比较指标	成本效果比（元）		增量分析		
	A 方案	B 方案	ΔC	ΔE	增量比
控制人数	300.00	267.00	3000.00	15.00	200.00
控制率（%）*	3.00	2.66	38.00	21.82	1.74
收缩压平均降低*	18.00	14.55	38.00	5.00	7.60

* 基于个体成本计算

9. 敏感性分析　是指在卫生经济学评价中，分析结果受哪些因素影响及其影响程度，从而评价所得结果的稳定性。测量中几个重要的变量如价格、成本、贴现率及结果的判断标准等发生变化时，可能会导致卫生经济学评价结果变化。进行性敏感性分析时，要明确哪些因素会发生变动及变化范围，然后分析这种变化预期对各方案的结果产生的影响。

第三章　描述性研究 ▷▷▷

　　描述性研究利用已有的资料或对专门调查的资料进行整理归纳，把疾病或健康状态的分布情况真实地描绘、叙述出来，并进行初步分析，提出研究假设及进一步研究的方向。描述性研究是观察性研究的一种，它可以是对过去、现在、将来或纵向的人群疾病或健康相关事件的描述，主要包括历史或常规资料的收集和分析、病例报告和系列病例研究、横断面研究、纵向研究和生态学研究等。

　　描述性研究收集的往往是比较原始的或比较初级的资料，所得出的结论往往只能提供病因线索；一般没有设立可比性的对照组，不涉及暴露和疾病的因果联系推断；有些描述性研究并不限于描述，在描述中可以有分析，如可比较血清胆固醇水平与血压的关系，这种分析有助于发现病因和危险因素线索。本部分首先对历史或常规资料的收集和分析、生态学研究和纵向研究做简要介绍。

　　1. 历史或常规资料的收集和分析（collection and analysis of historical records）可以利用历史或常规资料分析传染病的病原生物学、发病率、临床表现、致病性和分布范围等的长期发展变化趋势，也可分析不同地区、时间和人群中医证候、证型等方面的分布规律。

　　2. 生态学研究（ecological study）　是以群体为观察与分析单位，在群体水平上研究疾病或健康与各种环境因素（生物环境、理化环境、社会环境）暴露之间相关性的一种方法，亦称相关性研究。主要用于提出病因假设，如研究不同饮食习惯国家间大肠癌的死亡率，分析二者的相关性，提出饮食习惯是否与大肠癌有关。

　　3. 纵向研究（longitudinal study）　是对一固定人群定期随访，观察疾病或某种特征在人群及个体中的动态变化，即在不同时间对相同对象进行多次调查，通过对比分析因素及结局随时间的变化情况及它们之间的关系。大多数纵向研究在时间上是前瞻性的，根据研究目的主动收集信息。由于纵向研究能展示研究因素与结局的时间先后顺序，其研究结果较现况研究更有说服力。临床上可利用年度体检数据或某病患者的随访资料进行动态分析或估计预后。

　　在中医临床研究中，描述性研究主要用于以下方面：①某病患者证候、证型等分布规律研究；②中医专家诊治某病经验的总结和梳理；③临床诊疗过程中对一些异常特征或表现的报道；④某人群疾病的患病情况、病因及危险因素初步探讨；⑤进行社区诊断，对社区主要卫生问题及影响因素进行分析。

第一节 病例报告与系列病例研究

病例报告与系列病例研究是对一个或一系列病例的详细临床资料或病史记录进行归纳、分析、总结的观察性研究方法。病例报告和系列病例研究常用于新发现的异常病例、罕见副作用和临床诊疗经验的总结，主要是发现新的临床问题，产生新的临床研究思路，也可用于总结临床经验（如医案分析），为今后相似病例的诊治提供借鉴。临床异常病例包括发生频率或分布异常（如发病率突然升高、儿童出现过去成人才发生的疾病）、临床表现异常、实验室检查结果异常及对治疗的反应异常等。在此过程中，研究者可分析出现异常的原因，并结合文献及已有的理论提出相应假设。

一、病例报告

病例报告（case report）是对单个病例或少数几个病例所观察到新问题的详尽临床报告。病例报告在新发病、罕见疾病及药物副作用、异常临床过程、创新的诊断和治疗措施的病例、不典型或复杂的误诊或误治病例等临床问题的报道中常用。病例报告在发现人类新发疾病或罕见病的诊治方面具有重要价值，如艾滋病的发现就源于病例报告。

病例报告主要涉及疾病的病因、临床表现、诊断、治疗、转归、病理等某方面的临床所见，应忠实记录医疗经过。病例报告设计及报道的要点包括：①病例报告的目的及意义；②病例情况的详细描述，包括病例的主诉、现病史、既往史、各项检查、临床诊断及人口学特征等；③研究因素及结局的测量方法；④病例的独特之处，并对该异常现象出现的原因进行分析和讨论；⑤结论及该病例报告的启示。病例报告要突出新颖、简洁和真实的特点。

二、系列病例研究

系列病例研究（case series）是对一系列（几十例、百例或千例等）相同病例的人口学特征、临床和流行病学资料进行整理、统计分析及总结，发现其内在规律。系列病例研究在某病临床表现特征、病因及危险因素的初步探讨、证候和证型分布规律、方证数据挖掘和辨证用药规律及干预措施效果的初步评价等研究中常用。既可以选择对研究期间内符合条件的所有病例都进行分析，也可从多家或多级别医疗机构随机抽取部分病例进行分析。其意义和病例报告相似，但病例数较多，至少在 10 例以上。系列病例研究通常进行分组比较和统计学假设检验，并可估计结果精确度和机遇大小，是总结临床经验的重要研究方法，尤其是几百例或上千例的系列病例分析，是临床医生诊断和治疗决策的重要证据，如 2009 年首都医科大学王辰教授等对我国最初 426 例新甲型 H1N1 流感病例的临床分析就是一项高水平的临床研究。

（一） 研究步骤及设计要点

1. 确定系列病例研究的目的及意义，即事先认定是否有经验或成就值得总结，并查阅文献，确认是否有相似研究已发表。

2. 阅读病例记载的信息，确认现有资料是否能满足研究目的，有时还需要进行专门调查。

3. 从所有病例中选择同质病例。有些研究是对所有累积某病病例都进行分析；有时要制定相应的诊断标准、纳入标准和排除标准，选择部分病例，以减少因病例间差异对干预措施效果评价、病因探索及医案内在规律分析的影响，并估计误差的大小及结果的准确度。

4. 根据研究目的，制订分析计划。

5. 数据的分析、结果解释。

6. 结合国内外有关文献资料和已有的理论进行分析讨论，提出假设，给出自己的观点。

（二）　数据分析类型

对于不同研究目的的系列病例研究，其数据分析方法主要分为三种类型：

1. 研究目的是评价某治疗措施的效果或副作用　如评价某病患者接受该治疗后治愈、不良反应或并发症的发生率、发生时间及严重程度，就可计算总的及不同特征患者相应结局的发生率或大小。有些研究仅记录了治疗后的结局指标，缺乏治疗前患者的病情信息，无法与其他的采用不同治疗措施的研究进行比较。有些研究记录治疗前后结局指标和患者治疗前病情信息，在存在与本研究患者治疗前病情相似的研究时，就可以把既往的研究结果作为对照，从而对本研究的治疗效果进行对比分析；还可以进行治疗前后结局指标的比较，但这种比较无法排除疾病自然史对研究结果的影响。

2. 研究目的是探讨某病病因及危险因素　如分析乙肝病毒感染是否是原发性肝癌的病因，可计算原发性肝癌患者乙肝病毒表面抗原的阳性率，从而提出病因线索；又如把临床出现并发症的高血压患者作为研究对象，分析并发症患者服用降压药物种类、服用情况等。

3. 研究目的是证候分布或辨证用药规律　这在名老中医经验传承中经常用到，这时通常采用频数统计、复杂网络、聚类及关联规则分析等数据挖掘方法。

三、优缺点

（一）　优点

1. 通常是利用已有的大量日常临床资料进行分析，资料容易收集，出结果快，费用低廉，易实施。

2. 由于是被动的观察和收集相关信息，在做到对患者信息保密的情况下，较少涉及伦理学问题，这也是其与无对照临床试验的重要区别。

（二）　缺点

1. 没有设置专门的对照组，缺乏详细的设计和严密的分析，研究结果易受到其他混杂因素的影响，重复性差，仅供参考；只能揭示一些现象，提出假设和研究线索，不能论证因果关系，研究结论论证力弱，为经验性证据，证据级别较低。

2. 信息记录不完善，且真实性较差，研究者对信息采集的控制力一般较弱，病历可能没有记录研究需要的重要信息。若病例积累的范围广、时间长，且多位医生参与，病例的诊断标准和其他信息的采集标准可能不统一，易产生信息偏倚。

3. 由于患者的不同选择偏好和医疗机构间优势学科的差异，以医疗机构积累的病例为对象的研究常存在选择偏倚，如某医院收治的可能为重症的不易处理的病例，其研究结果就不能代表该干预措施对所有本病患者的疗效。为避免选择偏倚，可选择多家医疗机构的病例作为研究对象。

第二节　现况研究

现况研究（prevalence survey）是指在某时间点或短时间内完成特定人群健康状况及某些特征"快照"，以描述疾病或健康状况的分布及探讨研究因素与疾病间的关联。由于收集的资料是短时间（一般不超过半个月或一个月）研究对象的健康状况及特征信息，又称为横断面调查（cross-sectional study）；又因常用的指标为研究人群的患病率，故也称之为患病率研究（prevalence study）。现况研究常用的设计模式如图3-1。

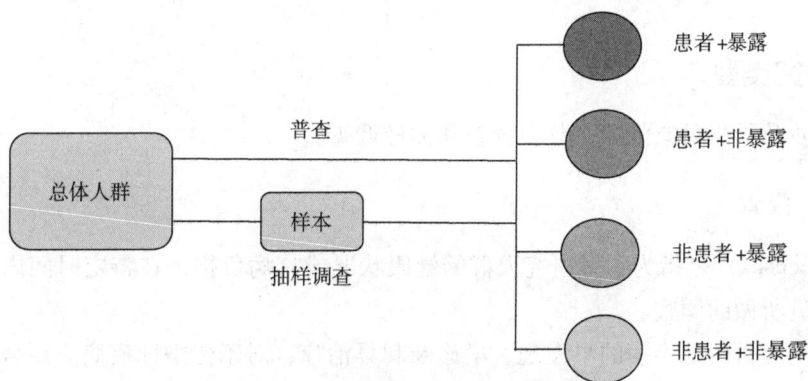

图3-1　现况研究的设计模式

一、目的和用途

1. 描述疾病或健康状况的分布情况及影响分布的因素，如某社区成年人高血压的患病率及不同特征（年龄、性别、职业、膳食习惯等）人群患病率，还可通过社区调查、一家或多家医疗机构患者的信息，分析某病患者中医证候、证型、体质等分布规律。

2. 分析研究因素与疾病或健康状况之间的关系，提示病因线索，以逐步建立病因假设。

3. 确定高危人群，做到疾病的早发现、早诊断和早治疗，适用于疾病的二级预防，如儿童、青少年肥胖患病率调查。

4. 可用于社区诊断，了解社区主要卫生问题、影响因素及可利用的资源，为开展相关干预提供基础信息。

5. 了解人群的健康水平和疾病负担，评估医疗卫生服务需要，为卫生决策的制定和卫生资源的合理利用提供最基本的数据资料。

6. 多次的现况研究，还可用于疾病监测，分析疾病及健康相关行为的发展变化趋势，如我国每隔几年进行的高血压和吸烟情况的现况研究。

7. 制定不同人群各项生理、生化等指标的医学参考值范围。

二、特点

1. 在设计阶段一般不预设对照组，在资料分析时，再根据是否患病或暴露于某因素进行分组比较。

2. 研究结局（疾病或健康状态）和研究因素（暴露因素）的信息是在同一时间点采集的，除一些持续不变的因素（如家族史、血型等）或暴露明确发生在结局之前的研究外，不能表明是因果联系，仅能提供病因线索。

3. 为增加前后调查资料的可比性，应明确特定时间点或时间段。

4. 适用于病程较长且患病率较高的疾病（如慢性疾病），一般不用于病程较短的疾病。

三、研究类型

根据所涉及研究对象范围，分为普查和抽样调查。

（一）普查

普查（census）是指为了解研究人群的健康状况或疾病负担，在特定时间内对目标人群全体成员所做的调查。

普查的主要目的是疾病的早发现、早诊断和早治疗，对于传染性疾病应用普查有利于找到全部病例，隔离传染源；另外也可用于分析疾病和健康状况的分布特征或建立生理、生化指标的医学参考值范围。

普查应遵循的原则主要有：①若普查的目的是患者的早发现，则查出的病例应有明确的确诊方法及切实有效的治疗措施；②普查的疾病在目标人群的患病率应较高，否则不符合成本效果原则；③普查时的检测方法和诊断标准应统一固定，易于在现场实施，且灵敏度和特异度均较高；④普查应有明确的调查范围和统一的调查时间及期限，应答率应较高。

普查的优点是研究对象容易确定，无抽样误差，能获得目标人群的全部病例，并可全面反映目标人群疾病的流行特征；缺点是工作量大，不便组织，影响调查的速度和精度，易出现漏查和重复，质量不易控制，费用高，并且不适于患病率低或无简便易行诊断技术的疾病。

（二）　抽样调查

抽样调查（sampling survey）是指从研究人群的全部对象（统计学上称为总体）中按一定的方法抽取一部分（样本）进行调查分析，根据调查结果推断目标人群疾病分布特征。抽样方法分为随机抽样（random sampling）和非随机抽样（non-random sampling）两种。与普查相比，抽样调查工作量小，方便组织，易于做得细致；缺点是属于非全面调查，在用样本信息估计总体特征时存在抽样误差，研究设计、实施及资料分析均比普查要复杂，重复和遗漏也不易发现，不适用于患病率低的疾病或个体间变异比较大的资料，因为需要样本量较大。

在实际工作中，若研究目的不是为了发现全部病例及患者的早诊断、早治疗，一般情况下都可采用抽样调查方法，相对普查来说，抽样调查更加常用。另外抽样调查还可用于检查和衡量资料的质量。为使利用样本信息推断总体特征较准确，抽样时应尽可能采用随机抽样，且样本含量应较大。

1. 非随机抽样　是指抽样时不是遵循随机原则，而是按照研究人员的主观经验或其他条件来抽取研究对象的一种抽样方法。非随机抽样是从方便出发抽取样本，调查对象的代表性差，调查结果的误差较大。常用的非随机抽样有配额抽样、偶遇抽样、立意抽样和滚雪球抽样等。主要适应于：①严格的概率抽样几乎无法进行；②调查目的仅是对问题的初步探索或提出假设；③目标总体不确定或根本无法确定。

（1）配额抽样（quota sampling）　又称为定额抽样，是指研究者按一定标志将总体分类或分层后，分配各类（层）研究对象的比例和数额，在配额内任意抽选研究对象的一种抽样方式。其抽样过程与分层随机抽样相似，只是各层内抽取每一个具体对象是非随机的。其优点是不需要对总体排序编码，易于实施，节省费用，且能满足总体比例的要求；缺点是无法避免调查员对调查对象选择的偏见，调查员总是倾向选择那些便于调查的研究对象，推断总体特征时误差较大。

（2）偶遇抽样（accidental sampling）　又称为方便抽样，是指研究者根据实际情况，为方便调查，选择偶然遇到的或者容易接触到的人作为调查对象的一种抽样方式。如在广场选择来往行人进行调查。偶遇抽样是假定被调查总体的每个个体都是相同或相似的，选谁作为调查对象，其调查结果都是一样的，因此它适用于调查总体中各个单位大致相同的情况或调查前的准备。其优点是简单易行，节约时间和费用。缺点是样本的代表性差，偶然性大。

（3）立意抽样（purposive sampling）　又称为判断抽样，在我国也称为典型调查，是研究者依据主观判断从总体中选取有代表性的对象作为样本的抽样方法。样本的代表性取决于研究者对总体的了解程度和判断能力。多适用于总体小，且内部差异大的情况。如调查个别典型的患者，研究其并发症等。典型常常是同类事物特征的集中表现，有利于对事物特征进行深入的研究，若与普查相结合，则可分别从深度和广度说明问题。优点是符合调查目的及特殊需要，简便易行，在总体规模小，且涉及范围窄时，样本的代表性较好；缺点是抽样结果受研究者倾向性影响大，一旦主观判断出现偏差，易出现抽样偏差，一般不能对总体进行推断，但在一定条件下，结合专业知识，可对总体特征做经验推论。

（4）滚雪球抽样（snowball sampling）　是指先选择一个被调查对象并对其实施调查，再凭借其形成的人际关系网，请他们提供另外一些属于目标总体的其他调查对象，由少到多逐级扩大的抽样方式。如调查退休老人的生活方式，就可以在公园调查几位老人，再通过他们调查其朋友，逐级放大，就可以调查所需的样本量。滚雪球抽样多用于总体单位的信息不足的情况，如涉及敏感疾病。优点是调查费用较低，适于寻找在总体中十分稀少的研究对象。缺点是：调查对象的名单来源于那些最初调查的人，他们之间可能较为相似，仍有其他特征的研究对象无法找到，样本不能反映整个总体的情况；总体中的有些研究对象可能因某些原因被提供者漏而不提，二者间可能存在差异；在总体不大时，所提供的研究对象可能会前后重复。另外，如果被调查者不愿意提供其他调查对象接受调查时，抽样就会受阻。

2. 随机抽样　是遵循随机化原则，即保证目标人群中每个个体都有同等的概率被抽中进入样本，且被抽中的概率是已知的或可计算的。随机抽样方法有统计的理论依据，可计算抽样误差，能客观地评价研究结果的精度，在抽样设计时还能对误差加以控制。常用的随机抽样方法有单纯随机抽样、系统抽样、整群抽样、分层抽样和多阶段抽样等。

（1）单纯随机抽样（simple random sampling）　是先将全部观察单位进行编号，然后再用随机数字法、抽签等方法随机抽取部分观察单位组成样本。它是最基本的抽样方法，也是其他抽样方法的基础。此抽样方法实施简单、容易理解。缺点是抽样范围大时，编号、抽样工作量大，且样本在总体中分布较分散导致资料收集困难。

（2）系统抽样（systematic sampling）　又称为机械抽样，是按照一定的顺序，每隔若干单位机械地抽取一个单位的抽样方法。此法简便易行，样本中的个体在总体中分布均匀，代表性好，抽样误差接近甚至略小于单纯随机抽样。缺点是若总体中研究对象的排列顺序有周期性时，抽取的样本可能存在选择偏倚。

（3）整群抽样（cluster sampling）　是以多个研究对象组成的群组为单位进行随机抽样，被抽中的群组全部个体均为调查对象。整群抽样中对群体的抽取可采用简单随机抽样、系统抽样或分层抽样的方法。整群抽样与前几种抽样的最大差别在于，该抽样方法抽中的不是个体，而是相应的群组，如居委会、车间、工厂、村等。群组间差异越小，抽取的群组越多，抽样误差越小。优点是便于组织实施，适用于大规模调查，节省人力、物力。缺点是抽样误差较大，资料分析较复杂。

（4）分层抽样（stratified sampling）　是先将研究对象按影响研究结局的主要特征分为几层，然后在每一层中进行随机抽样。根据对层内观察单位的抽取方式不同，分层抽样可分别称为"分层系统抽样""分层整群抽样"和"分层单纯随机抽样"等。分层抽样时要求选择合理的分层变量，使各层内观察值的变异减小，降低层内的抽样误差，而层间的差异越大越好。优点是层内各研究对象的特征比较接近，所得结果误差较小，能保证总体中各层均有个体被抽到，样本代表性好。分层抽样又分为按比例分层随机抽样和最优分配分层随机抽样。按比例分层随机抽样要求各层中抽取的比例与该层在总体中所占的比例相同，即：$n_h/n=N_h/N$。其中，n_h 为从各层中抽取的观察对象数，n 为总的样本含量，N_h 为总体中各层的观察对象数，N 为总体观察对象数。最优分配分层随机抽样要求内部变异小的层抽样比例小，内部变异大的层抽样比例大，此时获得的样本均数的方差最小。

（5）多阶段抽样（multistage sampling） 是在大型调查时，根据实际情况将整个抽样过程分为若干阶段进行，各阶段可采用相同或不同的抽样方法，称为多阶段抽样。前述四种基本抽样方法都是通过一次抽样产生一个完整的样本，可称为单阶段抽样。当总体组成复杂，观察单位很多，分布广，很难通过一次抽样产生完整的样本，这时就需要多阶段抽样。优点是利用各种抽样方法的优势，且节省人力、物力。但在抽样前需掌握各级调查单位的人口资料及特点，抽样设计和实施较复杂。

四、随机抽样调查的样本量估算

在抽样研究中，样本量过大，造成资源的浪费，且工作量大，资料质量难以保证；样本量过小，样本代表性差，抽样误差大，对总体特征推断的精确度低，假设检验效能低。随机抽样调查样本量的估算主要依据：①患病率：预期患病率或阳性率 p。②总体中个体的变异情况：个体间变异程度小，样本量也较少；反之，则需要较大的样本来代表总体。通常用标准差 σ 或变异系数 CV 来反映个体间变异。③调查结果精确性要求：精度要求高时，容许误差（用 δ 表示）小，所需样本量大。研究者可根据实际问题自行设定 δ。④置信度：常用置信水平 $1-\alpha$ 反映置信度。α 越小，置信度要求越高，样本量就越大。

（一）单纯随机抽样调查的样本量估算

1. 对总体均数估计的样本量计算 当观察指标为数值变量时，样本量估算的公式为：

$$n=\left(\frac{z_{\alpha/2}\sigma}{\delta}\right)^2 \qquad (3-1)$$

例 3-1 为调查某大学学生的平均视力及近视眼的患病率，从 12000 名学生中预调查 100 人，结果发现，平均视力为 4.5，标准差为 0.8，近视眼患病率为 54%，估算进行单纯随机抽样所需样本量。

预调查知视力均数为 4.5，标准差为 0.8，若要求容许误差为 2%×4.5，置信水平为 95%，则由公式 3-1 得：

$$n=\left(\frac{z_{\alpha/2}\sigma}{\delta}\right)^2=\left(\frac{1.96\times0.8}{0.02\times4.5}\right)^2\approx304$$

因此若要调查学生平均视力，至少应调查 304 人。

2. 对总体患病率估计的样本量计算 在对目标总体患病率估计时，当 p 在 0.2~0.8 之间时，利用公式 3-2 估算样本量。

$$n = \frac{z_\alpha^2 p(1-p)}{\delta^2} \tag{3-2}$$

对于例 3-1 若采用近视眼患病率计算样本量，预调查得 $p = 54\%$，容许误差为 $0.10p$，置信水平为 95%，则由公式 3-2 得

$$n = \frac{z_\alpha^2 p(1-p)}{\delta^2} = \frac{1.96^2 \times 0.54 \times (1-0.54)}{0.1^2 \times 0.54^2} \approx 327$$

若调查学生近视眼患病率，至少应调查 327 人。

对于例 3-1 拟通过一项研究达到两项目的，调查的最小样本量应取 max（304，327），即应该调查 327 名大学生。

（二）其他随机抽样方法的样本含量估计问题

随机抽样方法不同，样本含量的估算公式也有差异。各种抽样方法的抽样误差规律是：整群抽样≥单纯随机抽样≥系统抽样≥分层抽样。在调查结果精确性要求相同时，抽样方法的抽样误差越大，所需样本量越多。利用单纯随机抽样方法估算的样本含量对整群抽样来说一般偏少，因此建议整群抽样的样本量比单纯随机抽样增加 50%；而对于系统抽样和分层抽样来说已经足够。有时也可参照单纯随机抽样所估算的样本量，对系统抽样和分层抽样所需样本含量做出粗略估计。

另外在有些研究中，有时需要对同一观察对象调查多项指标，而样本量的估算公式是针对单一的调查指标而言的，这就需要对各项指标分别估算样本量后再加以综合判定。在经费预算许可范围内，可采用最大样本量为共同的样本量；若部分指标所需样本量过大，可适当降低精确性要求或放弃次要指标，以减少样本量。

五、研究步骤及设计要点

1. 明确研究目的要求　研究目的明确、具体，一次研究病种不宜太多。

2. 确定研究对象　根据研究目的对研究对象所在区域、年龄和职业等进行限定。

3. 确定调查方法　普查要明确调查范围，抽样调查要确定抽样方法及样本量。

4. 设计调查表及选定测量方法　资料收集的质量与调查表设计有关，调查内容应包括人口学基本信息、暴露因素、其他的影响因素及结局等，要注意暴露（又称变量，即研究因素）的定义和疾病的判定标准要明确、具体、统一。选定研究因素和结局的测量方法，指标测量常需要问卷调查和实验室检查、体格检查等临床诊断技术，应选用简单、易行且灵敏度和特异度高的方法。实验室检测方法和试剂应符合统一标准，测量前应校准。

5. 培训调查员　通过培训，使调查过程标准化，调查员使用相同的调查方法进行调查。在正式调查前，可选择一定数量的研究对象进行预调查，及时发现问题，以修订调查表，改进调查组织。

6. 资料整理和分析　首先对收集的调查表逐个进行检查、修正、验收、归档等，在统计分析之前纠正可能的错误，弥补不足。建立数据集，采用双人双录入的方式录入

数据。再次检查、核对原始资料的准确性和完整性，填补缺漏，逻辑校对，纠正错误，删除重复。资料分析前的准备工作，如按分析要求进行分组、归纳、编码。对不同时间、不同空间和不同人群进行统计描述，根据研究目的也可进行研究因素与结局间关联性分析，比较不同特征人群患病率的差异或患者与非患者对某研究暴露情况的差异，以提示病因线索。在进行率的比较时，有时需进行率的标准化。

现况研究统计分析目的主要是探讨疾病或健康状态和研究因素在人群的分布及其之间的关联。若研究目的是疾病或健康状态和研究因素的分布，统计分析主要是估计抽样误差和总体参数的可信区间；若为疾病或健康状态的分布是否与研究因素存在关联，常需进行不同组间总体均数或总体率的比较，根据资料不同，可采用方差分析、卡方检验、多元线性回归及 Logistic 回归分析等方法。但现况研究的研究对象不能进行随机化分组，在统计分析时可将观察对象按某种特征分组。

7. 结果解释 应首先说明样本的代表性及应答率等情况，然后分析结果的准确性及其影响因素。若研究目的是了解疾病和健康状态的分布，根据"三间"分布分析结果，结合相关因素解释；若研究目的为提出病因线索，需根据关联性分析结果进行解释。

六、常见偏倚及控制

偏倚（bias）是指在研究设计、实施及数据整理和分析的各个阶段产生的系统误差，导致研究结果与真实值之间出现倾向性差异，暴露与结局之间的联系可能被错误估计。在描述性研究中常存在选择偏倚和信息偏倚。

（一）选择偏倚

选择偏倚（selection bias）是指在研究对象选取和观察时，纳入研究的对象与未参加研究的对象在某些特征上存在差异而造成的系统误差。产生选择偏倚的原因有：①研究对象选取没有采用随机抽样，如选取志愿者、因特网使用者等作为研究对象；②调查的研究对象一般为幸存者，不能反映某病全部病例，所产生的偏倚称为幸存者偏倚；③由于调查方法或内容不恰当和调查对象不愿意参加或外出等原因，导致应答率（调查获得应答的比例称为应答率）较低，通常无应答者不同于一般研究对象，所造成的偏倚称为无应答偏倚；④由于病程长的病例更容易被调查到，因此现况研究中的病例将过多地代表病程长的病例，对病程短的病例代表性差，由此导致的偏倚称为病程长短偏倚。选择偏倚影响研究结果外推，严格采用随机抽样方法，提高研究对象的依从性和应答率可降低选择偏倚。

（二）信息偏倚

信息偏倚（information bias）又称为错分偏倚（misclassification bias），是从研究对象获取有关暴露或疾病信息时产生的系统误差。信息偏倚导致研究对象被错误分类，主要发生在信息收集及测量等阶段。产生信息偏倚的原因有：①在询问研究对象个人相关信息时，由于调查组织不好或涉及敏感问题，对一些问题回答不准确而引起偏倚，称为报告偏倚；②由于被调查者对既往病史、个人生活习惯、接触史等回忆不清或遗忘产生的偏倚称为回忆偏倚，通常病例对过去回忆较准确，而健康人常遗忘过去的暴露情况；③由于资料收集方法不统一，调查员有意对某些研究对象进行深入调查，而对其他人则比较马虎，可引起结果的偏倚；④对研究变量标准界定不清，调查员在不同情况下对问题的理解不同也会导致偏倚；⑤由于测量工具、检验方法不准确、操作不规范、试剂不统一、实验条件不同等原因导致测量结果不准确而引起偏倚，称为测量偏倚。做好调查组织和调查员培训工作，统一调查标准，选择准确的测量工具（包括调查表的编制）及检测方法，对资料进行复查、校正，可降低信息偏倚。另外在数据分析时要注意识别混杂因素是否存在及其影响。

七、优缺点

现况研究的优点是较容易实施，一次研究可观察多种疾病（结局）的患病情况及多个可能的影响因素。缺点是一次现况研究无法确定因素与结局的先后顺序，不能做因果推断；大规模调查时，工作量大，需投入人力、物力多；调查持续时间不能太长，否则外部环境或其他条件的改变会影响调查结果。

第四章　队列研究 ▷▷▷▷

队列研究（cohort study）又称为前瞻性研究（prospective study），是分析流行病学的重要研究方法，它可以直接观察不同暴露状况人群的结局，从而探讨危险因素与所观察结局的关系。这里观察的结局主要是与暴露可能有关的结局，即暴露与结局间的这种联系是建立在相应研究假设之上的。

暴露（exposure）是指研究对象接触过某种待研究的物质（如放射性治疗）、具备某种待研究的特征（如年龄、性别及遗传等）和行为（如吸烟）等。暴露在队列研究中即为研究因素，可以是有害的，也可以是有益的。队列（cohort）原意是指古罗马军团中的一个分队，在流行病学中表示一个特定的研究人群，队列即为研究对象。

队列研究主要用于以下方面：①比较具有不同危险因素的人群研究结局的发病率，用于临床病因学研究，如长期咳嗽与心肌梗死之间关系的研究；②观察和收集采用不同治疗、护理等临床措施的患者疗效或预后的数据，用于临床治疗措施的效果评价或预后研究，如病情相似的肿瘤患者手术与保守治疗生存率或生存质量的比较；③新药上市后不良反应监测和评价；④研究疾病的自然史，不但可了解个体疾病的自然史（即疾病的自然发展过程，包括疾病的易感期、潜伏期、临床期及结局的全过程），也可了解人群疾病的发展过程。

第一节　概　述

一、基本原理

队列研究的基本原理是在一个特定人群中选择所需的研究对象，根据目前或过去某个时期是否暴露于某待研究的因素或不同的暴露水平而将研究对象分成不同的组，如暴露组和非暴露组、高剂量暴露组和低剂量暴露组等，进行随访观察，检查并记录各组人群的预期结局（如疾病、死亡或其他健康状况），通过比较各组结局的发生率，从而评价和检验研究因素与结局间的关系。其结构模式见图 4-1。

在队列研究中，根据研究对象进出队列的时间不同，队列分为固定队列和动态队列两种。固定队列（fixed cohort）是指研究对象都在某一固定时间或一个短时期内进入队列，直至观察期终止，没有人无故退出，也无新研究对象加入，即在观察期内保持队列的相对固定。动态队列（dynamic cohort）是在队列确定之后，原有队列成员有退出观察，新对象可以随时加入。临床研究中动态队列更加常见。

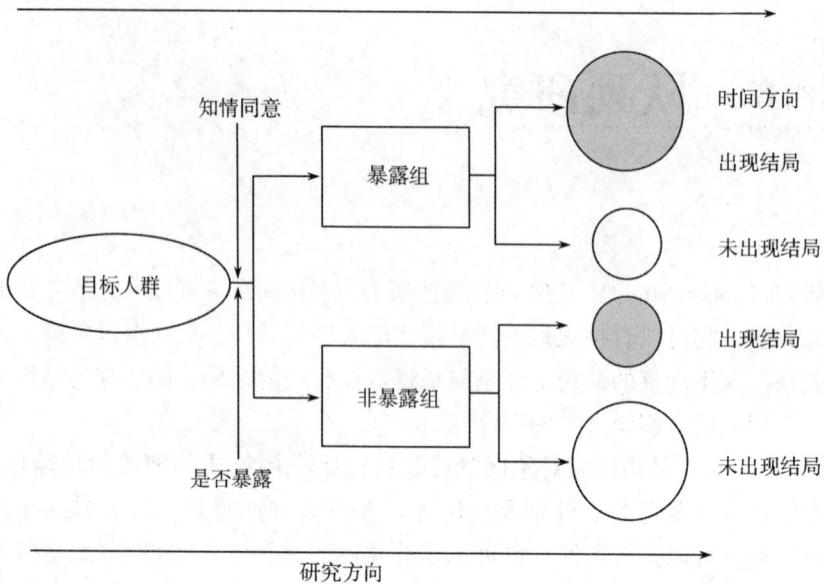

图 4-1 队列研究结构模式示意图

二、基本特点

1. 属于观察性研究 队列研究中的暴露（即研究因素）是客观存在的，不是研究人员主观施加的，研究人员无法控制暴露水平，也不能随机分配研究对象决定其暴露状态，只是被动观察和收集相关信息，这是队列研究区别于实验研究的一个重要方面。

2. 设立专门对照组 以非暴露组或低暴露水平组为对照，对照组提供了非暴露人群结局发生的基线水平，从而与暴露组相比较。

3. 由"因"及"果" 在队列研究中，结局发生前就确立了研究对象的暴露状况，而后探求暴露因素与结局的关系，即先确知其因，再纵向前瞻观察而究其果，属于前瞻性研究，符合先因后果的推理逻辑。

三、设计类型

根据研究开始时间、暴露发生时间及结局出现时间三者的关系，队列研究分为三种类型。

1. 前瞻性队列研究（prospective cohort study） 研究对象的确定及分组是根据现在或将来的暴露状况而定，结局需随访观察才能获得。优点为时间顺序增强了病因推断的可信度，直接获得暴露与结局的第一手资料，结果偏倚小；缺点是所需样本量大，时间长，耗费大，影响可行性。

2. 历史性队列研究（historical cohort study） 又称为回顾性队列研究（retrospective cohort study），是研究者根据研究对象在过去某时刻暴露情况的历史资料分组，不需要随访，研究结局可从历史记录中获得。历史性队列研究需要足够数量完整可靠的在过去某段时间有关研究对象的暴露和结局的历史记录或档案材料（如医院的病历、个人的医疗档案及工厂和车间的各种记录等），适用于长诱导期或潜伏期的疾病。优点为时间顺序仍是从因到果，短期内完成资料的收集和分析，耗费小；缺点是历史资料积累未受研究者的控制，未必符合设计要求，故适用范围较窄。

3. 双向性队列研究（ambispective cohort study） 是根据历史资料确定暴露与否进行分组，需要随访，部分结局可能已出现。该研究具有上述两种方法的优点，同时在一定程度上弥补了相互的不足。

第二节 研究步骤及设计要点

一、明确研究目的

通常是在描述性研究或文献复习的基础上确定研究目的。一次研究可分析一种暴露与一个结局或多种结局之间的关系。

二、确定研究因素

队列研究一次只能研究一个因素，因此研究因素的确定非常重要。研究中要考虑如何选择、规定和测量暴露因素。暴露的测量应采用敏感、精确、简单和可靠的方法，还应考虑暴露时间、累积暴露剂量和暴露方式等。

三、确定研究结局

结局是结局变量（outcome variable）或结果变量的简称，是指随访观察中预期出现的结果事件。结局是队列中个体观察的自然终点。确定的研究结局应全面、具体、客观。结局可以是发病、死亡、治愈、复发、不良反应和并发症出现，也有健康状况和生存质量的变化，也可是中间结局（如分子或血清的变化）；结局变量既可是定性的，也可是定量的，如血清抗体的滴度、尿糖及血脂等。有时除主要研究结局外，还要考虑多种可能与暴露有关的结局。

四、确定研究对象

在队列研究中，所选研究对象必须是在暴露发生时没有出现研究结局，但有可能出现该结局（如疾病）的人群。

1. 研究现场选择 队列研究的随访时间长，研究现场除要求有足够数量、人口相对稳定、符合条件的研究对象外，当地领导应重视，群众理解、支持、愿意配合，最好是医疗条件好，交通便利，便于随访。当然也要考虑现场的代表性，如临床治疗措施的效果评价就可选择多家医院的患者。

2. 暴露人群选择 暴露人群即暴露于研究因素的人群，一般分为以下几种类型。①若研究目的是观察某治疗措施的效果，则可选择一家或多家医疗机构的患者作为暴露人群，研究对象应采用同一诊断措施确诊、病情相近，且治疗措施相同。②若研究因素和结局都是一般人群中常见的，特别是研究因素是生活习惯或环境因素时，可选择某社区中暴露于研究因素的人作为暴露人群，该暴露人群代表性最好。③若研究特殊暴露或职业因素与疾病的关系，需选择特殊暴露和相关职业人群，通常这类人群对研究因素的暴露剂量高，研究所需样本量小，较易发现暴露与结局间的联系，也常采用历史性队列研究。④有组织的人群，这部分人群易于组织，应答率较高，且易控制混杂，如医生、护士、教师和公务员等。

3. 非暴露人群选择　非暴露人群即对照人群，除不暴露于研究因素外，人口学特征（包括年龄、性别、职业、文化程度等）和其他影响结局的各种因素都应尽可能地与暴露组相同，即具有可比性。常用的对照形式有：①内对照，在同一研究人群中，选择暴露于研究因素的作为暴露组，未暴露或暴露水平低的人群作为对照组，即为内对照。选择内对照时，两组人群可比性好，如在同一医疗机构同疾病患者采用研究因素治疗的为暴露组，采用另一措施的为对照组。②外对照，也称为特设对照，是在暴露人群以外其他人群选择对照，一般当暴露为特殊或职业暴露时，需要在该人群之外去寻找对照。优点是随访观察时可免受暴露组的影响，缺点是需在另外一人群组织随访，与暴露人群的可比性有时较内对照差。③总人口对照，实际上没有设立与暴露组平行的对照组，利用暴露人群所在整个地区现有的发病或死亡统计资料，即以全人口率为对照，在比较时需进行率的标准化。当暴露人群数量少，不易分组计算不同年龄组、性别的发病率，这时可用全人群发病（死亡）率相比较。优点是对照资料容易得到，且较稳定，缺点是资料比较粗糙，有时会缺少要比较的项目，可比性差。④多重对照，即选择上述两种或多种以上的对照形式，以减少只用一种对照可能带来的偏倚，增强结论的可靠性。

五、样本量估计

（一）影响样本量的因素

队列研究影响样本量的因素主要有以下几个方面，在估计样本量前，需首先确定下述参数。

1. 对照人群　研究结局的发病率 p_0 因样本量与 $p_0 q_0$（$q_0 = 1-p_0$）成正比，p_0 越接近 0.5，$p_0 q_0$ 值越大，此时样本量也越大。

2. 暴露组与对照组　人群结局发病率之差 p_1 表示暴露组的发病率，$d = p_1 - p_0$ 为两组人群发病率之差，d 值越大，所需样本量越小，$p_1 = RR \cdot p_0$。

3. 暴露组与对照组的比例　一般说来，对照组的样本量不宜少于暴露组。通常采取等量的做法，如果某一组太少，将会增大总样本量。

4. 置信度　常用 $1-\alpha$ 反映置信度。α 为小概率事件的标准，α 越小，置信度要求越高，样本量就越大。

5. 把握度　又称为检验效能（power），为不犯假阴性错误的概率，常用 $1-\beta$ 表示

（通常取 β 为 0.10）。若要求把握度越大，则所需样本量越大。

（二） 样本量的计算

队列研究的样本量可用公式 4-1 估算。

$$n=\left[\frac{z_{\alpha/2}\sqrt{p_c(1-p_c)\ (Q_0^{-1}+Q_1^{-1})}+z_\beta\sqrt{p_0(1-p_0)/Q_0+p_1(1-p_1)/Q_1}}{p_0-p_1}\right]^2 \quad (4-1)$$

其中 Q_1 和 Q_0 分别为暴露组和对照组占总样本量的比例，$p_c=p_0Q_0+p_1Q_1$，暴露组和非暴露组的样本量分别为 Q_1n 和 Q_0n。

例 4-1　在一项队列研究中，对照组研究结局的发生率为 30%，相对危险度约为 RR=0.5，置信度为 0.95，检验效能为 90%，暴露组和对照组样本量分别占总样本量的比例 Q_1 为 0.4，Q_0 为 0.6，所需样本量的计算如下。

本例中 $\alpha=0.05$，因为是双侧检验，$z_{\alpha/2}=1.96$，$z_\beta=1.282$，$p_0=0.30$，RR=0.5，p_1 =RRp_0=0.5×0.30=0.15，$Q_0=0.6$，$Q_1=0.4$，$p_c=p_0Q_0+p_1Q_1=0.30×0.60+0.15×0.40=$ 0.24，代入公式 4-1 得：

$$n=\left[\frac{z_{\alpha/2}\sqrt{p_c(1-p_c)\ (Q_0^{-1}+Q_1^{-1})}+z_\beta\sqrt{p_0(1-p_0)/Q_0+p_1(1-p_1)/Q_1}}{p_0-p_1}\right]^2$$

$$\left[\frac{1.96\sqrt{0.24(1-0.24)\ (1/0.4+1/0.6)}+1.0282\sqrt{0.30(1-0.30)/0.60+0.15(1-0.15)/0.4}}{0.30-0.15}\right]^2$$

$$\approx338$$

因此暴露组和非暴露组的样本量分别为 0.4×338≈135 和 0.6×338≈203。

六、资料收集与随访

1. 基线资料的收集　在选定研究对象后，必须详细收集每个研究对象暴露的资料及个体的其他信息，这些资料一般称为基线资料（baseline information）。收集基线资料的主要目的是确定研究对象的暴露情况。基线资料一般包括研究因素的暴露状况、其他可能影响研究结局的可疑混杂因素及人口学基本特征。获取基线资料的方式一般有下列 4 种：①查阅医院、工厂、单位及个人健康保险的记录或档案；②访问研究对象或其他能提供信息的人；③对研究对象进行体格检查和实验室检查；④环境调查与检测。

2. 随访　目的是确定研究对象是否发生了结局事件及是否在观察队列之中，同时注意记录研究对象的暴露情况是否发生改变。结局的测定方法要敏感、可靠、简单，且易被研究对象接受，有明确、统一的标准，并在研究的全过程中严格遵守。将各种随访内容制成调查表后，对所有研究对象均应采用相同的方法同等地进行随访，且在整个随访过程中保持不变。研究对象出现了结局事件即观察终点（end-point），该研究对象则不需再随访。在研究过程中，若研究对象死于其他疾病、迁出、外出或不愿再合作而退出，脱离了观察，无法继续随访，这种现象叫失访（lost to follow-up），对失访者有时需补访，并进行失访原因分析。在资料分析时应做失访处理，可比较失访者与继续观察者的基线资料，以估计有无产生偏差。

整个研究观察期的长短是以暴露因素作用于人体至产生疾病结局的时间，即以潜隐期为依据。随访时间间隔与次数应视研究结局的变化速度，研究的人力、物力等条件而定。一般慢性病的随访间隔期可定为 1~2 年。调查员可以是实验室技术人员、临床医生等，要进行统一培训，并可采用盲法设计，避免信息偏倚。

3. 收集资料时的质量控制　收集资料的人员应具有相应的专业技术水平和科学、求实、认真、严谨的工作作风，并进行统一培训。对于调查内容、方法、终点的确定等均有统一标准，制定详实、实用的调查员手册，规范操作程序，层层落实，责任到人。在随访期间应有专人对随访工作的质量进行定期监管和检查，建立严格的检查考核制度和良好的组织机构。

七、资料的整理与分析

首先检查资料准确性和完整性，对不完整的资料要设法补齐。在核查和校正基础上，对两组数据进行描述性统计，分析研究对象的组成及人口学特征、随访时间及失访情况等，分析两组的可比性，即均衡性检验。然后分别计算两组研究结局的发生率，并进行差异性检验，以判断研究因素与结局间是否存在关联。若控制各种偏倚后，研究因素与结局间仍有联系，则要分析联系强度。同时注意失访数据统计，以观察资料的可靠性。

（一）率的计算

1. 累积发病率（cumulative incidence, CI）　当样本量大，观察期间内研究对象比较稳定，资料比较整齐时，可以直接计算累积发病率，其数值范围为 0~1，需要说明累积时间的长度。这时数据一般整理成表 4-1 形式，累积发病率用公式 4-2 计算。

表 4-1　队列研究资料整理表

	病例	非病例	合计	发病率
暴露组	a	b	$a+b=n_1$	$I_e=a/n_1$
非暴露组	c	d	$c+d=n_0$	$I_o=c/n_0$
合计	$a+c=m_1$	$b+d=m_0$	$a+b+c+d=N$	

其中 I_e 和 I_o 分别为暴露组和非暴露组的发病率。

$$n\,\text{年某病累计发病率}=\frac{n\,\text{年内新发病例数}}{\text{观察开始人口数}}\times1000‰\,(100,000/10\,\text{万})\qquad(4\text{-}2)$$

2. 发病密度（incidence density, ID）　发病密度是指一定时期内的平均发病水平。当研究对象进入队列的时间不统一，人群波动较大，人口不稳定，存在失访，每个研究对象在整个观察期内被观察的时间很不一致，这时就不宜计算累积发病率，因失访者若能坚持到随访结束，仍有可能发病。需要将人和观察的时间结合起来，以人时为单位计算结局的发生频率，用人时为单位计算出来的率带有瞬时频率性质称为发病密度。常用的人时单位有人年、人日等。如一个人观察 3 年，即为 3 个人年；2 个人观察 4 年，即为 8 个人年。资料一般整理成表 4-2 形式，发病密度用公式 4-3 计算。

表 4-2　人时资料的队列研究数据整理表

随访人群	发患者数	观察人时数
暴露组	d_1	T_1
非暴露组	d_0	T_0
合计	D	T

$$某病发病密度 = \frac{观察其内发病人数}{观察人时数} \times 1000‰（100,000/10 万） \quad (4-3)$$

（二）　率的差异性检验

当样本量较大，发病率不太大也不太小时，两个率的比较可以采用 z 检验或 χ^2 检验；若不满足上述假设检验方法应用条件时，可采用直接概率法、二项分布检验。

（三）　效应的估计

队列研究可直接计算各组的发生率，也就能直接计算出暴露组与对照组之间的率比和率差，即相对危险度（relative risk，RR）与归因危险度（attributable risk，AR），据此可直接准确地评价暴露的效应，并可计算其可信区间，以判断效应估计的精确度。

1. 相对危险度　是暴露组的发病率（或死亡率）与非暴露组的发病率（或死亡率）的比值，反映了暴露与结局间的关联强度。RR 说明暴露组发病或死亡的危险性是非暴露组的多少倍。RR 越偏离 1 说明暴露因素与结局间的关联强度越强，RR>1，表示暴露因素与结局间有正关联，是致病的危险因素；RR<1，表示暴露因素与结局间有负关联，说明该因素为保护因素；RR=1，表示暴露因素与结局无关联。

$$相对危险度\ RR = p_1/p_0 \quad (4-4)$$

2. 归因危险度　亦称特异危险度和率差（rate difference，RD），是暴露组发病率（I_e）与对照组的发病率（I_0）之差，它反映了发病或死亡危险应特异地归因于暴露因素的程度。归因危险度的计算公式为：

$$AR = I_e - I_0 = (a/n_1) - (c/n_0) = I_0(RR-1) \quad (4-5)$$

AR 是针对人群而言，是暴露人群比非暴露人群增加的疾病发生数量，若暴露去除，就可减少相应数量的疾病发生，具有公共卫生学的意义。RR 是个体在暴露时比非暴露时发病危险性增加的倍数，具有病因学意义。

3. 归因危险度百分比（attributable risk proportion or percent，ARP，AR%）　又称为病因分值（etiologic fraction，EF）或归因分值（attributable fraction，AF），是指暴露人群中由暴露因素引起的发病或死亡占全部发病或死亡的百分比。归因危险度百分比的计算公式为：

$$AR\% = (I_e - I_o)/I_e \times 100\% = (RR-1)/RR \times 100\% \quad (4-6)$$

4. 标化比　当研究对象数目较少，结局事件的发生率较低时，无论观察的时间长或短，都不宜直接计算率，而是以全人口发病（死亡）率为标准，计算出该观察人群的预期发病（死亡）人数，再求观察人群中实际发病患者数与此预期发病患者数之比，即得标化发病比。最常用的指标为标化死亡比（standardized mortality ratio，SMR），该指标的流行病学意义与 RR 类似，表示被研究人群结局发生的危险性是标准人群的多少倍。

有时为控制混杂因素，可按混杂因素的水平对数据进行分层汇总，进行 Mantel-Haenszel 分层 χ^2 检验。当暴露水平可分为 k 个等级时，可以估计暴露水平与结局发生率间的剂量-反应关系，以便更好地揭示暴露与结局发生之间的关系。在队列研究中，当影响结局发生的影响较多，且在不同组间影响因素不均衡时，有时难以进行有效的分层分析，可通过拟合 Logistic 回归模型或 Cox 回归模型进行多因素统计分析。

第三节　常见偏倚及研究的优缺点

一、常见偏倚及控制

队列研究在设计、实施和资料分析等各种环节都可能产生偏倚，因此，在各阶段都应采取措施，预防和控制偏倚的产生。

1. 选择偏倚　如果研究人群在一些重要因素方面与待研究的目标人群存在差异，即研究人群（样本）不是目标人群（总体）的一个无偏的代表，将会引起选择偏倚。如队列研究中选择偏倚常发生在原定参加研究的对象拒绝参加，历史性队列研究时，部分研究对象的档案丢失或记录不全，研究对象为志愿者，他们往往比较健康或具有某种特殊倾向或习惯，以及抽样方法不正确或者执行不严格等。通过严格按照标准选择研究对象，努力减少失访，可减少选择偏倚。

2. 失访偏倚　由失访造成的对研究结果的影响称为失访偏倚，这在队列研究中有时较难避免。若失访随机发生，即失访者与继续观察者在一些特征上均无差异，仅减少了样本量，导致研究精确度及检验效能降低；若失访均等发生在两组，且是部分特征（如男性、暴露水平高）的研究对象发生失访，则可能导致选择偏倚；若失访不均等发生在两组，组间可比性变差，则可能导致混杂偏倚。一项研究的失访率最好不超过10%，否则应慎重考虑结果的解释和推论。控制失访偏倚可以在设计时选择那些符合条件并且依从性好的研究对象；实施时提高研究对象的依从性，坚持随访到底，降低失访率；还可以在分析阶段采用多因素分析控制其所导致的混杂偏倚。

3. 信息偏倚　产生原因主要有使用的仪器不精确、询问技巧不佳、检验技术不熟练、医生诊断水平不高或标准不明确、记录错误和造假等。可通过提高设计水平、调查和测量质量、选择客观指标或采用盲法、提高询问调查技巧、同等地对待每个研究对象、提高临床诊断技术、明确各项标准及严格按规定执行等措施降低信息偏倚。还可随机抽取样本进行重复调查，以估计信息偏倚是否存在及大小。

4. 混杂偏倚　混杂是指所研究因素与结果的联系被其他外部因素所混淆，这个外部因素就叫混杂变量，所引起的偏倚叫做混杂偏倚。控制混杂偏倚可通过在设计阶段对研究对象限制、选择对照时匹配的方法，在分析时采用分层分析、标准化或多因素分析。

二、研究的优缺点

（一）　优点

1. 一般由研究者亲自观察收集资料，信息完整可靠，回忆偏倚小。
2. 可直接获得两组人群结局的发生率，并计算 RR 和 AR 等反映暴露因素效应强度的指标。
3. 先因后果，时间顺序合理，所得结论说服力强，结论比较可靠。
4. 有助于了解人群疾病的自然史。
5. 可分析一个因素与多种结局之间的关系。
6. 样本量大，结果较稳定。

（二）　缺点

1. 不适于罕见病和潜伏期长的疾病（如肿瘤）的病因研究。
2. 研究时间长，易出现失访偏倚。
3. 耗费大，一般不能在较短时间内得到结果，组织与后勤工作任务重。
4. 研究设计要求更严密。
5. 暴露人时计算工作繁重。
6. 每次只能研究一个或一组因素。
7. 在随访过程中，未知变量引入或已知变量的变化都可影响研究结局，使分析复杂化。

第五章　病例对照研究 ▷▷▷▷

病例对照研究（case-control study）是分析流行病学最基本、最重要的研究类型之一，是通过比较出现结局（如肺癌或不良反应等）人群与未出现结局人群在结局发生前对某研究因素（如吸烟或药物使用等）的暴露情况，分析研究因素与结局间是否存在联系。

近年来病例对照研究得到越来越广泛的应用，主要应用于以下方面：①疾病病因和危险因素分析，通过患者和非患者对危险因素的暴露情况比较，有助于形成病因假设或初步检验病因，如中医中风病危险因素的研究，尤其适用于潜伏期长的疾病（如肿瘤）或罕见病的病因研究；②治疗措施疗效评价和疾病预后研究，如通过复发病例或未复发病例的比较分析，可广泛探讨影响复发的危险因素；③罕见不良反应的危险因素分析。

第一节　概　述

一、概念

病例对照研究又称为回顾性研究（retrospective study），是以一组确诊的患有某特定疾病的患者作为病例组，选择一组不患有该病但具有可比性的个体作为对照组，通过询问、实验室检查或复查病史，搜集两组人群疾病发生前有关可疑危险因素的暴露情况，测量并比较病例组与对照组对各因素的暴露比例的差异，用以判断因素与疾病之间是否存在统计学关联。这里的疾病即为研究结局，在病例对照研究中，结局还可以为复发、并发症或不良反应出现、治愈等。这是一种在结局出现后去追溯假定的可能病因或危险因素的研究方法。其设计模式见图 5-1。

二、基本特点

1. 属于观察性研究　研究对象过去对有关可疑危险因素的暴露是客观、自然存在的，不是研究者施加的干预措施。

2. 设有可供比较的对照组　根据是否出现研究结局分为病例组和对照组，对照组提供了未出现结局人群对某研究因素暴露的基线水平，为病例组基础暴露水平的期望值。

3. 由"果"及"因"　研究方向与时间方向相反，从研究对象是否出现研究结局开始，追溯观察研究对象在结局出现前对有关因素的暴露状况，研究方向是纵向回顾性的。

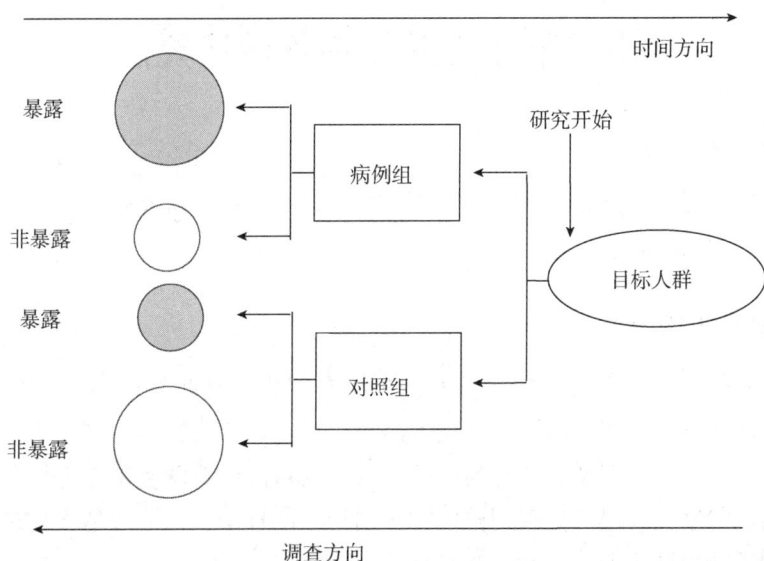

图 5-1 病例对照研究设计模式图

4. 一"果"多"因" 可同时研究一种结局与多种因素间的关系，非常适于筛选影响疾病发生的多种危险因素。

三、设计类型

病例对照研究按是否匹配分为成组病例对照研究（group case-control study）和匹配病例对照研究（matched case-control study）。

1. 成组病例对照研究 是从病例和对照人群中分别选取一定量的研究对象，一般要求对照组样本量应大于或等于病例组，此外无任何特殊规定和限制。与匹配设计相比简单易行，适用于大样本、病例较多的研究或研究的初期阶段，可获得较多信息。

2. 匹配病例对照研究 匹配又称为配比，即要求对照在某些因素或特征（称为匹配因素）上与病例保持一致。匹配的主要目的为控制混杂因素对研究结果的影响。匹配又分为个体匹配和频数匹配两种。个体匹配即病例与对照以个体为单位进行匹配，为每个病例选择 1~M 个对照。在总样本量一定时，1∶1 配对设计的统计学效率最高。当病例来源有限时，为提高把握度，可采用 1∶m 匹配设计。频数匹配，即要求匹配因素的各取值在病例组和对照组所占比例相同。匹配设计控制了匹配因素对研究结果的影响，提高了研究效率，结果容易解释。匹配因素必须是已知的混杂因素（如年龄、性别、文化程度和社会地位等），因为匹配会增加选择对照的难度，若把不必要的因素进行匹配，反而降低研究效率。

第二节　研究步骤及设计要点

一、明确研究目的

在描述性研究和文献复习的基础上明确研究目的，提出研究假设。一次研究可探讨一种结局与多个因素间的关系。

二、确定研究因素

病例对照研究中，需根据研究目的确定研究因素。要收集的因素一般包括研究因素、可疑因素及可能的混杂因素。把以上因素以变量形式设计在调查表中，原则上与研究目的有关的变量绝不可少，且尽量做到细致，与目的无关的变量一个也不要。每个变量都要有明确的定义，尽可能采用国际或国内统一的标准，以便与他人比较和交流。在研究中应尽可能采用定量指标和客观指标。

三、确定研究结局

在病例对照研究中结局可以是患病、治愈、复发、不良反应和并发症出现等。要明确结局的定义、测量方法及判定标准。尽可能采用国际或国内统一的诊断标准，便于和同类研究相比较。若需自订标准时，要注意考虑诊断标准的假阳性率及假阴性率。

四、明确设计类型

若研究目的是广泛性探索影响结局发生的危险因素，可采用成组设计或频数匹配方法；若目的是验证假设或者研究结局是罕见事件、对照容易获得，则常选用个体匹配。

五、研究对象的来源及选择

病例对照研究的研究对象必须同时具有暴露于研究因素的可能和发生研究疾病的可能。一些病例及非病例（对照）可能不符合研究条件，在选择病例组和对照组时都应予以排除，如在研究近期应用口服避孕药和心肌梗死关系时，所有的绝经期妇女、做过绝育手术的妇女及因某些慢性病而被禁用口服避孕药的妇女，都不属目标人群，因为这些个体根本就不具有使用口服避孕药的可能。

1. 研究对象来源　通常有两个。一是来源于医院住院和门诊患者，即以医院为基础的病例对照研究。这时研究对象往往诊断明确，配合较好，资料易获取且完整准确；缺点是代表性不好，病例和对照都不能代表所有患者和非患者，易产生选择偏倚。为避免选择偏倚可选择多家医院的患者作为研究对象。一是来源于社区现况调查、社区疾病监测的病例，即以社区为基础的病例对照研究。这时样本代表性好，但实施难度大，资料不容易获取。

2. 病例的选择　明确病例的选择标准，必须有明确的诊断标准。除符合诊断标准外，有时还需对其他特征进行规定，如年龄、性别、患病部位及病理类型等。目的是控制非研究因素对结果的影响。常有三种类型的病例供选择，即新发病例、现患病例和死亡病例。新发病例结局刚刚出现，对研究因素的回忆较准确、可靠，是病例对照研究的首选病例。现患病例是结局已出现一段时间，在调查时，很难将影响发病、存活及疾病迁延的因素分开，且要注意在现患病例积累过程中诊断标准是否发生改变（即病例是否同质），但现患病例较容易获得。死亡病例不能直接提供信息，只能依靠医学记录或他人提供资料，有时准确性较差。

3. 对照的选择 在病例对照研究中对照的选择往往更加困难。对照应具有以下特点：①未出现研究结局，且不处在结局出现的潜伏期；②应独立于所研究的因素，即不患有与研究因素有关的疾病，且所患疾病或所处状态不影响对研究因素的暴露；③除研究因素外，其他各特征在对照组和病例组分布应尽可能一致。在选择对照时，可比性要比代表性重要的多。对照应在产生病例的源人群中选取，若潜在对照所在的研究人群是已知时，最好选择全体或随机样本作为对照，若这个人群是未知的，通常选择时间和空间上与病例接近的非病例作为对照。

常见的对照来源有：①医院中的其他患者，但不能患与研究因素有关的疾病，且患病前不影响对研究因素的暴露；②病例的家人、邻居、同事和朋友等，他们可能有大体相同生活环境、社会经济地位和教育背景等。通常选择一个最佳对照组，如果无法确信对照是否合适，可设置第二对照组。不合适的对照会导致错误的研究结论，在病例对照研究中要注意对照的来源及特点。

六、样本量估计

（一）影响样本量的因素

1. 研究因素在对照组中的暴露率 p_0，p_0 越接近 0.5，样本量也越大。

2. 病例组与对照组人群研究因素暴露率之差 d，$d = p_1 - p_0$。p_1 表示病例组研究因素的暴露率，$p_1 = p_0 OR / [1 + p_0 (OR-1)]$。$d$ 值越大，所需样本量越小。

3. 置信度（$1-a$）要求越高，样本量就越大。

4. 把握度（$1-\beta$）要求越大，则所需样本量越大。

（二）样本量的计算

1. 成组和频数匹配病例对照研究样本量估计 设病例数：对照数 $= 1 : c$，则病例组的样本含量（注：当 c 为 1 时，为病例数和对照数相等）计算公式为：

$$n = (1 + 1/c) \bar{p} \bar{q} (z_\alpha + z_\beta)^2 / (p_1 - p_0)^2 \qquad (5-1)$$

式中 $\bar{p} = (p_1 + cp_0)/(1+c)$，$\bar{q} = 1 - \bar{p}$，$z_\alpha$ 和 z_β 为标准正态分布的分位数。

例 5-1 在一项重度饮酒与食管癌的病例对照研究中，对照人群重度饮酒率为 10%，预计 OR = 5.0，指定单侧 $\alpha = 0.05$，$\beta = 0.10$，按照对照组例数为病例组两倍的要求计算样本量。

本例中 $p_0 = 0.10$，$OR = 5.0$，$z_\alpha = 1.645$，$z_\beta = 1.282$，$c = 2$，

$p_1 = p_0 OR / [1 + p_0 (OR-1)] = 0.10 \times 5.0 / [1 + 0.10 \times (5-1)] \approx 0.357$，

$\bar{p} = (p_1 + c p_0) / (1 + c) = (0.357 + 2 \times 0.10) / (1 + 2) \approx 0.186$，

$\bar{q} = 1 - \bar{p} = 1 - 0.186 = 0.814$，则病例组的样本量为：

$n = (1 + 1/c) \bar{p} \bar{q} (z_\alpha + z_\beta) 2 / (p_1 - p_0)^2$

$= (1 + 1/2) \times 0.186 \times 0.814 \times (1.645 + 1.282)^2 / (0.357 - 0.10)^2 \approx 29$

因此对照组样本量应为 58 例。

2. 1 ∶ 1 配对病例对照研究样本量估计 病例组样本量的计算公式为：

$$M = [z_\alpha/2 + z_\beta \sqrt{p(1-p)}]^2 / [(p-1/2)^2 (p_0 q_1 + p_1 q_0)] \tag{5-2}$$

式中 $p = OR/(1+OR) \approx RR/(1+RR)$，$p_1 = p_0 OR / [1 + p_0 (OR-1)]$，$q_1 = 1 - p_1$，$q_0 = 1 - p_0$。

若例 5-1 为 1 ∶ 1 的配对设计，$p = OR/(1+OR) = 5/(1+5) \approx 0.833$，

$p_1 = p_0 OR / [1 + p_0 (OR-1)] = 0.10 \times 5 / [1 + 0.10 \times (5-1)] \approx 0.357$，

$q_0 = 1 - p_0 = 1 - 0.10 = 0.90$，$q_1 = 1 - p_1 = 1 - 0.357 = 0.643$，病例组的样本量为：

$M = [z_a/2 - z_B \sqrt{p(1-p)}]^2 / [(p-1/2)^2 (p_0 q_1 + p_1 q_0)]$

$= [0.645/2 + 1.282 \times \sqrt{0.833 \times (1-0.833)}]^2 / [(0.833 - 0.5)^2 \times (0.10 \times 0.643 + 0.357 \times 0.90)]$

≈ 40

因此对照组样本量也应为 40 例。

七、资料收集

病例和对照收集的信息和采集方法要一致，对照人群是用同样的诊断没有发生结局的人。资料主要来源于病例记录、疾病登记信息及专门调查。在制订调查表时，要把可疑的危险因素都反映在调查表中。

八、资料的整理与分析

要对原始资料核查、校正、归档和录入，确保资料完整、真实，以便统计分析。资料分析包括描述性分析、均衡性检验、暴露效应估计和统计推断。

1. 描述性分析 分别描述病例组和对照组研究对象的一般特征，如年龄、性别、文化程度、职业等变量，分析研究对象的代表性。

2. 均衡性检验 检验两组间某些基本特征是否具有可比性，常采用 χ^2 检验、t 检验。若两组间有差别，则要考虑对结论的影响及是否需校正等。

3. 频数匹配及成组病例对照研究资料的效应估计及统计推断 病例对照研究中表示暴露与疾病间联系强度的指标为比值比（odds ratio，简写 OR），又称为比数比、优势比。统计推断是对总体 OR 值是否等于 1 进行假设检验，常采用 χ^2 检验。频数匹配及成组设计病例对照研究资料可整理成表 5-1 形式。

表 5-1 成组病例对照研究资料整理表

暴露或特征	病例	对照	合计
有	a	b	$a+b$
无	c	d	$c+d$
合计	$a+c$	$b+d$	$a+b+c+d=N$

所谓比值（odds）是指事件发生的可能性与不发生的可能性之比。

病例组的暴露比值为 = $(a/a+c)/(c/a+c)$ = a/c

对照组的暴露比值为 = $(b/b+d)/(d/b+d)$ = b/d

$$OR = \frac{病例组的暴露比值}{对照组的暴露比值} = \frac{a/c}{b/d} = \frac{ad}{bc} \qquad (5-3)$$

病例对照研究（某些衍生类型除外）不能计算发病率，只能计算 OR。当疾病率小于 5% 时，OR 是 RR 的极好近似值。OR 的含义与 RR 相同，指暴露者的疾病危险性为非暴露者的多少倍。OR>1 表示暴露使疾病的危险性增加，暴露与疾病间为正关联；OR<1 表示暴露使疾病的危险度减少，为负关联，即暴露是疾病的保护性因素。

例 5-2 在食管癌与重度饮酒的病例对照研究中，规定每日饮酒量大于等于 80g 为暴露，80g 以下为非暴露，所获得的资料如表 5-2，对该资料做统计分析。

表 5-2 食管癌与重度饮酒关系的病例对照研究资料整理表

每日饮酒量	食管癌	对照	合计
≥80g	190	230	420
<80g	170	990	1160
合计	360	1220	1580

OR 值的估计：

$$OR = \frac{ad}{bc} = 190 \times 990 / (230 \times 170) \approx 4.81$$

对总体 OR 值是否等于 1 做假设检验：

$$\chi^2 = \frac{n(ad-bc)^2}{(a+b)(c+d)(a+c)(b+d)} \approx 163.93$$

自由度为 1，$P<0.01$，可认为食管癌与重度饮酒有关联。

4. 1∶1 配对设计资料的统计分析 1∶1 配对病例对照研究资料整理成表 5-3 的形式。

表 5-3 1∶1 配对病例对照研究资料整理表

对照	病例		对子数
	有暴露史	无暴露史	
有暴露史	a	b	$a+b$
无暴露史	c	d	$c+d$
对子数	$a+c$	$b+d$	$a+b+c+d$

配对设计 OR 值的计算公式为：

$$OR = c/b \qquad (5-4)$$

例 5-3　子宫内膜癌与糖尿病史关系的 1：1 配对病例对照研究，资料如表 5-4。

表 5-4　子宫内膜癌与糖尿病史关系的研究资料整理表

非患者	子宫内膜癌患者		对子数
	有糖尿病史	无糖尿病史	
有糖尿病史	4	6	10
无糖尿病史	24	34	58
对子数	28	40	68

$$OR = \frac{c}{b} = 24/6 = 4$$

对总体 OR 值是否等于 1 做假设检验：

$$\chi^2 = \frac{(|b-c|-1)^2}{(b+c)} \approx 9.63$$

自由度为 1，$P<0.01$，可认为子宫内膜癌的发病与糖尿病史有关联。

病例对照研究中对 OR 值的估计易受到混杂因素的影响。对混杂因素的控制，可以在研究的设计阶段针对已明确的混杂因素采用限制、匹配和随机化（只能用于实验研究）的方法，使混杂因素的分布在病例组和对照组相同；对于难以均衡或潜在的混杂因素，也可以在资料分析阶段，通过分层分析或多因素分析模型（Logistic 回归模型）消除混杂因素的影响。

当暴露水平可分为 k 个等级时，可以分别估计每个剂量（零剂量或最低剂量为非暴露）的 OR 值。若 OR 值随剂量水平升高而增加（或减少），可进一步分析是否存在剂量-反应关系（dose-response relationship），即检验 OR 值与剂量水平是否是线性相关，以增加因果关系推断的依据。这时零假设为不存在剂量-反应关系，对立假设为存在剂量-反应关系。

第三节　常见偏倚及研究的优缺点

一、常见偏倚及控制

病例对照研究是一种回顾性观察研究，较易产生偏倚。这些偏倚可以通过严谨的设计和细致的分析识别、减少和控制。

1. 选择偏倚　是由于纳入研究的对象与未选入的研究对象在某些特征上存在差异而引起的误差。这种偏倚常发生于研究的设计阶段。

（1）入院率偏倚（admission rate bias）　以医院为基础的病例对照研究，由于患者对医院及医院对患者都有选择性，病例只是该医院或某些医院的特定病例，对照是医院的某一部分患者，特别是因为各种疾病的入院率不同导致病例组与对照组某些特征上的系统差异，称为入院率偏倚（admission rate bias）。设计阶段在多个医院选择研究对象可减少偏倚程度。

（2）现患病例-新发病例偏倚（prevalence-incidence bias）　病例对照研究的调查对象常选自现患病例，即存活病例，其特征与新发病例和死亡病例可能存在差异。现患病例提供的很多信息可能只与存活有关，而未必与发病有关，从而高估了某些暴露因素的病因作用。调查时明确规定纳入标准为新发病例可减少偏倚程度。

（3）检出证候偏倚（detection signal bias）　在从医院中选择研究对象时，患者常因某些与致病无关的症状而就医，从而提高了早期病例的检出率，致使过高地估计了暴露程度，而产生系统误差。延长收集病例的时间，研究中包括中、晚期病例，偏倚可得到纠正。

（4）时间效应偏倚（time effect bias）　对于从暴露于危险因素到出现病变经历一个较长时间的疾病（如肿瘤、冠心病等慢性疾病），那些暴露后即将发生病变的人，因缺乏早期检测手段而被错误地认为是非病例的人，都可能被选入对照组，由此而产生了结论的误差。在调查中采用敏感的疾病早期检查技术，或开展观察期充分长的纵向调查，则可以尽可能地控制时间效应偏倚。

2. 信息偏倚　是在收集整理信息过程中由于测量暴露与结局的方法有缺陷造成的系统误差。

（1）回忆偏倚（recall bias）　病例对照研究主要是调查研究对象既往的暴露情况，被调查者记忆失真或不完整造成结论的系统误差称为回忆偏倚。病例组的记忆可能较为准确，但也可能容易提供一些自认为与疾病有关的暴露，而实际不真实的情况。选择不易为人们所忘记的重要指标做调查，并重视问卷的提问方式和调查技术，将有助于减少回忆偏倚。

（2）调查偏倚（investigation bias）　调查偏倚可能来自于调查对象及调查者双方。病例与对照的调查环境与条件不同，或者调查技术、调查质量不高或差错及仪器设备的问题等均可产生调查偏倚。尽量采用客观指征，做好调查技术培训，采取复查等方法做好质量控制，用相同的方法调查病例和对照，使用精良的检查仪器，使用前校准，严格掌握试剂的要求等均可望减少偏倚。

3. 混杂偏倚　在设计时利用限制或配比方法，资料分析阶段采用分层分析或多因素分析模型处理，可适当控制混杂偏倚。

二、研究的优缺点

此处的优缺点是传统的病例对照研究相对于队列研究而言。至于一些近年来新发展的研究类型，分别从不同角度克服了病例对照研究固有的缺陷。

（一）优点

1. 特别适用于罕见疾病或结局的研究，有时是罕见事件危险因素研究的唯一选择，因为此时队列研究常常不实际。

2. 相对省力、省钱、省时间，并且较易于组织实施。

3. 不需要随访，适用潜伏期长的疾病病因学研究。

4. 由于属于回顾性观察研究，较少涉及伦理学问题。

（二） 缺点

1. 不适于研究人群中暴露比例很低的研究因素，因为需要的样本量较大。

2. 选择研究对象时，难以避免选择偏倚。

3. 暴露与结局的时间先后常难以判断。

4. 获取既往信息时，难以避免回忆偏倚。

5. 由于较易存在偏倚，证据论证强度差。

第四节 混合性研究设计

随着流行病学的发展和分子生物学技术的引入，20 世纪 70 年代以来一些混合性研究设计被提出。这些研究设计效率高、花费少，在阐述研究因素与结局间关系上与传统队列研究几乎没有差别。

一、巢式病例对照研究

巢式病例对照研究（nested case-control study）是对一个事先确定好的队列进行随访观察，以出现的所有病例作为病例组，在队列中的非病例中随机匹配一个或多个对照作为对照组，在队列内套用个体匹配病例对照研究的一种设计方法。在确定研究队列后，需收集队列内每个成员的相关信息和生物标本，随访并确定病例和对照，再抽取已收集好的两组成员的相关信息和生物标本做必要的检测，然后按照病例对照研究设计处理数据。巢式病例对照研究也适用于长潜伏期及罕见结局的病因及危险因素分析。有人采用巢式病例对照研究探讨了原发性肝癌、大肠癌、单纯收缩性高血压的危险因素。

二、病例队列研究

病例队列研究（case-cohort study）又称病例参比式研究（case-base reference study），是在队列研究开始时，从队列中按一定比例随机抽取一个有代表性的样本作为对照组，随访结束时，队列中出现的所研究疾病的全部病例作为病例组，与上述随机对照组进行比较，以探索影响疾病发生、生存时间、预后等因素。病例队列研究是融合了队列研究与病例对照研究的优点后形成的设计形式。

巢式病例对照研究与病例队列研究均是按队列研究设计进行，有关暴露的信息采集（生物标本）均在结局前，因果关系清楚，选择偏倚和信息偏倚都较小，资料可靠，可比性好，统计效率高，节约人力、物力，证据论证强度高。特别适合于精确性好但所需费用高的分子流行病学研究。

病例队列研究与巢式病例对照研究相比不同之处有：①对照的选择方法和时间不一样。②随机对照组中的成员如发生所研究的结局，既作为对照，又同时作为病例。③巢式病例对照研究适于研究单一结局的队列研究，数据的统计分析同传统病例对照研究，常用软件即可完成；病例队列研究适合于多结局的队列研究（如治疗性措施评估，此时不同的疾病有不同的病例组，但对照组都是同一个随机样本），数据需用专用软件（EPICURE）处理。

三、单纯病例研究

单纯病例研究（case only study）也称病例病例研究（case-case study），是根据临床类型或其他标志把同一疾病的患者分为两组，按病例对照研究的方式处理资料，从而探讨不同临床类型患者危险因素的差异。有研究把脑卒中患者分为出血性脑卒中和缺血性脑卒中两类，结果显示出血性脑卒中患者口服避孕药的比例多于缺血性脑卒中患者，即口服避孕药对出血性脑卒中患者危险性更大。可以根据患者基因型或病理类型进行分组，如把食管癌患者分为 p53 突变阳性基因型和 p53 突变阴性基因型，依据鳞癌与腺癌把食管癌患者分为两型。在这一研究中，用来估计或检验效应的研究对象只有病例。单纯病例研究近年来被广泛应用于遗传研究，在疾病病因研究中评价基因与环境的交互作用。特别是在分子流行病学研究中，从无疾病的对照中去获取某种生物标本受到医学伦理方面的制约，这种设计可以免除从无病的对照组收集资料特别是生物标本的麻烦，适用于研究两组病因的差异部分，而其相同或近似的危险因素则将被掩盖或低估。

四、病例交叉研究

病例交叉研究（case-crossover study）是通过比较相同研究对象在急性事件发生前一段时间和较早时间对某研究因素的暴露情况，分析该因素与急性事件发生是否有联系。若该因素与急性事件（疾病或不良反应等）有关，那么在事件发生前一段时间内的暴露频率应高于更早时间内的暴露频率。可以把病例交叉研究看作 1：1 配对病例对照研究，该研究有危险期（急性事件发生前一段时间）和对照期（急性事件发生的较早时间），每个研究对象都提供了危险期和对照期对某因素的暴露信息，相当于 1：1 配对。

在该研究中，暴露情况必须是变化的，且暴露到结局发生的诱导时间应较短，所产生的效应是短暂的，无延迟效应。如研究咖啡因、性活动、过强体力活动、饮酒、吵架等暴露与心肌梗死间的关系，就可以选择病例交叉设计。

第六章　流行病学实验研究 ▷▷▷▷

在观察性研究中，研究者不能主观控制研究对象对研究因素的暴露情况及所属组别，只能选择自然存在的、尽量可比的对照组，进而控制和减少非研究因素造成的偏倚。实验性研究则可以根据研究目的由研究者控制试验条件，对研究对象进行随机分组，人为控制所施加的研究因素，以评价干预措施（如疫苗注射、临床治疗、康复、护理等）的真实效果。观察性研究只能提出和检验假设，实验性研究证据级别较高，可验证假设。需要注意的是流行病学实验与通常所说的实验室动物实验不可混同。由于人体及疾病发病机制的复杂性和人们对疾病认识的局限性，实验室研究（如分子、细胞、动物实验等）或基于病理生理机制推断的结论有时会产生误导，为明确某干预措施的临床效果，通常需要以人为研究对象的流行病学实验研究。

传统的中医临床证据多依赖中医师临证实践过程中对个案病例或系列病例的经验总结，偏倚难以控制，结果重复性差，证据级别较低，需要采用国际公认标准和严格的实验设计，科学、客观地评价中医药临床干预措施的疗效及安全性，得出可靠结论，从而指导中医临床实践。在中医临床研究中，流行病学实验研究多用于以下方面：①中医药措施（如穴位贴敷、调摄精神、药物预防、健康教育和健康促进等）对疾病预防的效果评价，如穴位贴敷对过敏性鼻炎的预防效果评价。②治疗措施（如药物、针灸、推拿、综合干预方案等，尤其是新的药物、疗法等）疗效评价和疾病预后研究，如对某疾病患者随机分组后，针灸及常规康复措施对患者生存质量影响的比较。③特定疾病的病因及危险因素研究，用于尚未有充分证据证明某因素对人体有害，但又怀疑其可能与某不良健康事件有关时，如对早产儿曾常规应用高浓度氧治疗，通过观察性研究发现高浓度氧疗有可能与早产儿视网膜病变有关，就可以把早产儿随机分组后，一组继续用高浓度氧治疗，另一组用低浓度氧治疗，分析高浓度氧疗是否为早产儿视力障碍的危险因素。④通过不同方案及药物搭配的临床效果的比较，优选干预方案。

第一节　概　述

一、概念

实验流行病学（experimental epidemiology）是将符合条件的研究对象随机分为实验组和对照组，研究者按计划对实验组人群实施实验措施，对照组实施对照措施或不予处理，随访观察一段时间并比较两组人群的疾病或健康结局，从而判断干预措施是否有效及效果大小的一种前瞻性研究方法，又称干预研究（intervention study）。流行病学实验研究的一般设计模式如图6-1。

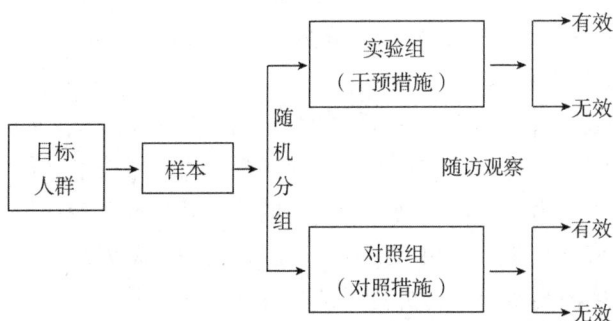

图6-1 流行病学实验研究原理示意图

二、基本特征

1. 有干预措施 属于实验法。把针对个人或群体的干预措施作为研究因素，既可以是治疗某病的临床措施，也可以是减少或控制某不良结局发生的预防措施。

2. 随机化分组 研究对象均来自同一总体或总体的样本，研究者可以根据设计需要，按照随机化原则对研究对象进行分组，两组间均衡性好。

3. 有严格的平行对照组 实验组和对照组同期进行，干扰作用（安慰剂效应、其他未知因素对研究结局的影响）和疾病的自然变化等非处理因素的效应（对照组的效应用C来表示）表现在对照组上，实验组表现出的效应为处理因素和非处理因素的混合效应（实验组的效应为T+C），处理因素的净效应为（T+C）-C，这样就可以排除非处理因素对研究结局的干扰。

4. 属于前瞻性研究 干预措施在前，研究结局出现在后，通常需要随访收集结局的信息。

三、基本原则

1. 对照原则 在研究的过程中，设立可供比较的对照组。

2. 随机原则 包括随机抽样和随机分组，每一个研究对象或观察单位都有完全均等的机会被抽取或分配到某一组，使研究对象能最好地代表其所来源的总体人群，各比较组间非研究因素较一致，均衡可比。

3. 盲法原则 是指对研究对象的分组保密，克服研究对象、资料收集者及数据分析人员的主观因素所导致的偏倚。

4. 重复原则 是要求从研究样本所获得的信息和研究结论能外推到相应的总体，研究结果可重复。严格按照研究目的规定研究对象的性质与范围（通常表现为诊断标准、纳入标准和排除标准等），研究样本与相应总体同质，且有足够的样本含量。

四、设计类型

有关流行病学实验研究的类型，尚没有统一的分类方法。一般根据研究目的、研究对象及研究现场不同，把流行病学实验研究分为临床试验（clinical trial）、现场试验（field trial）和社区试验（community trial）。

1. 临床试验　是在临床医疗环境下进行的试验，以临床患者为研究对象，接受干预和随机分组的基本单位是个体，常用于新药物、新疗法、新技术（如手术、针灸、推拿等干预措施）或缺乏有力临床证据的经验措施的治疗效果或预后评价，结局指标常为治愈、复发、不良反应、后遗症、并发症和生理、生化指标改变等。根据设计方案不同，临床试验又分为多种类型，如随机对照试验（randomized controlled trial，RCT）、非随机同期对照试验（non-randomized concurrent control trial，NRCCT）、交叉设计（crossover design，COD）试验、析因设计（factorial design）试验、多中心临床试验（multicenter clinical trial）等。需要说明的是，当前随机对照试验被认为临床研究的最佳设计方案，但并非所有干预措施的效果评价研究都必须采用随机对照试验，应根据研究目的、患者病情及伦理学要求等合理选择设计方案。

2. 现场试验和社区试验　是以未患研究疾病或未出现研究结局的人群为研究对象，在社区或特定现场环境下进行的实验，研究目的为预防不良健康相关事件的发生。现场试验又称个体试验（individual trial），因为接受干预措施的基本单位是个体，常用于评价免疫接种、药物预防及针对慢性病患者康复措施的效果评价。有时为提高研究效率，常在高危人群中进行试验。社区试验也称生活方式干预试验（lifestyle intervention trial）、以社区为基础的公共卫生试验（community-based public health trial）等，是以完整的社区或行政区为干预和随机分组的基本单位进行试验，有时也可以是某个人群的各个亚群，如街道的住宅小区、幼儿园的某个年级等。社区试验干预措施施加于群体，而不是个体。常用于生活方式干预、环境改善、健康教育及健康促进等不易落实到个体的干预措施效果评价，如针对社区糖尿病患者进行健康教育和生活方式干预。

根据研究是否进行随机分组和有平行对照，流行病学实验研究分为真实验（true experiment）和类实验（quasi-experiment）。完全具备四个基本特征的实验是真实验；若没有平行对照组或按主观意愿分组，这种实验就称为类实验。类实验有时没有设立专门的平行对照组，如采用自身前后对照、历史对照等形式；研究对象的分组不是随机的，是研究者依据患者病情、患者意愿进行分组或以群体为分组单位。采用类实验的研究，组间的可比性较差，证据论证强度较真实验弱。类实验适用于样本含量大、范围广或实际情况不允许对研究对象做随机分组的情况。

五、应注意的问题

流行病学实验研究是以人为研究对象开展的试验研究，为确保研究对象的人身安全，研究过程中必须遵循医学伦理道德准则。

1. 干预措施必须要有充分的科学依据　应在动物实验初步验证干预措施合理、效果良好和无危害性的基础上再开展人群试验，且做到设计严格、准备充分，避免对研究对象产生伤害。

2. 知情同意（informed consent）原则　以最易理解的方式向研究对象解释实验目的、可能的受益和风险、试验的程序及退出的权利等，以便研究对象做出理性决定，自愿参加，并签署知情同意书。

3. 公平（justice）原则　要公平选择研究对象，公平分配所有研究对象的风险和收益。

4. 受益（beneficence）原则　研究者要对研究对象的身心健康负责，不应为追求研究结果，给研究对象造成机体或心理上的伤害。

5. 匿名和保密（confidential）原则　应充分尊重研究对象的隐私权，对其个人信息、行为和生活习惯、健康状况、病情及其他隐私等信息严格保密，未经本人许可，不得公开其个人信息。

六、优缺点

1. 优点　①研究者可随访观察研究对象的反应、结局及干预措施的实施情况，对研究因素和结局的测量较准确，不存在回忆偏倚；②随机化分组，两组间均衡性好，较好地控制了混杂和偏倚；③实验组和对照组同步进行，外来因素的干扰对两组同时起作用，能较准确地分析研究因素的效应。

2. 缺点　①研究设计和实施条件要求高、控制严、实施难度大，在实际工作中有时难以做到；②受干预措施适用范围的限制，有时一些特殊病例无法作为研究对象，研究代表性差，不同程度影响研究结论的外推；③研究实施要求严格，影响研究对象的依从性，随访时间长，易出现失访；④有时会涉及医德问题。

第二节　临床随机对照试验

随机对照试验是按照严格的随机分配方法，将合格的研究对象分配到试验组和对照组，同时分别给予相应的试验措施，在一致的条件下同步实施，对试验结果进行科学的测量和评价，比较两组疗效、安全性或卫生经济学的差别，从而判断试验组干预措施的临床价值。临床随机对照试验的研究步骤及设计要点如下。

一、确立研究目的

要明确研究是验证病因或结局的危险因素，还是要对干预措施的临床疗效、安全性及卫生经济学进行评价，通常一次试验只解决一个问题。依据研究目的，写出试验设计方案，组织伦理学审查，在此过程中可参考药物临床试验质量管理规范（Good Clinical Practice，简写为 GCP，于 2003 年 9 月 1 日修订实施）。

二、确定研究因素

在临床研究中干预措施即研究因素，可以是单一措施，也可以是组合干预方案。要确定试验组及对照组的干预措施、实施方法及是否被严格执行的评价指标。干预措施的效应最好能客观、短时间反应出来，干预措施应标准化，并保持不变。

三、确定研究结局

研究结局即干预措施效应，如生理或生化指标的改变、治愈、副作用、并发症出现、复发及治疗的成本等。结局指标在研究设计阶段就要做出明确规定，并且要规定测量的方法和判断的标准。在选择结局指标时应注意以下因素。

1. 相关性 干预措施通常是为了在一定程度上减少疾病或促进健康。结局变量的选择就应最大限度地反映这些目的。

2. 可行性 确定的结局变量必须是可以采集到的。如以死亡为结局的实验，研究持续时间长，且样本量大，很难完成，不如精心设计一个较小规模的实验，评价干预措施对一些中间结局的影响。实验所提供的物力、人员及实验室支持对结局的选择有较大影响。

3. 可接受性 结局指标的测量方法是研究对象可接受的。若结局测量的方法会产生疼痛或给研究对象造成不方便，就会影响可接受性，如采静脉血或重复采血。

在有些研究中确定的结局指标，也可以不是发病与死亡，而是中间结局变量（即结局危险因子），如血清抗体、尿糖、血压、血脂、体重等。结局的选择依据研究目的和研究的可行性来决定。慢性非传染性疾病干预效果评价常用的中间结局变量有：①人群认知、态度、行为改变；②行为危险因素变化，如戒烟、合理膳食、体育运动、高危人群的生理指标改善等；③生存质量变化，包括生理机能、心理机能、社会机能、疾病症状体征、对健康感受和满意程度等主要方面。

四、确定研究对象

在临床研究中，一般选择已确诊的或症状和体征明显的患者作为研究对象。研究对象既可以来自于门诊病例，也可以是住院患者。为增加研究人群的代表性，尽可能选择多级、多家医疗机构的患者。所选的医疗机构疾病诊治水平应较高，且领导重视、愿意协作，多家医疗机构疾病的诊断技术和方法要一致。在临床研究中，有时不知患者总体的情况，难以做到随机抽样，多是以某一时间段收集到的全部符合条件的病例作为研究对象。应选择干预措施对其安全无害、服从实验设计安排并能密切配合依从性好、坚持随访到底的人群作为研究对象，如在新药试验时，为避免严重不良反应，通常不把老年人、儿童、孕妇等作为研究对象，合并严重疾病不能坚持治疗或研究结束前易发生死亡、失访的病例也不应作为研究对象。为确保研究对象同质，避免某些外来因素对研究结果的影响，应明确限定对疗效有影响的潜在混杂因子，并制订出严格的诊断标准、纳入和排除标准。

1. 诊断标准（diagnostic criteria） 是正确诊断某疾病或证候的现行公认的标准。在中医临床研究中，通常是西医的病与中医的证相结合，还应包括中医临床辨证标准。最好采用国际统一标准，如 WHO 关于原发性高血压的诊断标准；也可以采用国内统一标准，如政府主管部门或全国性学术组织制订的诊断标准；在无统一标准时，还可以自己制订标准，但必须尽可能地采用客观的标准。另外还要明确执行该诊断所需要的仪器、试剂及操作的标准方法及步骤。

2. 纳入标准（inclusive criteria） 是选择合格研究对象所应具备的条件。根据具体的研究目的、实施可行性及控制非研究因素对研究结果的影响，研究对象除应符合诊断标准外，其他特征也应符合规定，主要包括：①疾病特征，如病情、病理类型、病期、病程等；②人口学特征，如年龄、性别、婚姻状况、职业和个人嗜好等。纳入标准高，研究对象同质性好，误差小，检验效能高，研究结果相对准确、可靠，但增加选择研究对象工作量，病例不易积累，研究持续时间长，有时会影响不同期病例的可比性，且样本代表性差，影响研究结论外推；标准定得太低，研究结果易受非研究因素的影响，检验效能偏低，且针对性差，影响干预措施的临床价值。

3. 排除标准（exclusive criteria） 是研究对象虽符合纳入标准，但不应被纳入研究的条件。主要从以下几个方面设置排除标准：①同时患有其他疾病、证或合并症者，而这些疾病或治疗合并疾病所用的干预措施影响干预措施实施，或者是上述因素影响了干预效应的准确评价；②所处的生理或病理状态影响干预措施实施或效应评价者，如月经周期，肝、肾损害影响药物代谢；③在研究前已接受干预措施，且可能会影响研究因素效应准确评价者；④易产生严重不良反应的特殊人群，也应排除在研究之外，如婴幼儿、孕产妇、高龄患者、病情危笃或疾病的晚期患者、对试验措施过敏的患者；⑤依从性差，不愿或不能协作配合接受研究措施者，如精神病患者；⑥易发生失访，不能坚持随访的人群。

诊断标准、纳入标准和排除标准是确定合格研究对象的互为补充、不可分割的必备条件。在研究实施时，研究者应严格地按照已制订的标准选择研究对象，避免选择偏倚。如在治疗湿热泄泻的临床试验时，若把脾虚泄泻者也纳入研究，必然影响对干预措施的疗效评价。

五、样本量估计

样本量过小会降低实验研究的检验效能，影响总体推断的精度；样本量过大，不仅导致人力、物力、财力和时间的浪费，而且给实验的质量控制带来更多的困难。为保证实验质量，控制假阳性错误，提高检验效能，在设计时应估计研究所需的最低样本量。

（一）影响样本量的因素

1. 实验组和对照组效应的差别 大小两组效应差别越大（计数资料为两组结局发生率之差，计量资料为两组结局指标均数之差），所需样本量越小；反之样本量就越大。可以根据以往的研究结果或预试验的结果估计。

2. 置信度 即 $1-\alpha$，α 为小概率事件的标准。α 值越小，所需样本量越大，通常将 α 定为 0.05。

3. 检验效能 即 $1-\beta$，β 为假阴性错误的概率，要求把握度越大，所需样本量越大，通常取 β 为 0.10。

4. 假设检验单、双侧 单侧检验比双侧检验所需样本量小。若肯定实验组的效果好于对照组或研究目的为检验实验组效果优于对照组时，就用单侧检验，否则就用双侧检验。

5. 研究对象分组数量 分组数量越多，则所需总样本量越大。

（二） 分类变量资料样本量估计

所谓分类变量资料是指研究结局为发病率、复发率、病死率、治愈率等，样本含量的计算公式为：

$$n = \left[z_\alpha \times \sqrt{2\bar{p}(1-\bar{p})} + z_\beta \times \sqrt{p_1(1-p_1) + p_0(1-p_0)} \right]^2 / (p_1 - p_0)^2 \qquad (6-1)$$

式中 n 为每组所需的样本量，p_0 和 p_1 分别代表对照组和实验组结局事件的预期发病率，$\bar{p} = (p_0 + p_1)/2$，z_α 和 z_β 为标准正态分布的分位数（单侧或双侧）。

（三） 数值变量资料样本量估计

数值变量资料指研究结局为体重、血压、血糖、血脂等指标，估计样本量的公式为：

$$n = \frac{2(z_\alpha + z_\beta)^2 \sigma^2}{d^2} \qquad (6-2)$$

式中 n 为每组所需的样本量，σ 为估计的标准差，d 为两组结局指标的差值。

六、随机化分组

用随机方法保证每一个研究对象都有同等的机会被分到各组中去，以提高组间的可比性。临床研究中常用的随机分配方法如下。

1. 简单随机化（simple randomization） 是以个人为单位用掷硬币（正、反两面分别指定为实验组和对照组）、抽签、使用随机数字（可采用随机数字奇偶、余数或对其排序）等方法把研究对象分到实验组和对照组中去。优点是简单易行，常用统计软件都可以产生随机数字，随时可用。缺点是：有时两组样本量可能不等，还需要再调整；两组均衡性没有区组随机和分层随机分组好。

2. 分层随机化（stratified randomization） 首先按某些影响研究结局的因素（即可能产生混杂作用的因素，如年龄、性别、文化程度、病情等）对研究对象进行分层，然后在每层内随机地把研究对象分配到实验组和对照组。优点为两组样本量一致，基线资料均衡性好；缺点是分组时应首先选择最主要的分层因素，且分层因素和分层不能过多。分层随机化多适用于中小样本量的试验，对于数百例或千例以上的大样本随机对照试验，多不采用分层随机分组法，因为这时常采用统计学分层处理，分析影响研究结局的其他因素。

3. 区组随机化（block randomization） 是把特征相近（如年龄、性别相同，病情相似等）的研究对象配成区组，然后按随机数字把同一区组的研究对象随机分为实验组和对照组。通常把影响研究结局较大的因素作为区组因素。在病例来源有限时常选用区组随机分组。

在随机分配方案确定后，分组的执行者如果参与了方案的制订，就可以预知下一个纳入对象将被分到哪个组，有时会主观选择研究，导致选择偏倚。可采用随机分配方案隐藏的方法来防止此偏倚，即不让分组执行者知道研究对象的组别。随机分配隐藏是指参与研究的所有人员，包括研究者、医生和受试者等均不知道随机化分组的顺序。随机分配隐藏是随机化分组不可缺少的组成部分，随机分组联合分配隐藏。若分组隐匿不当，其顺序泄露，则达不到控制偏倚的目的。随机化分配隐藏常用的方法是采用不透光的密封信封或药品容器，有条件的地方也可采用中心随机化系统。

七、设置对照

对照是临床试验设计的重要原则。有些疾病有自限性或季节性变化，没有对照就难以肯定病愈是干预措施的效应还是疾病的自然转归，如急性胃肠炎患者往往在病情严重时就医，就医后开始恢复，药物的效应与疾病的自然病程相偶合，这时若无对照就不能准确地评价药物的效应。临床随机对照试验常采用的对照方式有以下几种。

1. 标准对照（standard control） 也称为阳性对照和有效对照，是以常规或现行的最好疗法作为对照。标准对照是目前临床试验研究常用一种对照形式，适用于已有肯定疗效治疗措施的疾病，一定程度上避免了伦理学问题。

2. 安慰剂对照（placebo control） 即对照组的干预措施为安慰剂。安慰剂通常用淀粉、乳糖、生理盐水等成分制成，不加入任何有效成分，但外形、颜色、味道等与试验组药物或制剂相似。设置安慰剂对照主要用于盲法实验，避免研究者和研究对象主观期望所导致的偏倚，控制研究对象的心理效应。适用于所研究疾病目前尚无有效治疗措施或使用安慰剂对患者的病情无影响，否则会违背医学伦理原则。

有时为避免试验措施附加效应对研究结果的影响，也可采用安慰剂对照，如观察中药雾化吸入对于支气管哮喘的疗效，为了扣除单纯雾化作用的效应，应设立包括不加中药的雾化吸入组（如水液雾化吸入）。有些教材也把此对照形式称为实验对照。

3. 空白对照（blank control） 即对照组研究对象不给予任何治疗措施。目的是观察实验干预措施对有自愈倾向的疾病的真实疗效，或是所研究疾病目前尚无有效治疗措施，且无法使用安慰剂对照。空白对照简单易行，但无法扣除安慰剂效应，且易引发伦理问题。

4. 相互对照（mutual control） 在比较几种疗法对某病疗效差别时，不必另设对照，各试验组间可互为对照。如采用中药组、西药组、中西药结合组治疗急性心梗的临床试验。

八、盲法试验

临床试验往往通过询问、实验室检测或研究者主观判断获得资料。患者对干预措施的反应不完全是治疗因素的作用，还包括患者的心理及社会因素的影响；另外研究执行者和信息采集人员为获得理想的结果，可能会对试验组给予更多的观察或照料；资料分析者为得到有统计学意义的结果，有可能进行倾向性分析或篡改数据。为避免以上因素带来的偏倚，可采用盲法（blind method）试验，使研究对象、信息采集者和分析者不知道研究对象的分组情况。临床试验根据盲法程度分为以下几种。

1. 非盲临床试验　也称为开放试验（open trial），研究者和研究对象都知道研究对象的分组情况及所采取的干预措施，试验公开进行。有些临床试验只能是非盲法，如干预措施为针灸、手术治疗、健康教育、生活习惯（饮食、运动和吸烟等）改变、行为疗法和功能训练等，这时通常采用客观指标来评价效应。开放试验适用于多因素统计分析，不仅可观察试验措施的效应，还可评价影响结局的其他因素。优点是易于设计和实施，研究者知道分组情况，当出现不良反应时，医疗决策及时、安全、周到。缺点是易产生信息偏倚。试验组研究对象在提供信息时可能会带有主观意愿，夸大效应；对照组则相反，有时还要求退出试验。

2. 单盲临床试验　仅研究对象不知道试验分组情况和实施干预措施，从而避免了来自于研究对象主观因素和心理效应对疗效评价的影响。研究实施者和信息采集者（通常为一组人）知道研究对象的干预措施，在需要时可及时处理研究对象发生的临床意外，保证研究对象安全。但本方法不能克服研究者的主观因素的影响。对一些需要依据研究对象主观感受判断疗效的试验，应采用单盲试验，如对镇痛或治疗失眠药物的疗效评价。

3. 双盲临床试验　研究者和研究对象都不知道患者分组情况及接受的干预措施，是由第三者（可以是研究组内其他人员）来组织、实施并监督整个试验的进行。双盲试验要求各组药物在外观、给药方式等方面一致，若试验组和对照组剂型不一样，可采用"双盲双模拟"方法。双盲双模拟技术是为治疗组与对照组各准备一种安慰剂，以达到两组药物在外观及给药方法上一致。双盲试验由第三者负责药物编码、信息保密和资料的保管，其不参与试验实施和信息采集。双盲试验的优点是可极大减少来自两者主观因素造成的偏倚。缺点是研究设计和实施较复杂，需其他人员监督、管理试验过程，尤其是检查毒副作用，以保证研究对象安全；药品的制作、采购、分发也要有一套严格制度。对主要由研究者主观判断作为效果指标的研究，则应采用双盲试验，如抗焦虑药的疗效分析。

4. 三盲临床试验　资料处理者、研究对象及研究者均不知道分组情况。优点是完全避免了三者主观因素所带来的信息偏倚；缺点是实施过程过于复杂困难，有时难以实现，该试验设计虽有较高的科学性，但缺乏满意的可行性。

在盲法试验中，应有紧急情况个别病例破盲的制度，当患者发生严重不良事件、须紧急抢救等情况发生时，由主要研究者决定拆开应急信件。该病例即被作为脱落病例，但发生不良反应的应计入安全性分析。数据录入后，要进行盲态审核，主要确定研究对象或数据剔除标准、离群值判定标准、统计模型中加入的协变量等。盲态审核后，数据锁定，并进行第一次揭盲，数据文件不允许再做修改，将由统计学专业人员进行统计分析，统计分析后进行第二揭盲。

在一些试验中，虽采用了盲法试验，但作为研究执行者和信息采集者的临床医护人员可根据以往常规措施的患者药物反应或直接检测血液、尿液标本中药物的成分知道研究对象的分组情况，从而导致研究失盲。另外在实施盲法过程中，应针对可能出现的不良反应制订具体应对措施，避免出现医学伦理问题。

九、干预措施的实施和监督

依据试验措施和对照措施的实施方法和步骤、研究对象分组和盲法要求，对每个研究对象分别实施相应措施。干预措施在同一组内不同研究对象间要保持一致，不同组间要同步实施，且试验条件和环境要保持一致（如不能把住院患者作为试验组，门诊患者作为对照组）。

为保证良好的试验效果，应制订相应的监督措施，确保研究执行者和研究对象对试验措施有良好的依从性。依从性（compliance）指研究对象按研究设计干预方案（如服药、膳食管理等）的执行程度。临床研究的依从性有两层含义：①研究实施过程中具体研究执行者按研究设计方案执行的程度，即有无偏离原干预方案及偏离程度；②研究对象是否接受干预措施及执行程度。

导致研究对象依从性差的原因主要有：①治疗时间过长，患者不能坚持；②方案较复杂，较难理解、产生误解或遗忘，易导致执行偏差；③出现不能耐受的副作用；④对实验不感兴趣；⑤病情发生改变，如病情加重等；⑥不能支付治疗费用。

临床研究中依从性差，则导致研究的失败。一般住院患者比门诊患者依从性好，且便于监督管理。建立良好的医患关系、详细介绍研究目的及治疗方案、减少不必要的检查、定期检查方案实施情况可提高依从性。依从性的测量方法有多种，可为自我报告、档案记录、药物用量计数和药物浓度监测等。依从性的测量可按定性指标（如服与未服）统计每组遵从方案的服药率等，也可按定量指标（每天、每周平均服药量，全程治疗总服药量）统计每组不同服药量的分布。可用公式6-3衡量依从性。

$$依从性 = 实际用药量/应服药量 \qquad (6-3)$$

十、资料收集与随访

1. 基线资料的收集　基线数据一般包括研究对象的人口特征、结局变量的基线水平及其他可能影响研究结局的潜在混杂因子，以便确定不同组间的均衡性及数据分析时调整混杂偏倚的依据。

2. 确定试验观察期　设计时要根据研究目的和疾病的自然史（包括疾病的诱导期、潜伏期、病程、传染与免疫特点等），明确规定每个研究对象开始观察和终止观察的日期，确定试验观察期。不同组间试验观察期要保持一致。观察期长短与诱导期、潜伏期有关。疾病的诱导期是指病因开始作用至疾病发生的一段时间，潜伏期是指疾病发生到出现临床症状、体征的时间间隔。观察期不宜更短，否则易出现假阴性结论；过长也会导致人力、物力的浪费，且受非研究因素的干扰概率增大。

3. 随访　两组研究对象应在相同的时期内用同样的方法随访，并要求对所有研究对象都坚持随防到终止期，避免失访和中途退出。如果观察时间较短，在随访终止时一次收集资料即可；反之，往往需要在整个观察期内分几次随访。随访间隔及随访次数视具体研究的需要而定。随访观察的主要内容有三方面：①干预措施的实施状况；②影响结局的其他因素的变化；③研究结局或判断结局变量的临床资料。

目前开展的临床试验，常采用病例报告表（case report form，CRF）作为数据采集工具，CRF 也是临床试验统计分析的最主要数据来源。CRF 是指按试验研究方案规定设计的用以记录每一名研究对象在试验过程中数据的表格文件。CFR 一般记录研究对象基本信息、体格检查、实验室检查、干预措施的实施情况、干预措施效应和不良事件（adverse event，AE）和严重不良事件（severe adverse event，SAE）信息。在数据收集和记录过程中，要特别注意对研究对象的信息保密，通常在 CRF 中记录编号和患者姓名的汉语拼音首字母。对于一些敏感的疾病（如 HIV 感染），更应引起足够重视。数据收集人员，要进行统一培训，经考核合格后方可参加随访工作。数据的采集方法在不同组间应保持一致，并记录不合格、不依从和失访情况。

十一、资料的整理

资料收集后，应首先将研究资料进行核对、整理，然后对资料的基本情况进行描述和分析。为使研究结果真实可靠，在资料收集和数据分析时还要注意防止偏倚的产生。

（一）排除

在随机分组前筛查研究对象时，凡对干预措施有禁忌者、无法随访者、可能失访者、拒绝参加者及不符合标准的研究对象，则应排除。经过排除后，可减少偏倚，提高了研究的内部真实性，但可能影响研究结果的外推。

（二）退出

研究对象在随机分配后从实验组或对照组退出，不仅会造成样本量不足，降低检验效能和样本代表性，且破坏了随机分组，易产生偏倚。退出的原因可能有以下几种。

1. 不合格（ineligibility） 在临床试验研究中，研究者往往对试验组观察仔细，试验组中的不合格者较易被发现，造成试验组因不合格而被退出的人数多于对照组。有时研究者对效应差的研究对象可能特别注意，易被发现不符合标准，并将其退出，得出的结论会比实际效果要好。有学者主张在随机分配后发现不符合标准的研究对象后，可将研究对象分为"合格者"和"不合格者"两个亚组分别进行分析，如果亚组结果不一致，在下结论时应慎重。

2. 不依从（noncompliance） 是指在实施干预时，研究对象没有严格遵守试验所规定的研究方案。实验组研究对象不遵守试验组干预规程，相当于退出试验组，对照组成员不遵守对照措施而私下接受试验组措施，相当于加入实验组。

3. 失访（loss to follow-up） 和前瞻性队列研究一样，临床试验也应尽量减少失访，一般要求失访率不超过 10%。出现失访时，尽量用电话等通讯手段或专门访视进行调查。

（三）缺失

1. 缺失的分类　在临床试验研究中，由各种原因导致研究对象退出试验，不能继续观察和测量干预措施的效应及安全性，就出现了缺失值（missing data）。有的研究对象可能只获得基线测量数据，有的可能是某次随访时评价数据缺失。对缺失值的分类还没有统一的标准，根据较公认的标准将其分为三类。

（1）完全随机缺失（missing completely at random，MCAR）　指数据的缺失与研究对象的特征和干预措施无关，缺失随机发生。如研究对象由于偶然因素迁出，无法继续随访造成了数据缺失。

（2）随机缺失（missing at random，MAR）　指数据的缺失仅仅依赖于观察到的测量值，与未观察到的测量值无关。如研究对象在治疗过程中的疗效测量值很差，由医生或者患者自己决定退出试验而造成了数据的缺失。这时已观察到的测量值解释了这个研究对象退出的原因，缺失值只与已观察到的测量值有关。

（3）非随机缺失（missing not at random，MNAR）　指数据的缺失依赖于未观察到的测量值。如研究对象在随访到的数据显示疗效满意，但在访视后病情恶化而退出了。研究对象的退出与治疗结局有关，随访到的数据不能解释其退出的原因。

2. 缺失数据处理　如果是完全随机或随机缺失，根据随访到的数据进行统计分析仍然是有效的。但若缺失不是随机的，那么根据随访到的数据进行统计推断就可能产生偏倚。在临床研究中，一般有以下几种方法来处理缺失数据。

（1）完全病例分析（complete case analysis）　是把存在缺失值的研究对象排除在统计分析之外，仅分析完整数据的记录。这是处理缺失值最简单、粗暴的方法。完全病例分析带来的主要问题有：①破坏了随机化原则，可能造成偏倚；②样本量大大减少，降低了检验效能；③丢失信息，研究对象只因某一变量缺失便被排除，损失了从该研究对象获得的其他信息。

（2）可及病例分析（available case analysis）　若所选统计过程不涉及某研究对象的缺失变量，则该记录参与统计分析，只有含有缺失值变量参与统计分析时，该记录才被排除。显然与完全病例分析相比，可及病例分析可以更好地利用信息，从而提供估计的精确度，减少偏倚。在选择可及病例分析时，随着分析变量的变化，样本量也随之变化。SAS 软件默认的就是可及病例分析。

（3）插补（imputation）　是给缺失数据估算一个替代值，再对插补后的完整数据集进行统计分析。传统常用的对缺失值的估算方法有：①末次观测值结转（last observation carried forward，LOCF），即采用缺失值之前最近一次的观察数据来代替缺失值。LOCF 是基于所有缺失的数据完全随机缺失，且研究对象最后一次观察值到试验结束时保持不变。显然这往往不符合临床试验的实际，因此该方法会导致偏倚。②基线观测值结转（baseline observation carried forward，BOCF），即用基线数据代替缺失值。BOCF 是一种比较保守的插补方法，且忽略了除基线外的随访到的数据。③最差观测值结转

（worst observation carried forward，WOCF），即用最差的观察值来填补缺失数据。WOCF 相对 BOCF 更为保守，研究结果易产生偏倚。④均数插补法，即用同一变量其他研究对象测量值的均数来填补缺失值。除以上缺失值的估算方法外，目前已发展起来比较完备的缺失值插补技术，包括多元回归法、期望最大算法（expectation maximization algorithm，EM 算法）、自助法（Bootstrap method）、马尔可夫链蒙特卡罗（Markov Chain Monte Carlo，MCMC）法等。在数据统计处理时，可采用敏感性分析了解不同的插补方法对结果的影响。

十二、资料分析

临床随机对照试验数据的统计分析思路是每组数据基本情况描述性分析、组间均衡性检验、组间结局差异的假设检验和可信区间估计。由于临床随机对照试验采用了随机分组，一般组间可比性好，样本量小，不需要多因素统计分析方法；但当研究目的是对影响结局发生的多个因素分析时，就需要相对复杂的统计分析方法。也可以根据试验组和对照组研究对象的退出和数据缺失情况，比较不同亚组结果，进行敏感性分析。

（一）统计分析数据集

1. 全分析集（full analysis set，FAS） 是指尽可能遵循意向性治疗原则（intention to treat，ITT）的理想的受试者集，不考虑依从性，由所有随机化的受试者中以最小的、合理的方法剔除后得到的。意向性治疗分析（intention to treat analysis）是基于所有随机化的研究对象出现的结果进行的效应分析。

在临床试验过程中，研究对象有时会因为各种主观或客观因素退出试验，如在肺癌患者手术和放射治疗效果比较的研究中，在手术时可能发现部分患者不能完成手术，只能退出手术治疗组。因为研究对象退出或失访会破坏随机分组原则，造成组间不可比，还是按原来的随机分组进行分析才较合理，即贯彻原来设计的处理意向。意向性治疗分析有时在操作中有一定难度，研究对象随机分组后可能没有收集到任何数据。

2. 符合方案集（per-protocol set，PPS） 是全分析集的一个子集，是将充分依从研究方案，并完成所有评价内容的病例（也称有效病例、有效样本、可评价病例样本）组成分析集。依从性评价方法应在研究方案中说明，如有的研究把以下几个方面作为判断是否依从方案的依据：①至少接受 2/3 以上疗程的治疗，用药量为规定的 80%～120%；②主要观察指标不缺失；③基本没有违背试验方案。符合方案集分析是基于充分依从研究方案且完成所有评价的病例结果进行的效应分析。

3. 安全集（safety set，SS） 是无论患者是否符合方案，随机化后至少接受一次所在组干预措施，且有一次安全性评价指标记录的研究对象组成的分析集。它主要用于药物的安全性评价。

实际工作中，应保证依从率大于 80%，且在数据分析时，按依从性大小分组进行统计分析，并进行依从性的影响因素分析及意向性分析、符合方案集分析。评价药物有效性时，宜同时用全分析集和符合方案集进行统计分析。当两种数据集的分析结论一致时，可以增强试验结果的可信性，当不一致时，应以全分析集所得结论为主，并对其差异进行讨论和解释。以上两种分析在新药临床试验的结果分析中起着不同的作用，在疗效分析方面，意向性分析常常会低估试验的疗效，而符合方案集分析又会过高地估计试验的疗效。一般认为，在验证性试验中，同时应用这两种方法进行统计分析是合适的。对这两种分析结果的差别进行讨论和解释将有利于说明临床试验结果。当两种方法分析的结论基本一致时，更能增加研究结果的可信程度。

（二） 统计分析指标和方法

若研究目的是病因及危险因素分析，应计算两组发病率，采用卡方检验判断研究因素与结局间是否有联系。如存在联系，还应计算相对危险度和归因危险度及其可信区间。

对于治疗性和预后研究，不仅要回答两组的疗效差异是否有统计学意义，还要回答是否有临床意义及其临床价值。当疗效结果为计量指标（如尿糖、血压、血脂等）时，通常把每个研究对象干预前后该指标的差作为效应，组间差异的假设检验可选择 t 检验、方差分析或秩和检验、协方差分析及多重回归分析方法等。当疗效结果为计数指标（如治愈、有效、死亡、复发和不良事件）时，组间疗效差异分析可选择卡方检验或秩和检验、Logistic 回归和 Cox 回归分析等，临床效应的评价指标有治愈率、病死率、不良反应发生率等，计算公式如下。

$$有效率（effective\ rate）=\frac{治疗的有效例数}{治疗的总例数}\times100\% \qquad (6-4)$$

$$治愈率（recovery\ rate）=\frac{治愈例数}{治疗例数}\times100\% \qquad (6-5)$$

$$不良事件发生率（adverse\ event\ rate）=\frac{发生不良事件病例数}{可供评价不良事件的总病例数}\times100\%$$
$$(6-6)$$

当研究的结局指标为发病（一般为病因和危险因素研究）或不良事件发生（如死亡、复发等，一般为治疗措施评价）等不良指标时，若对照组事件发生率（control event rate，CER）高于试验组事件发生率（experimental event rate，EER），临床决策是基于采用试验组干预措施可以一定程度避免不良结局的发生，需计算如下指标。

相对危险度降低（relative risk reduction，RRR），表示对照组若采用试验组干预措施不良事件减少的比例。

$$相对危险度降低=\frac{CER-EER}{CER}\times100\% \qquad (6-7)$$

绝对危险度降低（absolute risk reduction，ARR），表示对照组若采用试验组干预措施不良事件减少的绝对量。

$$绝对危险度降低=CER-EER \qquad (6-8)$$

$$需治疗人数（number\ needed\ to\ treat，NNT）=\frac{1}{ARR}×100\% \qquad (6-9)$$

NNT 是指临床试验每减少一例发病（一般为病因和危险因素研究）或不良事件发生（如死亡、复发和不良反应，一般为治疗措施评价）需要治疗的病例数，可以理解为与对照措施相比较，试验措施治疗这么多患者可减少一例不良事件发生，即出现一例好的结果。

若对照组不良事件发生率低于试验组，临床决策一般是基于试验组虽然不良事件发生率高，但其总体效应高于对照组，需计算如下指标。

相对危险度增加（relative risk increase，RRI），表示与对照组相比较，试验组不良事件增加的比例。

$$相对危险度增加=\frac{EER-CER}{EER}×100\% \qquad (6-10)$$

绝对危险度增加（absolute risk increase，ARI），表示与对照组相比较，试验组不良事件增加的绝对量。

$$绝对危险度增加=EER-CER \qquad (6-11)$$

出现一例不良事件需治疗人数（number needed to harm，NNH），是指与对照组相比较，试验组多出现一例不良事件需治疗的病例数。

$$NNH=\frac{1}{ARI}×100\% \qquad (6-12)$$

在计算 NNT 和 NNH 时，对照措施通常为安慰剂，对照措施不同，所计算的 NNT 和 NNH 也不同。NNT 越小，NNH 越大，干预措施的健康效益越好。

在临床研究中有时也采用基于症状改善的疗效评价指标，症状和体征的改善通常被认为是临床收益，如体重增加、疼痛减轻或止痛药用量减少等。这些指标主要用于盲法、无有效治疗药物疾病的疗效评价指标，若为非盲试验，则易受主观因素的影响，导致信息偏倚。对大多数肿瘤患者而言，症状的明显改善将成为衡量疗效的最好途径，有时采用生存质量量表评价干预措施效果。

十三、常见偏倚及控制

临床研究在随机分组前选择研究对象时有严格的诊断标准、纳入和排除标准，因各种原因有些患者被排除。排除后会影响研究结果的外推，被排除的研究对象愈多，结果的外部真实性愈差。研究对象在随机分组后也可能从实验组或对照组退出，既造成样本量不足，检验效能降低，也易产生偏倚。

1. 混杂偏倚 指未控制混杂因子而使疗效的估计产生歪曲。可通过随机化分组、配比、限制、计算标化率、分层分析或多元统计分析技术来校正混杂因子的影响。

2. 失访偏倚 指研究对象因各种原因造成失访所导致的偏倚。

3. 测量偏倚 指数据采集过程中因诊断或测量而产生的错误分类而使疗效被歪曲。采用客观的评价指标、盲法可降低测量偏倚。

第三节　临床试验的其他设计类型

一、交叉设计随机对照试验

交叉设计（cross-over design，COD）试验是分阶段进行，首先将研究对象随机分为两组，第一试验阶段研究对象分别接受指定干预措施后，测量两组效应，经过一定时间的洗脱期（washout period），两组干预措施对换进入第二试验阶段，测量并评价两种干预措施效应的差异。交叉设计临床试验有以下特点。

1. 研究对象随机分组，保证不同处理组间的可比性，但也有少部分交叉设计试验研究对象不是随机分组。

2. 每个研究对象都经历了准备阶段、第一试验阶段、洗脱期、第二试验阶段。在每个试验阶段分别观察两种干预措施的效应和安全性。少部分交叉设计还需经过第二个洗脱期进入第三试验阶段。

3. 交叉设计需要保证第一试验阶段干预措施的效应不能影响第二试验阶段的效应评价，两个试验阶段间必须有一定时间的洗脱期，消除该阶段对后一个试验阶段的延滞效应。洗脱期不宜过长或过短，否则效应评价易受到其他因素干扰，一般以药物的 5 个半衰期为宜，有时需要监测血液中的药物浓度。

4. 干预措施的效应能在短时间内测量，且干预措施的延滞效应不能太长。

5. 仅适用于病情较稳定的慢性病或反复发作的疾病，干预措施只能改善患者的症状，短时间内患者病情变化不大，患者病情在两个阶段干预实施前具有可比性。不适用于发病急、病程短的疾病。

6. 每个研究对象均兼作实验组和对照组成员，既有不同组间患者干预措施的比较，又有自身前后的比较，控制了个体差异的同时，增加了样本量。

7. 观察期较长，患者对干预措施的依从性可能会下降，易发生失访。

8. 数据统计处理时，若效应指标为计量资料，可选用交叉设计的方差分析或秩和检验；若为计数资料，可选用配对设计的卡方检验和条件 Logistic 回归分析。

二、析因设计随机对照试验

析因设计（factorial experimental design）是将两个或多个研究因素的各水平交叉组合，研究对象被随机分到各组中，然后按照各组的干预方案开展试验，从而评价各因素的主效应、单独效应和交互作用的一种试验设计。如为研究 A、B 两种中药配合放射治疗对胃癌患者生存质量的影响，A、B 两种中药各有两个水平（即用和不用），两因素各水平交叉组合共有四种干预方案，分为为仅有放射治疗、A 药+放射治疗、B 药+放射治疗和 A 药+B 药+放射治疗，把研究对象随机分为四组，分别接受相应干预措施，可以评价 A、B 两药物的不同水平间的效应是否有差异，还可分析 A、B 两药物间是否存在交互作用。交互作用是指各因素间的效应不是独立的，一个因素的水平变化会影响其他因素的试验效应。在中医临床研究中，常要评价联合用药（如中药和西药）的效应，找到干预措施的最佳组合，各因素在试验中所处的地位基本平等，且需要评价因素间的交互作用时，析因设计是一种常用的设计类型。析因设计试验分的组数为每个因素的水平数乘积，因此析因设计分析的因素数和水平数不宜过多，一般因素数不超过 4，水平数不超过 3。数据统计处理时，若效应指标为计量资料，可选用析因设计的方差分析；若为计数资料，可选用非条件的 Logistic 回归分析。

三、单个患者的随机对照试验

单个患者的随机对照试验（number of one randomized controlled trial，n-of-1 trial）是基于慢性疾病的单个患者进行的一种随机对照试验，从多种治疗措施中筛选出对患者有效的，弃除无效或有害药物，提高用药的目的性和安全性。设计方法是将所有"有效"药物与其安慰剂配对，组成 N 对制剂，以每对药物为一个单位，采用随机分配方法决定每对药物的使用顺序；对每对药物，同样以随机分配方式决定试验药物和安慰剂的使用顺序。以药物疗效发生和达到稳定所需时间来决定药物的观察期，所有试验药物的观察期应保持一致，以便比较。通常采用双盲法，定量评估干预措施在每个阶段的效应。适用于需要长期治疗的慢性复发性疾病（冠心病、心绞痛或心理、精神性疾病）。本试验不能提供治疗效果的可靠证据，不适用于急性病和可以治愈的疾病。

有些需长期治疗的慢性病患者，有时服用多种药物，有些是对患者健康有效的，有些可能是无效的，甚至是有害的。随机对照试验给出的是干预措施对于某病的平均效果，针对具体的患者个体，有时不一定适用，这时就需要单个患者的随机对照试验，用于指导临床实践。

四、多中心临床试验

多中心临床试验（multicenter clinical trial）是由多位研究者按同一试验方案在不同地点和单位同步进行的临床试验，各中心同期开始与结束试验。多中心试验由一位主要研究者总负责，并作为临床试验各中心间的协调者。大型多中心临床试验一般是 1000 例以上的大样本。

（一）设计要点

1. 统一的组织领导，遵循共同的试验方案完成整个试验。

2. 各中心试验组和对照组研究对象比例应与总样本的比例相同，如总样本试验组和对照组为 1∶1，各中心也应是 1∶1，以保证各中心齐同可比。

3. 试验前对人员进行统一培训，试验过程要有监控措施。

4. 当主要观测指标可能受主观因素影响时，如中医辨证，必要时需进行一致性检验。

5. 各中心试验指标的检测方法、试剂和环境应一致。

6. 如果是盲法试验，盲底应一次产生。

7. 数据统一管理和分析。

（二） 优缺点

优点是病例来源广，可以在规定的时间内招募足够多的研究对象，且样本代表性较好，为结论的普遍性提供了良好的基础，可信度较大。多中心试验要求各参与方分工协作、共同完成，往往涉及人员广（如干预实施和数据采集临床人员、建立随机分组和数据管理系统的程序编写员、统计专业人员及数据编码和录入人员等），这些都增加了临床试验的复杂性和管理难度。

五、非等量随机对照试验

非等量随机对照试验（unequal randomized controlled trial）是指试验组和对照组研究对象不等，而是按照一定的比例（通常是 2∶1 或 3∶2）被随机分配到试验组或对照组。主要应用新药疗效验证研究，通常采用标准对照，对照措施效果已知，特别是患者来源或研究经费有限而研究者想尽快获得结果的情况。

六、半随机对照试验

半随机对照试验（quasi-randomized controlled trial）与随机对照试验设计相似，实验组与对照组同时开展试验，但研究对象按半随机分配方式分组（如按生日、住院日或住院号等末位数字的奇偶数）。该法简便易行，但组间均衡性较差，会影响临床试验的结论。

七、同期非随机对照试验

同期非随机对照试验（non-randomized concurrent control trial）是指研究对象接受试验和对照措施的分配不是随机的，而是由患者或医生根据病情及有关因素人为分配，并同期进行观察。适用于外科手术治疗、急重症患者抢救或贵重药物的选用等，只能根据具体情况把患者分配入试验组和对照组。在一些研究中，随机分配研究对象是不可能的、不现实的或不道德的，如比较婴儿在家出生和在医院出生的结果，就可以选择非随机同期对照试验设计。优点是易被医生和患者接受，依从性好，且简单、方便；缺点是组间的可比性往往较差。

八、历史性对照试验

历史性对照试验（historical control trial）是通过将现在给予试验措施的效应与既往采用其他措施治疗的一组同种疾病患者的效应进行比较，以评价该试验措施的疗效。历史性对照试验是一种非随机、非同期的研究设计，对照的资料来源于利用医学文献的结果或医院病例记录。优点是节省时间、经费，较少涉及医学伦理问题；但对照组研究对象的特征、试验的条件和环境、效应指标测量方法等可能与试验组存在较大差异，组间可比性差，除某种特殊情况外，一般不宜采用。

九、自身前后对照试验

自身前后对照试验（before-after study in the same patient）是指每个研究对象先后接受试验和对照两种不同的干预措施，中间间隔一个洗脱期，将两次先后测量的效应进行比较的一种试验设计方案。自身前后对照试验与交叉设计试验不同的是研究对象没有随机分组，两种干预是先后实施，不是同步进行，可以将其看成交叉设计试验的一个组。这种研究设计是以自身为对照，可以避免个体差异对结果的影响。在研究实施过程中，试验和对照措施的先后可以采用随机分配，也可以是非随机的。但是仅有一种干预措施治疗效果前后的观察不属于自身前后对照试验，如降血糖药物服用前后测量血糖，从而评价药物的效果，这是描述性研究中的系列病例分析。和交叉设计试验一样，自身前后对照试验也只适用于慢性病或复发性疾病，如风湿病、溃疡病、高血压等。本研究效应的评价指标若为计量资料，则选用配对设计 t 检验处理资料，若为计数资料则选用配对设计卡方检验。研究设计的优点是：①以自身为对照，消除了个体差异，影响结局的非研究因素减少，研究对象的纳入标准可适当放宽；②节约样本量，检验效能较高；③每个研究对象均接受了试验和对照措施，较公平。缺点是：①两种干预措施不是同步进行，两个试验阶段起始点难以保持一致，影响两组可比性；②仅适用于慢性复发性疾病；③洗脱期过长可能会影响患者及时治疗，使病情加重，过短又无法避免第一试验阶段的延滞效应。

十、Zelen 设计

传统随机对照试验是知情同意后对研究对象进行随机分组，可能会带来以下问题：①研究者在解释研究方案及可能风险后，影响医生和潜在研究对象参与的积极性，患者放弃参加；②那些愿意接受试验和依从性好的患者更易被选为研究对象；③同意者与不同意者在社会经济地位、文化程度等特征方面可能存在差异，且选入者易产生正向的心理作用，会影响疗效评价。为解决临床试验中由知情同意和随机化带来的问题，Zelen 于 1979 年在传统随机对照试验设计方案的基础上，提出一个新的临床试验设计方案——Zelen 设计。Zelen 设计又称为随机同意设计（randomized consent design）、前随机设计（prerandomization design），是一种先随机分组，后进行知情同意设计，分为单组同意设计和双组同意设计，双组同意设计又分为完全和不完全双组同意设计两种。单组同意设计是指把研究对象随机分为两组，对 G1 组不进行知情同意直接采用常规或标准治疗措施；询问 G2 组研究对象是愿意接受试验组干预措施，还是常规措施，根据意愿采用相应干预措施。完全双组同意设计是研究对象随机分为两组后，分别征求两组参加试验干预措施和常规措施的意愿，根据其意愿实施相应措施试验。不完全双组同意设计是在征求两组研究对象采取干预措施意愿时，只提供一种干预措施方案，如对 G1 组询问其是否愿意参加常规措施，同意则实施常规措施，若不同意则实施试验措施，对 G2 组询问其是否愿意参加试验措施，同意则实施试验措施，不同意则实施对照措施。在患者对某一处理措施有明显的偏好或病情危重、尚无成熟疗法时可选择 Zelen 设计。数据的统计处理采用意向性分析，并可对 G1 和 G2 组间同一干预措施的效应进行比较。

Zelen 设计的优点是：①所有合格的受试者都能被纳入研究，样本更具代表性，研究对象的纳入没有受到研究执行者选择倾向和研究对象特征的影响；②无需解释随机化原则，在随机分组后进行知情同意，研究更接近临床实践；③患者权衡利弊，自己选择，临床依从性更好，较少涉及医学伦理问题。缺点是：①组间均衡差，无法实行盲法，易出现偏倚；②所需样本较传统随机对照试验多。

十一、病例随访序列设计

病例随访序列设计是通过收集某病较多患者的人口学特征、体征、诊断试验结果、疾病诊断、治疗措施和治疗结局等数据，评价临床干预措施对该病患者的临床疗效。本研究设计是在临床自然状态下收集数据，无纳入标准和排除标准，医生完全按自己的习惯诊治患者，完整记录患者的特征、诊断和疗效有关的信息，分析诊疗过程中的内在规律性，属于观察性研究。病例随访序列设计临床实用性强，能指导个性化治疗；但需要样本含量大，只能借助网络、数据库形成大数据，且统计分析难度大，研究因素与结局关系的分析多应用数据挖掘技术。

近些年随着临床实践深入，临床科研工作者逐渐认识到，随机对照试验对研究对象选择过于苛刻，科研设计过于简单化、理想化，难以应对复杂干预手段和个性化治疗，同时会遇到伦理学、依从性的挑战，背离了临床实践的现实，不利于研究结果在临床实践中推广。1993 年"真实世界研究（real-world study，RWS）"这一概念被 Kaplan 等提出。真实世界研究是指运用流行病学研究方法，在真实无偏倚或偏倚较小的人群中，对某种或某些干预措施（包括诊断、治疗和预后）的实际应用情况进行研究。

基于随机对照试验本身的局限性及其在临床实践中遇到的问题，学者开始应用适应临床实际情况的流行病学研究设计，如同期非随机对照设计、历史性对照试验、自身前后对照试验、Zelen 设计、病例随访序列设计等。随机对照试验诸多局限使其无法满足中医临床复杂干预、个性化治疗的特点，中医的特色和优势在真实世界的条件下能得到更加充分的实施和发挥。随着大数据时代的到来，真实世界研究理念得到大力提倡与发展，其产生的结论将有助于指导临床个性化治疗。

第四节 社区试验

根据社区诊断的结果，采取社区干预措施（如健康教育活动、周期性健康检查、首诊患者测量血压和疾病筛查等），可改变居民不良的行为、生活方式，降低危险因素水平、预防疾病、促进健康、提高生活质量。

一、概念

社区试验（community trial）是指以完整的社区或行政区域（有时也可以是亚人群，

如某疾病的高危人群）为干预和随机分组的基本单位，对某种干预措施效果进行评价的现场试验。社区干预研究是随机选择一个或几个社区作为试验组，实施试验干预措施，另一个或几个社区为对照组，不给予干预措施或实施对照措施，随访观察两组社区人群，并比较两组人群对干预措施的依从情况，研究疾病的发病率和危险因素的暴露情况等研究结局，从而判断干预措施效果的一种前瞻性研究方法。社区干预研究的基本原理如图 6-2。

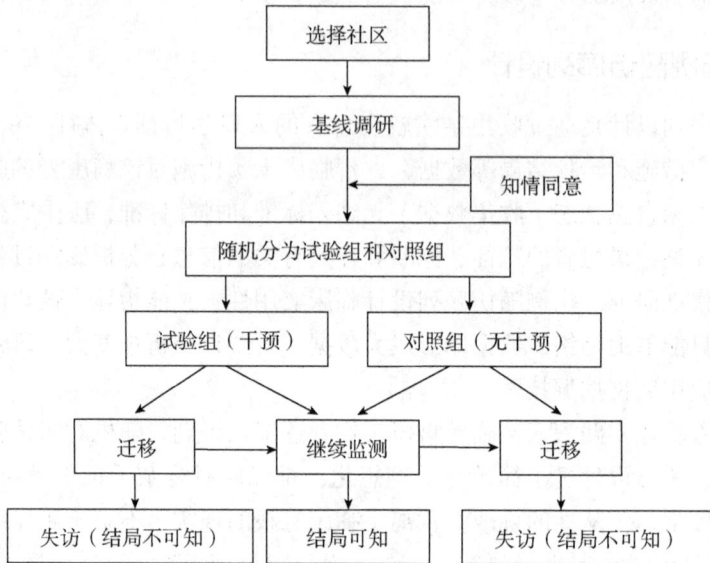

图 6-2　社区干预研究的基本原理示意图

二、设计与实施

（一）明确研究目的

社区干预研究用于评价干预措施的效果，其目的包括：一是控制个体发病或疾病进程，二是控制整个人群疾病的流行。社区干预研究常见的研究目的有：①评价药物的预防效果；②评估健康教育、健康促进、健康管理等措施对健康或疾病的影响；③评价针对慢性病现患患者的治疗、随访管理、综合干预和康复支持等干预措施的效果；④探索自然环境、社会环境改变对人群健康或疾病的影响。通常一项社区干预研究只解决一个问题。

（二）确定研究现场

社区干预研究花费较大，一般情况下所选社区不多。所选的实验社区和对照社区在人口规模、经济状况、人口学特征等方面应具有可比性，避免混杂因素对干预措施效果的影响。通常选择研究现场时应考虑以下几个方面：①人口相对稳定，流动性小，并有足够的数量；②研究的卫生问题在该区比较严重；③有较好的医疗卫生条件，卫生保健机构比较健全；④评价疫苗的免疫学效果时，应选择近期内未发生该疾病流行的地区；⑤领导重视，群众愿意接受，有较好的协作条件。

（三）　确定研究对象

在选择研究对象时，应制定严格的纳入标准和排除标准，避免外来因素的影响。选择研究对象的主要原则有：①对干预措施有效的人群。②预期研究结局发生率较高的人群。③干预措施对其无害的人群。④能将实验坚持到底的人群，如用阿司匹林预防老年缺血性脑血管疾病的研究中，常将癌症、严重肾病和肝病患者除外，因为这些人可能在观察尚未结束前即死亡或因病情严重而被迫停止试验。⑤依从性（compliance）好的人群，在整个研究中研究对象能服从实验设计安排并能密切配合到底。

（四）　确定干预措施

社区干预研究的干预措施多为健康教育、自我管理技能培养（如角色扮演、放松训练、心理调节）、调理饮食、行为及生活方式干预、中医综合治疗及康复等。干预措施应具备安全性、科学性和可行性，可以被列入一个国家或地区疾病控制计划。应对实施的干预措施进行标准化，包括干预措施的强度、剂量、实施次数、起始时间、终止时间、间隔时间和操作方法等。社区干预通常研究一项或一组干预措施，对照组通常采用当前常规的干预措施，在无有效干预措施的情况下，也可以设立空白对照。

（五）　确定研究结局

干预措施效果的评价指标可以为：①居民知识、信念和行为的改变；②生理、生化指标的控制或降低（如血压的控制率）；③人群发病率下降；④患者复发或不良反应发生率下降；⑤患者用药减少，卫生资源利用率下降，医疗费用降低；⑥患者生存质量提高等。

（六）　确定样本含量

社区干预研究样本含量可为临床试验研究样本量的 1.5 倍。另外对于多结局研究，首先应选择几个重要的结局，样本大小可根据所需样本量最大的结局来确定，这样可获得更好的精确度和把握度。

（七）　干预对象分组及盲法

社区干预研究通常采用整群随机分组，以防止组间干预措施"沾染"。有时也采用非随机化设计，没有设立专门的对照组，如干预措施实施前后结局指标的比较，或干预组与该地区其他一般社区进行比较。非随机化设计研究得出的任何结论必须谨慎看待，以免发生误导。

为避免研究对象和资料收集者对研究结果的影响，社区干预研究有时也可采用盲法，只是社区试验的干预措施通常是健康教育、健康促进等，一般采用开放试验。

（八） 实施干预

1. 社区动员　在实施干预前，要做大量的工作获取研究现场人群及组织的理解和支持，动员社区人群广泛参与，并接受干预措施。

2. 干预实施人员培训　选择熟悉该研究的人员，并对他们进行培训，使他们掌握统一的干预措施实施方法和技巧。

3. 干预组织　制定社区干预组织框架，并对可能出现的问题做好处理预案，实施干预时需要足够的灵活性。

（九） 资料的收集与分析

首先应收集研究对象的基线资料，然后随访观察干预措施实施情况及研究结局，最后选用恰当的统计分析方法对两组的结局指标进行比较。

在社区试验中经常遇到混杂变量（如年龄、性别）在两组间不均衡，在分析时可以进行分层分析、对效应指标进行标准化或多元统计分析方法控制混杂因素。社区干预研究有时还要监测干预措施副作用。

（十） 评价

评价是按一定原则和标准对研究项目计划、干预策略和措施、效果进行价值判断。评价应贯穿于整个研究的全过程。评价的目的是总结研究中的经验教训，干预成败的原因，干预活动的优缺点，以完善研究计划。评价可分为可行性评价、过程评价、效果评价（如卫生经济学评价）、影响评价等。

第七章　临床研究中的偏倚及控制 ▷▷▷▷

　　在临床研究中，无论是疾病危险因素的分析，还是治疗措施的效果评价及预后研究，都希望能得到准确、真实的结果，并据此来明确研究结局（疾病或预后）与相关因素如暴露或治疗之间的关系。然而，影响研究结局的因素有很多，若在研究的设计、实施、数据采集、分析和报告等阶段没有进行有效的控制，就可能使研究结果与真实值之间存在差异，甚至会得出错误的研究结论。如何确保研究结果的真实性是科学研究的核心。因此，在开展临床研究过程中必须明确：影响研究结局的因素有哪些？采用什么方法可以减少或控制这些因素所导致的误差和偏倚？如何才能得到更为真实、可靠的结果？

第一节　概　　述

一、真实性

　　临床医学研究目的是从对样本人群的观察和研究中，获得研究因素与结局的真实联系，并将此真实联系推广到样本人群所属的目标人群范围内。

　　真实性（validity）也称为效度或有效性，是指研究收集的数据、分析结果和所得结论反映真实情况的程度。真实性包括内部真实性（internal validity）与外部真实性（external validity）。内部真实性是指就该研究本身而言，研究结果与实际研究对象真实情况的符合程度，受到随机测量误差、信息偏倚和混杂偏倚的影响。外部真实性又称为外推性、适用性，是指具有内部真实性的研究结果应用于研究对象以外的人群的符合程度，即该研究结果在其他类似人群的重现性。有研究者进一步把外部真实性分为两个层次：一是研究对象特征与目标人群相符的程度，称为专指外部真实性，受到选择偏倚的影响；第二层是试验环境与日常临床实践模式的接近程度。在临床科研中，首先应保证研究结果的内部真实性，内部真实性是前提和基础。临床医师通常关心一项研究结果的外部真实性，因为他们要决定是否将此结果应用于临床实践。如果该项研究结果是在严格控制或特定的环境下得出的，那么这个结果可能不适用于通常的情况。

二、误差

　　误差（error）指实际测定值与真实值之间的差别。误差是客观存在的，任何研究得到的测量结果都不可能绝对准确，只能在一定条件下无限接近真实值。按照误差的来源和性质可分为随机误差和系统误差。

（一） 随机误差

随机误差（random error）又称机遇误差（chance error）或偶然误差（accidental error），是指由于研究对象个体差异、机会因素或偶然因素使测量结果偏离真实值的误差，表现为研究结果不恒定、随机变化。随机误差不可避免，只能通过一定的方法减小。随机误差可分为随机测量误差和抽样误差，在医学研究中，随机误差主要表现为抽样误差。

1. 随机测量误差（random error of measurement） 在控制或消除系统误差后，在同一条件下对同一对象进行重复测量，结果仍会出现随机变化，此为随机测量误差。随机测量误差是由于测量过程中的一些不稳定因素（如室温、电压、湿度等造成的仪器不稳定，溶液的不均匀及操作人员的微小差异等）造成的。可以通过增加平行测量的次数取平均值来减小随机误差。

2. 抽样误差（sampling error） 由于抽样的偶然性造成的样本统计量与总体参数的差异。

（二） 系统误差

系统误差（systematic error）是指由于某种确定的原因，如实验方法不当、仪器试剂未校正、操作不规范等原因造成的误差，表现为研究结果有规律的偏大或偏小。系统误差的特点是有固定的大小和方向，在重复测量时会重复并有规律地出现。

系统误差与随机误差在产生原因、性质和评价指标等方面均不相同，具体见表 7-1。在医学研究中应从两者的不同来源和性质特点出发，采用不同的控制方法，尽量减少随机误差。有效控制或消除系统误差，提高研究的质量，最终获得真实可靠的结果。

表 7-1 随机误差与系统误差的比较

项目	随机误差	系统误差
产生原因	个体变异、机遇或偶然因素	研究方法或条件不同 测量或观察方法 人为因素……
大小和方向	无固定的大小和方向	有固定的大小和方向
分布	正态分布	偏态或呈线性分布
是否可消除	否	是
增加样本含量的作用	降低	无作用
评价指标	精密度	效度

三、偏倚

（一）偏倚的概念

在医学研究的各个环节，包括设计、测量、分析及结果推断的各个阶段中所出现的系统误差及结果解释、推论的片面性即称为偏倚，可使得研究结果与真实值之间出现倾向性差异。偏倚是一种系统误差，是影响研究结果真实性的重要原因之一。与基础研究相比，临床科研更容易产生偏倚，因为临床研究的对象是人，不可能像动物研究那样严格控制实验条件，人群的个体差异和研究条件往往难以控制。另外，人具有复杂的心理活功和多种行为习惯，并受到社会、家庭等环境因素的影响，从而影响其在研究中的依从性。因此，偏倚在临床研究中是普遍存在的，不可能完全杜绝。研究者应尽量减少各种偏倚的产生，在设计和实施阶段设法控制，防止形成。有的偏倚一旦形成需要在资料分析阶段运用统计学手段加以纠正，有的偏倚则无法纠正。因此，在临床研究中对偏倚的识别和控制极为重要，也是科研工作者必备的基本功。

（二）偏倚的方向

定量并精确估计偏倚的大小较困难，而确定偏倚的方向相对较为容易。偏倚的方向主要指研究结果是高于还是低于真实值。明确偏倚的方向，可以判断研究结局与研究因素间的关联是高于还是低于真实的关联。

根据研究目的和观察角度的差别，偏倚的方向可以分为趋向无效值、远离无效值和颠倒偏倚三种。趋向无效值是指研究结果比真实值更加接近无效假设，即使结果无统计学意义，如研究吸烟与肺癌发病的关系，OR 的真实值为 3.75，研究结果为 1.50，偏倚的方向便为趋向无效值；远离无效值是研究结果测量值比真实值从同一方向更加偏离无效值，同样如上述例子，研究结果为 4.86，偏倚的方向便为远离无效值；而颠倒偏倚则是指研究结果测量值与真实值结果相反，如上述例子，研究得 OR 为 0.8，与真实值相反，这时候偏倚的作用方向即为颠倒偏倚。另外，按照偏倚所引起的误差数值大小，也可以分为正偏倚和负偏倚两类（当测量值大于真实值时为正偏倚，当测量值小于真实值时为负偏倚）。

（三）偏倚的分类

目前使用最广泛的偏倚分类方法是 1976 年 Miettinen 提出的，分为三大类：

1. 选择偏倚（selection bias）　主要发生在研究设计阶段，是在选择研究对象时产生的系统误差。

2. 信息偏倚（information bias）　主要发生在观察、收集资料和测量实施阶段，是在收集有关暴露或疾病资料时出现的系统误差。

3. 混杂偏倚（confounding bias）　在设计和分析阶段，是对混杂因素及其作用的认识不足或控制不当造成的。

第二节　选择偏倚

一、选择偏倚的概念

在设计阶段选择研究对象时，被选入的对象与未选入的对象间在与研究有关的某些特征上有系统的差别，同时在各比较组间除研究因素外，其他因素的分布不均，导致研究结果系统地偏离真实情况，即为选择偏倚。选择偏倚发生的主要原因有：选择条件受限制、设计失误、选择对象的方法不当等，在各类医学研究中均可发生。

二、几种常见的选择偏倚

（一）入院率偏倚

入院率偏倚（admission rate bias），又称伯克森偏倚（Berkson's bias）。指利用医院就诊或住院患者为研究对象时，由于入院率或就诊机会不同而导致的偏倚。入院率偏倚产生的条件是：①研究某暴露因素 X 是否与 A 病有关时，A 病病例取自医院，对照来自同时住院的其他疾病的病例，如 B 病；②A 病、B 病由于疗效不同、病情严重程度不同等原因而出现入院率不同；③暴露因素 X 本身也有一定的、独立的、同疾病无关的入院率。

不同疾病在不同医院就诊或入院率的不同是由多种原因造成的，如群众对某种疾病危害的认识水平、所患疾病的严重程度、患者的经济状况、就诊方便与否、不同医院的诊疗水平及技术专长等等，均可影响入院率。以医院患者作为病例和对照来源，对照是医院的部分患者，并不是目标人群中的一个随机样本；病例组的病例也不是全体患者人群中的一个随机样本，患者对医院及医院对患者都有选择性。因此，研究结果的可靠性和代表性可能都受到影响，产生偏倚，歪曲暴露因素与所研究疾病之间真实的关联。

控制入院率偏倚最好的方法是从一般人群中获取样本，若仍以医院的病例为研究对象，最好进行多家医院选取，这从一定程度上可减少入院率偏倚的影响。

（二）现患病例新发病例偏倚

现患病例新发病例偏倚（prevalence-incidence bias），又称奈曼偏倚（Neyman's bias）。在病例对照研究中，研究者所得的病例组通常仅包括现患存活病例，不包括死亡病例和那些病程短、轻型、不典型病例。存活病例与死亡病例在所研究的因素方面往往有系统差异，同样新发病例和现患病例之间也有系统差异。此外，某些患者在患病后有可能改变原来对某些因素的暴露情况，因此产生的偏倚即为现患病例新发病例偏倚。

与队列研究或实验研究采用新发病例作为研究对象不同，病例对照研究或横断面研究的研究对象往往是现患存活病例，这两种病例所提供的有关研究的暴露情况可能会有较大的差别。以现患存活病例作为研究对象所得到的研究因素与疾病之间的联系，可能会由于影响生存状态或疾病表现形式的因素不同而产生偏倚。如慢性病的现患病例由于时间过久，不能如实详细回忆早期的暴露情况，或患病后与疾病有关的生活习惯已有很大改变，已分辨不清哪个暴露发生在症状之前，哪个在后，而新发病例则不存在上述问题。另外，对现患病例调查所获得信息中很多可能与存活有关，未必真正与疾病的发生有关。因此，利用病例对照研究分析病因、解释研究结果时要慎重。

（三）　检出症候偏倚

检出症候偏倚（detection signal bias）指某因素与某病在病因学上虽无因果关联，但由于该因素的存在而引起该疾病症状或体征的出现，从而使患者及早就医，接受多种检查，使得该人群有较高的检出率，导致得出该因素与该病有关联的结论。这是因某因素促使该病检出率提高而造成的虚假关联。

（四）　易感性偏倚

疾病的发生不仅与外环境暴露因素有关，与个体自身对暴露的易感性也有关。由于各比较组研究对象的易感性不同而产生的偏倚称为易感性偏倚（susceptibility bias）。这类偏倚在职业性疾病研究中最为常见。典型的例子是职业流行病学研究中的健康工人效应（healthy worker effect）。当研究某一毒物对作业工人的健康危害时，结果可能是暴露于该毒物的工人死亡率或疾病发病率反而比一般人群低，原因是由于工作性质需要，接触此类有毒物质的工人的健康水平就比一般人群高，或对毒物的耐受性比一般人群要强，故对此类毒物的易感性低。控制健康工人效应，尽可能选用内对照或多种参照人群进行比较。

（五）　无应答偏倚

部分调查对象没有按照研究设计对被调查的内容给予回答，造成数据缺失，若无应答者的身体素质、患病情况及与研究有关的暴露状况与应答者有明显差异，由此产生的偏倚称为无应答偏倚（non-response bias）。这里的无应答者泛指调查中由于各种原因拒绝回答问题的人或失访的人。

造成无应答的原因是多方面的，如对调查内容不感兴趣、调查内容涉及隐私、敏感问题、年龄、受教育程度及对健康关心程度等。队列研究中的失访是无应答的另一种表现形式，是队列研究中选择偏倚的主要来源之一。

对敏感或涉及隐私问题的调查最容易引起无应答偏倚。如 seltzer 等（1974）以函访调查人群吸烟状况时发现，85%的非吸烟者在一个月内回函应答；但是在吸烟者中，应答率仅占67%。又如，有研究者调查我国南方某县农村婴儿死因，有26.8%的家长拒绝提供婴儿死亡原因，现场调查旁证显示该县当年新生儿男女性别比例高达116.8%。这种现象的发生与当地重男轻女而溺死女婴的行为有关，因此得到的婴儿死因构成比就发生了无应答偏倚。一般来说，如果无应答率在15%以上，可认为研究结果不可靠，应查明原因。

（六）　志愿者偏倚

志愿者偏倚（volunteer bias）是以志愿者为研究对象，志愿者与非志愿者之间许多方面（如文化程度、经济状况、生活行为习惯等）存在明显差异，由此造成的偏倚称为志愿者偏倚。例如，美国疾病控制中心调查参加过内达华州原子核武器实验部队人员继发白血病的发病情况，追踪随访了76%的人，其中82%是调查员追踪到的，还有18%是由于宣传的影响而主动与调查员接触的。18%主动报告的研究对象中有4例白血病，而82%调查员随访的对象中也只有4例患者。

（七）　排除偏倚

排除偏倚（exclusion bias）指在研究对象确定的过程中，没有按照事先设计要求的对等原则或标准，从研究组和对照组中排除某些研究对象，导致研究因素与疾病之间的联系被错误估计而产生的偏倚。在进行病例对照研究时要特别注意避免这种偏倚的产生，对病例组或对照组的观察对象的任何排除，都可能造成某些因素在两组中分布不均衡，从而导致研究结果不真实。例如，在一项关于阿司匹林与心肌梗死关系的研究中，病例组和对照组均不包括慢性关节炎患者和慢性胃溃疡患者，因为前者倾向服用此药，而后者不倾向服用此药。若患这两种疾病的患者在两组分布不均匀，可出现对阿司匹林与心肌梗死关系的错误估计。又如，研究利血平与乳腺癌关系时，若病例组含有高血压患者，而对照组排除高血压患者，即使利血平与乳腺癌无任何关联，结果也可能显示两者之间有统计学关联，因为高血压患者增加了利血平的暴露率。

（八）　时间效应偏倚

许多慢性疾病如冠心病、肿瘤等自接触有效暴露（如内外环境的危险因素）之日起到发病，出现临床症状，其间会经历一个漫长的过程。因此，在研究中可能会把暴露后即将发病或已经发生早期病变但未能检出的个体当作健康个体，归入对照组，使结果发生过低估计的偏倚，称为时间效应偏倚（time effect bias）。例如，由于吸烟暴露至发生肺癌的时间很长，若开展吸烟与肺癌关系的病例对照研究，会把部分长期暴露即将发病或已发生早期病变未能确诊的个体纳入对照组，使结果发生偏倚。类似的情况在遗传病中也有，如未到外显年龄的观察对象常被分到健康对照组，故在遗传病研究中要特别注意外显年龄，不到外显年龄的对象应排除在研究之外。

三、选择偏倚的控制

由于选择偏倚主要发生在研究的设计阶段，一旦发生，一般很难在资料分析阶段加以消除。所以研究者应充分了解和掌握可能存在的各种选择偏倚，通过科学的研究设计和正确的实施来避免和消除。具体措施如下：

1. 严格掌握研究对象的纳入和排除标准　无论是病例对照研究、队列研究，还是临床试验研究，必须严格规定研究对象的纳入和排除标准，使入选对象能较好地代表总体。例如，在病例对照研究中为避免 Neyman 偏倚和排除偏倚，对新发病例、确诊病例等都须明确。

2. 降低无应答率和失访率　特别是队列研究和临床预后研究中，由于研究时间较长，失访情况无法避免，所以在研究中要采取多种措施鼓励应答，争取合作。在现况研究中，由于研究范围广、调查对象众多，无应答也很难免。遇到无应答和失访，要仔细分析出现的原因，并将调查结果与应答者的结果进行比较，若有明显差异，则需要有针对性地采取补救措施。

3. 尽量采用多组对照　设立对照是科研的基本原则之一，设立多组对照是指在研究中以不同的方式选择两个或两个以上的对照组。如在病例对照研究中，理想的研究对象是人群中所有病例和非该病病例及正常人，或具有代表性的样本，但是实际很难做到。虽然在医院选择研究对象易产生入院率偏倚，但由于方便易行、应答率高等优点，实际工作中优先采用。此时，最好选用两个或两个以上的对照组，如一组来自医院不同病种的对照，另一组最好取自社区一般人群。

4. 随机抽样　随机抽样是控制选择偏倚的有效方法之一。随机抽样是选取研究对象时，每个研究对象都有同等的机会，使样本具有代表性，避免因主观、随意地选择研究对象而造成偏倚。

第三节　信息偏倚

一、信息偏倚的概念

信息偏倚又称观察偏倚（observational bias），是指在研究的实施阶段从研究对象获取研究所需信息时，由于使用的观察方法不同或有缺陷而出现的系统误差。其原因可来自研究对象、研究者本身、测量的仪器、方法等。信息偏倚的表现是研究对象的某种特征被错误分类，如某病的患者被错误认为是非患者，暴露于某因素被错误认为是非暴露者等。

二、几种常见的信息偏倚

（一）回忆偏倚

回忆偏倚（recalling bias）指研究对象在回忆以往发生的事件或经历时，由于记忆失真或不完整，在准确性和完整性上的差异导致的系统误差。回忆偏倚在病例对照研究中最常见，其产生的原因有：①调查的事件或因素发生的频率很低，未给研究对象留下深刻印象而被遗忘，如 Stolley 等研究发现，仅有 9% 的自费购药患者错误记忆了使用过的最新药品名称，而享受福利或公费医疗者有 23% 发生记忆错误；②调查事件是很久以前发生的事情，研究对象记忆不清；③研究对象对调查的内容或事件关心程度不同，故回忆的认真程度也不同。健康对照组与病例组相比，对过去的暴露经历更容易遗忘或不关心，而病例组却会对过去暴露经历认真回忆。

（二） 诊断怀疑偏倚

诊断怀疑偏倚（diagnostic suspicion bias）是指由于研究者事先了解研究对象对研究因素的暴露情况，怀疑其已患某病或主观上希望出现某种阳性结果，因而在疾病诊断时带有一定的主观倾向性，使研究结果出现偏差。这类偏倚多见于临床试验和队列研究，研究者带有"先入为主"的主观倾向性，容易以一种主观偏见或愿望来左右诊断。如对较长时间服用氯霉素的患者，医生反复查血象，甚至进行骨髓象检查，可较早、较多地发现粒细胞减少症、再生障碍性贫血等疾病；而服用其他药物的病例则是粗略检查，不能做到认真细致，上述疾病不能被及时发现。结果是夸大了服用氯霉素与粒细胞减少症、再生障碍性贫血等疾病的关联。又如研究口服降糖灵治疗 2 型糖尿病是否导致心血管并发症死亡率的上升。研究者对口服降糖灵组的所有死者进行尸体解剖，仔细查找心血管并发症的死因，而对其他组（对照组、固定剂量胰岛素组和非固定剂量胰岛素组）的死亡者很少做病理解剖。这就造成了口服降糖灵与心血管病并发症死因之间的虚假关联。此类偏倚也可以发生在研究对象身上，若研究对象知道自己暴露于研究因素的情况，或了解研究的目的，主观因素可对结果造成影响。

（三） 暴露怀疑偏倚

暴露怀疑偏倚（exposure suspicion bias）是指研究者事先了解研究对象的患病情况或某种结局，在收集资料时可能会利用不可比的方法对病例组与对照组进行比较，探寻认为与疾病或结局有关的因素，如认真调查和询问病例的暴露史，而漫不经心地调查对照组，从而导致错误结论。这类偏倚多见于病例对照研究，如采用病史记录作为分析资料，询问病史的医师怀疑某些因素与某病的发生有关，因此在询问时特别仔细，常有阳性记录。而被选为对照的病史，由于医师知道该因素与对照无关，询问马虎，阴性结果多，从而产生偏倚。

（四） 报告偏倚

报告偏倚（report bias）又称说谎偏倚（lie bias），与回忆偏倚不同，报告偏倚是研究对象有意作假造成的，指被调查者有意夸大或缩小某些信息而导致的系统误差，常见于敏感问题的调查。如调查性乱，有些人会隐瞒冶游史；调查在校中学生吸烟情况，有的学生由于害怕家长责备而不愿如实问答；在征兵或招工体检时有些人会隐瞒病史等。

（五） 测量偏倚

测量偏倚（detection bias）指对研究所需的指标或数据进行观察和测量时所产生的系统误差。临床试验过程受到多种客观因素的影响，如采用的仪器未校正、试剂质量和测量条件不符合要求等，均可使测量结果不准确，偏离真实值，产生测量偏倚。

（六） 诱导偏倚

在调查过程中，由于调查者的询问技术不当，或为了取得阳性结果，诱导被调查对象做出倾向性的回答，从而使调查到的结果偏离真实情况，由此产生的偏倚称为诱导偏倚（inducement bias）。诱导偏倚多见于病例对照研究和临床试验研究，往往表现在对病例组或试验组做诱导而对对照组不做诱导或负诱导，由此产生的虚假结论。

（七） 数字偏选偏倚

进行调查时，由于研究对象对某些数字的偏好，如喜欢用最接近的整数、偶数、5或10的倍数等，导致调查结果没能反映实际情况，由此产生的偏倚为数字偏选偏倚（digit preference bias）。其实数字偏选偏倚也是调查中应答者变异的一种表现，或者是观察者变异的一种形式。在医学研究中，数字偏选广泛存在，最早是20世纪60年代，人们先是注意到在血压测量的记录中出现数字偏选偏倚。研究发现，在药物的剂量、出生体重的测量、自报妊娠和绝经年龄等测量中都存在数字偏选，这对医学科研质量和临床诊疗决策带来一定的影响。

三、信息偏倚的控制

信息偏倚主要是在研究实施阶段产生的。如研究者收集资料时，因测量或调查方法不当，使研究所需资料不准确所致。为了防止信息偏倚的发生，主要是在研究实施阶段尤其是资料的收集过程中，提高获得信息的准确性和可靠性。具体措施如下：

1. 统一资料收集方式和标准 在研究设计阶段，需明确各个研究因素的定义，界定研究因素和研究效应指标，制定明确、统一的调查表；研究实施或开展调查前，需严格培训调查员，规范调查口径和方式；研究实施过程中，应制定有效的质量控制方法，由专人对研究情况进行复查和核查，最大限度地保证资料的真实性。

2. 采用盲法收集资料 盲法是指在收集暴露或疾病资料时，研究者和（或）研究对象都不知道研究对象的分组情况及研究内容。采用盲法收集资料，可以减少研究者和（或）研究对象的主观心理因素对资料准确性的影响，同时便于研究的观察者对不同组间的研究对象以同等程度的重视，并采用统一的调查方法，避免说谎偏倚、暴露怀疑偏倚和诊断怀疑偏倚等，保证观察的客观性。

3. 使用客观指标 研究效应尽量采用客观测量指标，如应用实验室检查、仪器检查的结果或者是诊疗记录作为调查信息的来源。需要通过询问方式收集资料时，制定调查表的各项内容或指标要明确客观，并尽可能量化。使用客观指标收集资料，在不能应用盲法的研究中尤为重要，如在干预研究中，研究对象知道了自己的干预措施或分组情况，采用客观指标就有助于避免一些主观因素导致的偏倚。

4. 提高调查技巧 对于敏感问题的调查，可采用随机应答技术等方法，提高应答率和真实性。病例对照研究中，为了避免回忆偏倚，可以在调查询问时，选择一个与暴露史有联系的、记忆明确的指标帮助研究对象联想回忆。另外，也可以通过对同一对象进行两次调查核实，并检验是否存在调查偏倚，以便及时调整调查方式。

5. 掩盖研究假说 主要是针对研究者和资料收集者来说，即当研究工作开始时应将预期的假设放置于一边，不应关心研究结果的"阳性"或"阴性"。在资料收集过程中，尽量做到客观、公正，对每个研究对象都应给予同等程度的重视，从而减少或避免信息偏倚的产生，使所得结果更加真实。

四、偏倚程度与方向

一项研究是否存在信息偏倚、偏倚方向与程度，可用调查所得信息计算的 OR 值（OR_O）与根据实际情况如客观检查、记录等计算的 OR 值（OR_T）的差异予以估计：

$$信息偏倚 = \frac{OR_O - OR_T}{OR_T} \tag{7-1}$$

若得值 $= 0$，则不存在信息偏倚；

若得值 > 0，则存在信息偏倚，此时 $OR_O > OR_T$，为正偏倚；

若得值 < 0，则存在信息偏倚，此时 $OR_O < OR_T$，为负偏倚。

一般来说，当发生无差异错误分类时，调查所得资料的效应估计值（OR 或 RR）趋于无效假设，低估研究因素与研究疾病（事件）之间的关系。当发生有差异错误分类时，既可能高估也可能低估研究因素与研究疾病（事件）之间的联系。

第四节　混杂偏倚

一、混杂偏倚的概念

混杂偏倚或称混杂（confounding），是指在流行病学研究中，由于一个或多个潜在的混杂因素（confounding factor）的影响，缩小或夸大了研究因素与疾病（或事件）之间的联系，从而使两者之间的真正联系被错误地估计。

二、混杂因素

混杂因素也称混杂因子、混杂变量或外来因素，它与研究因素和研究疾病均有关，若在比较的人群组中分布不均衡，可以歪曲（缩小或夸大）研究因素与疾病之间的真正联系。

混杂因素的基本特点：①必须是所研究疾病的独立的危险因子；②必须与研究因素有关；③一定不是研究因素与研究疾病因果链上的中间变量。以上三点是混杂因素成立的基本条件。具备这几个条件的因素，如果在比较的人群组中分布不均，即可导致混杂产生。如在吸烟与肺癌关系的病例对照研究中，年龄即具备这样的条件，如果病例组与对照组年龄分布不均衡，即可导致对吸烟与肺癌关系的错误估计。图 7-2 为混杂因素成立与不成立的几种情况示意图。

图中（1）～（3）为混杂因素成立的几种情况，在这几种情况中，F 均符合上述混杂因素的概念，因此 F 是混杂因素。其中（3）表示 f 是隐藏的 F 的伴随因子，其始终与 F 相伴随。图（4）~（8）为混杂因素不成立的几种情况，因为（4）~（6）皆缺少一个条件，（7）（8）中 F 为 E、D 联系的一个中间环节，因此 F 不是混杂因素。

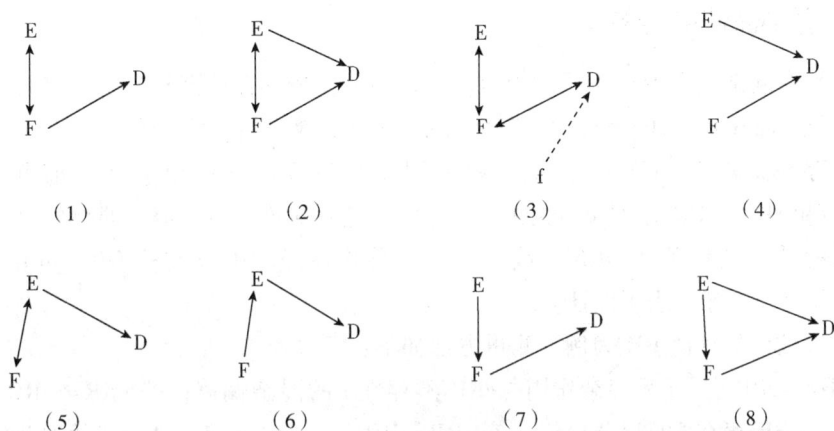

↔表示一般相关；→表示有因果关系；E：研究因素；D：研究疾病；F：外来因素。

图 7-2 混杂因素成立与不成立的几种情况

三、混杂偏倚的控制

混杂偏倚主要发生在研究设计和资料分析阶段。混杂偏倚的控制不仅需要严密的研究设计和准确的操作，还要求能运用科学的思维和适当的统计学方法进行处理。混杂偏倚的控制措施主要包括以下几项。

1. 限制 指针对某一或某些潜在的混杂因素，在研究设计时对研究对象入选条件加以限制。若研究者认为某因素可能是潜在的混杂因素，则可以对该因素的取值范围进行某种限制。如在研究口服避孕药与心肌梗死的关系时，考虑到年龄是可能的混杂因素，则只选择 34~44 岁年龄组的妇女作为研究对象。又如在研究吸烟与肺癌的关系时，年龄和性别可能是潜在的混杂因素，则可规定研究对象限于 40~50 岁的男性居民。此处，性别为二分类变量（男和女），经过限制从中选取一种；年龄为连续变量，从中选取一个狭窄的范围，年龄范围越窄，混杂作用越小。

2. 随机化分组 通过随机化分组，可使混杂因素均匀地分布在各研究组之中。其中采用分层随机分组控制混杂偏倚效果较好，而对混杂因素不了解时，宜采用简单随机法分组，即将观察对象直接按照随机化分配的原则进行分组，事先没有将研究对象按任何因素分组。

3. 匹配 是控制混杂偏倚的常用方法，常见于病例对照研究或实验研究中。匹配就是在选择病例和对照时，按照病例组人群混杂因素的分布情况选择对照人群，使得对照组的常见混杂因素分布与病例组相同。按照匹配的方式不同，匹配又分为个体匹配和频数匹配两种方法。一般来说，对某因素进行匹配后，可以消除该因素的混杂因素，提高统计效率。但是一个因素一旦经过匹配，就无法分析这个因素与疾病或其他研究因素间的关系，所以，要特别注意匹配过度问题。

4. 统计学处理 也是控制混杂因素的重要措施之一。在结果分析时，可以采用标准化方法、分层分析和多因素分析技术控制混杂偏倚。

四、混杂偏倚的测量

对某潜在混杂因素混杂作用的测量，可以通过比较存在该因素时研究因素与疾病的效应估计值（如 RR、OR 等），与调整了该因素后的效应估计值来实现。

设：存在某混杂因素（f）时，研究因素与研究疾病的效应估计值称为粗 RR（cRR）或粗 OR（cOR）；将该混杂因素（f）调整后的效应估计值，即除外该因素的混杂作用后的效应估计值为 $aRR_{(f)}$ 或 $aOR_{(f)}$，称作调整 RR 或调整 OR，可用 Mantel-Haenszel 分层分析等方法予以计算。

以下以效应估计值 RR 为例，测量方法如下：

若 $cRR = aRR_{(f)}$，f 无混杂作用，cRR 不存在 f 的混杂偏倚；若 $cRR \neq aRR_{(f)}$，f 有混杂作用，cRR 存在 f 的混杂偏倚。若 $cRR > aRR_{(f)}$，为正混杂，由于 f 的混杂作用，使 cRR 高估了研究因素与研究疾病之间的联系；若 $cRR < aRR_{(f)}$，为负混杂，由于 f 的混杂作用，使 cRR 低估了研究因素与研究疾病之间的联系。

混杂偏倚的程度与方向可用下式测量：

$$混杂偏倚 = \frac{cRR - aRR_{(f)}}{aRR_{(f)}} \qquad (7-2)$$

若得值 = 0，为无混杂。当得值 ≠ 0 时，若为正值，为正混杂；若为负值，为负混杂。值的大小为混杂的程度。

第八章　病因与危险因素研究与评价 ▷▷▷▷

病因与危险因素研究主要是探索疾病及其他临床不良结局发生的原因，相关因素在疾病发生、发展中的作用及其因素间的相互关系。病因学研究是临床疾病诊断、预防和治疗的基础，也为医学决策的制定提供证据。

第一节　现代流行病学对病因的认识

随着科学的发展，病因的概念也在不断完善和发展。古代人常将病因归结于天地、鬼神或上帝，中国人认为疾病的发生可能与阴阳五行有关，西方人则认为疾病的发生与"瘴气"（miasma theory）有关。不同的研究者基于自身知识从不同研究角度对病因提出各自的见解和观点，这些见解各有优劣，有时可能还互相矛盾。流行病学是从群体和宏观上对问题进行研究的学科，对病因的理解更为深刻。

一、从决定论因果观到概率论因果观

传统思想对病因的认识具有机械性，认为病因与疾病之间的关系是固定的，具有直接性，某种原因必定会导致疾病的发生。随着医学的发展，这种决定论因果观已经不足以解释许多疾病的发病规律，比如结核杆菌感染并不一定导致肺结核发生，还必须存在营养不良、机体抵抗力降低等情况。现代流行病学家认为，病因是能够使人群发病概率增加的因素。这种病因和疾病的关联并不是绝对的，而是相对的。病因的存在所导致的后果是人群中疾病的发生频率上升，控制或减少某个病因的存在，人群疾病的发生频率就会下降。这种观点认为病因具有群体性、多因素性和不确定性，体现了现代人群研究的概率论思想。

二、从特异论病因学说到多病因学说

古人对疾病病因的研究开始于对传染性疾病的研究。19世纪末，随着显微镜的发明，人们发现许多疾病的发生与微生物有关，并且不同的微生物对应不同的疾病。根据这种思想，人们提出了疾病的特异性病因学说。德国学者 Robert Koch 在对病因研究的基础上提出了确定病因的 Koch 法则。①该传染因子在每个病例均存在；②此微生物必须能够分离并生长；③将此微生物接种于易感动物，应当引起此种特异疾病；④由被接种的动物能够分离出此微生物并加以鉴定。

随着医学的发展，尤其是医学的第二次革命，传染性疾病得到控制而慢性非传染性

疾病成为影响健康的主要疾病，医学家发现许多医学现象无法用 Koch 法则进行解释。人们渐渐认识到疾病的发生与环境、遗传、心理、社会等因素相关，并提出病因的三角模型、轮状模型、多因素模型等对疾病病因进行解释，逐步形成"多病因学说"或"多因多果学说"，并进一步丰富了充分病因、必要病因的概念。

充分病因是指最低限度导致疾病发生的一系列条件、因素和事件，即本病因存在必定导致某病的发生。必要病因指对发病不可或缺的病因，即在某病发生之前，必定有某病因的存在，缺乏该病因则某病无法发生。在多数慢性非传染性疾病的发生过程中，可能有多个充分病因存在（如因素 AB、AC、AD、AE），而在这些因素中，均含有因素 A 的存在，因此 A 因素是疾病发生不可或缺的因素，即为必要病因。

对充分病因和必要病因的理解，我们可以以结核病为例进行理解。营养缺乏可以导致营养不良症的发生，此时营养缺乏是营养不良的必要病因；而营养不足使机体的抵抗力下降，又与结核病的发生有关，此时，营养不良、结核杆菌感染等共同组成了结核病发生的充分病因。在这个过程中，营养状况、结核杆菌感染等因素都是结核病发生的重要因素，只是每个因素所起的作用大小不同而已。可以认为，多因素的共同作用导致结核病的发生，在此过程中，不同组分对疾病发生的影响不同，构成了不同的疾病病因组分。

三、现代流行病学对病因的理解及危险因素的阐述

流行病学从群体观点出发，从控制疾病、预防疾病的策略出发，认为当其他因素在某人群中不变时，某因素在该人群中增加或减少后，某病在该人群中的发生也增加或减少，则该因素可以被认为该疾病的病因或危险因素。这种认识在疾病防制上有很大的实际意义。随着吸烟率、吸烟量、吸烟年限的增、减，肺癌发病率即增、降。虽然吸烟这个因素尚不完全满足作为肺癌的必需病因及充分病因的条件，但流行病学可以认为吸烟是肺癌的病因，即或肺癌充分病因综合中其他成分均不改变的情况下，停止吸烟就可使肺癌发病率明显下降。因此，不必等待把某种疾病的充分病因综合中的各成分均探讨清楚再进行防制，而一旦清楚了某成分的病因作用（指疾病的流行性角度，而非发病机制），即可针对该因素采取措施降低该病的发病率。比如，在麻风分枝杆菌被发现前，就可以通过隔离等措施降低麻风的新发；在霍乱弧菌被发现前 30 年，采取改善饮水供应措施就可以很好地控制霍乱流行。

第二节　病因与危险因素的因果关联推断

因果关系研究必然涉及因果推断的问题，包括逻辑方法、统计关联和判定标准。如何从客观资料得出因果结论，涉及归纳推理方法；概率因果观在统计学上意味着病因（暴露条件）与疾病相关，当然还必须确定该危险因素发生于疾病之前，以及"升高的概率"或相关未受到其他因素的干扰。在实际的因果推断过程中，还可以综合应用因果判定标准。

因果推断的逻辑方法主要是归纳推理方法，它包括假设演绎法、Mill 准则（消除归纳法）及概率性推广的归纳统计推理。归纳推理是从个别到一般，从特殊到普遍，它的结论是把前提里的道理扩大范围再讲一次，因而前提真则结论只是可能真。而演绎推理是从一般到个别，从普遍到特殊，它的结论是把前提里的道理缩小范围再讲一次，因而前提真则结论必真。

一、假设演绎法

描述流行病学研究包括临床系列病例观察、生态学研究和现况研究等，它们主要陈述疾病的图景或现象，一般不涉及疾病的本质或因果关系；它们能提供病因分析的初步线索，形成病因假设。假设是在为数不多的经验事实及已有理论的基础上，通过逻辑推理或创造性想象或猜测等形成的。得到假设后，描述流行病学通过假设演绎法同检验假设的分析流行病学研究相衔接。

（一）假设演绎法的推理过程

假设演绎法（hypothetic deductive method）最早由赫歇尔（Hershel）提出，对近代科学的发展给了了强有力的推动。该名称中的"演绎"仅仅指待观察（检验）的经验事实（证据），可由假设相对于背景知识而演绎地推导出来，从一般的假设导出具体个别的事实（证据），就是一个演绎推理。但从具体个别的事实成立而推出一般的假设也成立，则是一个归纳推理。其推理形式为：

1. 因为假设 H，所以推出证据 E（演绎推理）；
2. 因为获得证据 E，所以反推假设 H 成立（归纳推理）。

假设演绎法的整个推论过程为：从假设演绎地推出具体的证据，然后用观察或实验检验这个证据，如果证据成立，则假设亦成立。从逻辑学上看，反推是归纳的。从一个假设可推出多个具体证据，多个具体证据的经验证实，则可使归纳支持该假设的概率增加。

（二）假设演绎法的应用

例如，假设 H：乙型肝炎病毒（HBV）持续感染导致原发性肝癌（PHC）。根据该假设 H，加上相关背景知识为前提，演绎地推出若干具体经验证据 E1（肝癌病例的 HBV 感染率高于对照）、E2（HBV 感染队列肝癌发生率高于对照）、E3（控制 HBV 感染后，肝癌的发生率下降）。如果证据 E1、E2、E3 成立，则假设 H 亦获得相应强度的归纳支持。

根据假设推出的具体经验证据可分为两类：已知事实和未知事实。解释已知事实的为一般性检验，而预测未知事实的为严格检验，两者的归纳支持强度是不同的。现况研究或病例对照研究属于事后解释性研究，它对假设能提供的归纳支持强度较小。队列研究或干预研究属于事前预测性研究，因此其论证强度高于现况研究或病例对照研究。

如果经验证据经检验不成立或被否定，对假设该下怎样的结论呢？这样的情况在研究中并不少见。例如：如果乙肝病毒引起肝癌（H），则在乙肝病毒感染率相同的地方，肝癌发病率也应相同（E）；但是，发现那里的肝癌发病率不相同（E 不成立），所以乙肝病毒引起肝癌（H）不成立。但是，问题并非如此简单。科学理论（假设）是一个相互联系的整体，经验证据是由理论（假设）和先行条件这一组前提推出来的；如果经验证据被否定，接着否定的是这一组前提中的任何一个，即可能是理论（假设）错了，或（和）可能是先行条件不对。因此，推理的实际形式为：

如果假设 H 而且条件 C，则证据 E；如果证据 E 不成立，所以假设 H 或（和）条件 C 不成立。

在上述乙肝病毒引起肝癌的例子中，先行条件应当为其他重要危险因素状态也相同。因此，肝癌发病率不相同，可能否定的是先行条件，即实际上可能其他重要危险因素状态不相同，而不是否定乙肝病毒引起肝癌的假设。

二、Mill 准则

流行病学研究的比较推理，主要应用的是 Mill 准则（Mill's canon）和统计归纳推理。J. S Mill 是 19 世纪的哲学家，他提出科学实验四法，试图将因果推理的原则加以系统化（见《逻辑系统》一书，1856），后人将同异并用法单列，即科学实验五法：求同法、差异法、同异并用法、共变法和剩余法。需要注意的是，Mill 准则在进行病因推断时，真实病因必须已经包含在病因假设清单中。如果病因假设清单没有包括真实的病因，Mill 准则就并不能提供任何帮助。另外，Mill 准则原本是用于能控制干扰条件的实验类型，以及假定原因为确定性的必要或充分条件。因此，对于观察性研究或非确定性条件，Mill 准则需要控制混杂或做概率性推广。

三、关联的推断

（一）因果关联的判断过程

根据概率论因果观，病因就是指那些能使疾病发生概率升高的因素，这正是危险（不利事件概率升高）因素的含义。处于暴露组（具有病因的组）发病率大于总人群（包括暴露与非暴露者）发病率，说明病因与疾病之间存在相关关系。但是由于各种偏倚的存在，统计学关联常常受到其他因素的影响，在因果推断过程中需要排除虚假联系和继发关联。

广义的统计学关联（association）等同于相关（correlation）。可能病因（危险因素）E 与疾病 D 存在统计学关联，只说明 E 与 D 的关联排除了偶然性（随机误差）的干扰，并不一定存在因果关联。要确定暴露和疾病之间存在因果关联，还得排除选择偏倚、信息偏倚和混杂偏倚这些系统误差的干扰，以及确定暴露 E 与疾病 D 的时间先后关系。在排除或控制了这些偏倚的干扰后，如果还有统计学关联，或者统计学关联虽然有所改变（增强或减弱）但仍存在，就说明存在真实的关联，从而可以用因果判定标准进行综合评价，得出不同程度的因果关系结论，包括判断有无因果关系或存在因果关系的可能性。整个判断进程如图 8-1。

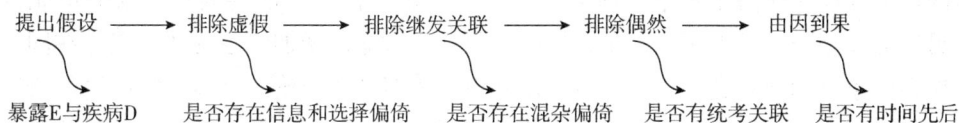

图 8-1 因果判断的过程

（二） 病因推断的常用标准

病因推断标准经历了两大变革，第一个变革由 Henle（1840）首先提出，Koch 后来扩展形成的 Koch 法则，被认为是第一个具有里程碑意义的判断标准。第二个变革与慢性非传染性疾病的病因判断紧密相连，由美国"吸烟与健康报告"委员会首先提出（1964 年），Hill（1965 年）完善，主要包括 8 条：①关联的时间顺序；②关联的强度；③关联的特异性；④关联的一致性或可重复性；⑤关联的连贯性或合理性（与现有理论知识的吻合）；⑥剂量-反应关系；⑦分布的一致性；⑧实验证据。这被认为是第二个具有里程碑意义的判断标准。

随着研究的不断进步，尤其是多病因网络的提出，人们发现第二个标准仍有需要调整的地方，如"关联的特异性"，在单因单果疾病中特异性是存在的，如天花仅由天花病毒导致而天花病毒也只能导致天花。但自然界这种单因单果存在的极少，多数疾病都与多个因素相关，且同一因素往往导致多种疾病。特异性这一标准在疾病病因的判断中需要调整。另外，在上述 8 条标准中，有些标准意义接近，有重复或冗余之处，因此，多数学者建议将病因标准进行合并和整理，最终形成病因判断的 5 条标准。

1. 关联的时间顺序　如果怀疑病因 X 引起疾病 Y（X→Y），则必须具有前因后果的时间顺序，X 必须发生于 Y 之前。从这个意义上讲，前瞻性队列研究的暴露信息与疾病结局之间的时间关系清楚可靠，在判断病因上效果最好。其次是病例对照研究和生态学研究，虽然暴露信息存在于过去，但由于这些暴露信息只能由历史记录或回忆得到，可靠性较队列研究要低，与疾病的时间关系不够准确。现况研究由于病因 X 和疾病 Y 在同一时间点获得，其时间顺序难以判断，仅能进行两者相关性的分析，虽然对某些固定的暴露因素可以做因果推论（如年龄因素），但价值不高。另外，在进行疾病和病因的时间顺序推断时，要注意疾病与病因之间的时间间隔。如孕妇服用反应停导致的婴儿四肢畸形，反应停大量上市的时间高峰与婴儿四肢畸形发生率的时间高峰相差 8 个月左右，这恰巧是孕妇早孕反应到分娩的时间，符合病因在前、疾病在后的推断。

2. 关联的强度　通常情况下，关联的强度越大，该关联为因果关联的可能性就越大。一般情况下，弱的关联往往提示是由未识别的偏倚导致，而强的关联如果为混杂因素所致，该混杂因素将极易识别。但也有特例，如 Ziel 发现服用雌激素与女性子宫内膜癌疾病间具有强关联，但这种关联是由于检出症候偏倚所导致。在利用关联强度进行因果推断时，应充分考虑各种偏倚的来源，以防止出现推断错误。

3. 关联的可重复性　重复性是科学的基石，要判断某因素为病因，病因和疾病间的因果关联要在不同人群、地区和时间重复观察到。由于研究条件的可控制性，实验性研究的可重复性往往高于观察性研究。研究的可重复性一方面使因果关联的可能性增加，另一方面相当于扩大了样本量，使因果关联的可靠性增加。系统评价就是在同一平台上对多个重复的研究进行统一评价，以获得更为客观的结论。许多传统中医的研究可能并不完全符合现代科学的要求，但经年的积累使其可重复性极高，这在因果关联的判断上具有不容忽视的优势。

关联的可重复性是病因推断的重要指标，与 Mill 准则中的"求同"法则相吻合。但应注意，对不同甚至相反的研究要仔细权衡研究的科学性，谨慎地评价这种差异是否是真实的，而不能简单否定。

4. 关联的合理性　流行病学病因研究所得到的因果关联在生物学上必须能够进行解释，否则无法得到因果关联的生物证据。这不但需要现代流行病学研究的宏观支持，也需要临床医学、基础医学的个体、微观证据。这种合理性的判断不可避免地受到当时科技发展水平及评价者知识背景和能力的局限。随着现代医学理论的飞速发展，病因学研究也将更为深入，对疾病的认识也必将更加清晰。

5. 终止效应　当怀疑病因（危险因素）减少或去除，引起疾病发生率下降，就进一步支持因果关联。例如我国实行食盐加碘政策 10 年后，地方性甲状腺肿大的发生率明显下降，可以作为地甲病的终止效应，并反证其病因。由于前因后果的时间关系明确，并且较少受到观察性研究中诸多偏倚的干扰，所以终止效应因果论证的强度较高。终止效应的获得常依赖于流行病学实验、自然实验等，由于伦理学问题及实验的可行性限制，这种资料往往难以获得。

一个病因研究本身必须要达到或部分达到第 1、2 条标准（前因后果、关联强度），如果符合第 5 条标准（终止效应）则更好；第 3、4 条标准（重复性、合理性）是该研究的外部评价，如果不吻合则因果关联的可信度降低。

（三）　不同研究设计因果关联的论证强度

不同的研究设计存在着各自影响研究结果真实性的因素，如没有设立严格的对照组、研究结局和因素的信息是同一时间获取、信息的测量不准确或存在混杂因素等。常见的设计因果关联的论证强度见表 8-1。

表 8-1　不同设计类型因果关联的论证强度

设计类型	时间顺序	论证强度
现况研究	断面	+
生态学研究	断面/回顾	++
病例对照研究	回顾性	+++
队列研究	前瞻性	++++
实验性研究	前瞻性	+++++

第三节 病因与危险因素研究的评价

病因研究的价值和水平，也需要科学的评价。评价通常从真实性、重要性和适用性三方面来进行。

一、真实性评价

真实性的评价首先考虑研究设计的论证强度。在流行病学研究方法中，临床 RCT 研究论证强度最强，队列研究次之，病例对照研究又次之，描述性研究最弱。在病因的研究中，如果能够在人群中实现终止效应，通过自然实验、实验流行病学研究证明采取针对病因或危险因素的措施后，人群中疾病的发生率出现明显降低，那对病因的确定也是非常重要的。

真实性的评价中，还需要评价研究方法的科学性，如研究的纳入排除标准是否科学、随访过程的随访时间是否足够长、随访的结果是否全部体现在研究报告中、组间是否具有可比性、暴露的测量方法和手段是否一致、有无使用盲法、研究过程有无混杂因素的干扰、疾病与暴露间是否存在剂量-反应关系、有无其他研究证据支持等。

二、重要性评价

除真实性评价外，病因学研究还需要评价研究结果是否具有临床和公共卫生学意义及社会价值。重要性的评价通常先考虑危险因素与疾病的因果关联强度，如比值比、相对危险度、归因危险度、绝对危险度降低、防治 1 例不良反应需治疗的例数等来反映其关联的强度。

在进行关联强度的估计时，求得上述指标后，还需要计算其可信区间以评价精确度，区间越窄，精确度越高。

三、适用性评价

病因及危险因素研究适用性评价通常从以下三个方面进行：①患者特征与文献中研究对象的相似程度，如人口性特征和病理生理学指标等；②临床患者是否应该终止暴露，需要考虑该研究的论证强度、继续暴露该因素的危险性和减少或终止暴露的不利后果；③临床患者的喜好及希望解决的问题，坚持利大于弊的原则，与患者一起制定治疗决策。

第九章　诊断性研究与评价 ▷▷▷▷

合理的治疗离不开准确、可靠的诊断，另外人们对医疗的要求也越来越高，采用简单、方便、经济、安全的诊断试验和检查措施，已成为人们的共识，这就需要科学的诊断性研究。

第一节　概　述

诊断试验（diagnostic test）指应用物理学的、化学的、生物的、免疫学的检查及临床检查和医疗器械检查，对疾病和健康状况提供信息的试验。一种好的诊断方法要求真实、可靠、快速、安全、无损伤、费用低。诊断试验的评价也是临床流行病学的重要组成内容之一。

诊断试验是临床正确判断疾病的基础。在诊断过程中，借鉴相应的临床检查、体格检查，各种生理、生化指标，免疫学检查，影像学检查等，依据一定的概率，做出是否患病的结论。如根据一般人群中平均患病率，40 岁以上的女性罹患宫颈癌的概率升高，因此可以建议对 40 岁以上的女性进行妇科体检；如果某女性体检中发现宫颈涂片异常，则提示其罹患宫颈癌的概率增加，医生可建议其进行进一步的活检；如果活检过程中发现癌细胞，则患者罹患宫颈癌的可能性进一步增加。在这个检查过程中，还可以联合其他检查项目。临床诊断应选择灵敏度和特异度均较高的试验，尽量得到更为准确的患病概率。

一、诊断指标

诊断指标通常可分为三类。

1. 主观指标　指由被诊断者的主诉而确定的，中医临床诊断强调"望闻问切"，"问"就是为了获得患者的主观指标。主观指标能够得到患者的主观感受，这在疾病诊断上具有重要意义，但同时也应注意，主观指标容易受被诊断者的主观因素影响。

2. 半客观（或半主观）指标　指根据诊断者的感觉而加以判断的指标，如脉象、呼吸音、肿物硬度、患者面色、舌苔等。这些指标是由临床医生做出的诊断，相对主观指标来说具有一定客观性，但由于不同诊断者之间的差异，结果也不完全一致。临床应注意对医生进行标准化培训，以减少这种差异性。

3. 客观指标　指不依赖于诊断者和诊断对象的主观判断，而是由测量仪器做出的客观评价。与前两类指标相比，客观指标更具有可靠性。如发烧，以体温计测量的指标比起医生手感来说要准确得多。但应注意，客观指标也受到操作者熟练程度和设备的影响，仍然具有一定差异。如在血压测量中，以水银血压计进行测量获得的客观数据，比较电子血压计获得的客观数据，测量者之间的差异要更大。因此在应用一般客观指标时，也要对操作过程进行规范化培训，并严格规定其详细的标准，以便得到可靠的结果。

二、诊断标准

诊断指标确定之后，需要确定一个诊断标准（诊断界限）用以区分正常与异常。在选定标准时，应考虑误诊（假阳性）和漏诊（假阴性）的可能性大小。漏诊和误诊产生的原因是患者群和正常人群在诊断指标测量数据分布上存在重叠。下面以脂肪肝患者和正常人肝重系数为例进行介绍（图9-1）。

假设正常人的肝重系数为 μ_0，脂肪肝患者的肝重系数为 μ_1，$\mu_1 > \mu_0$，但正常人中也有人本身肝重系数较大，脂肪肝患者中也有人肝重系数较小。如果某人本身为正常人，但肝重系数较大，就可能出现假阳性结果；如果某人本身为患者，但肝重系数较小，临床上可能会出现假阴性结果。

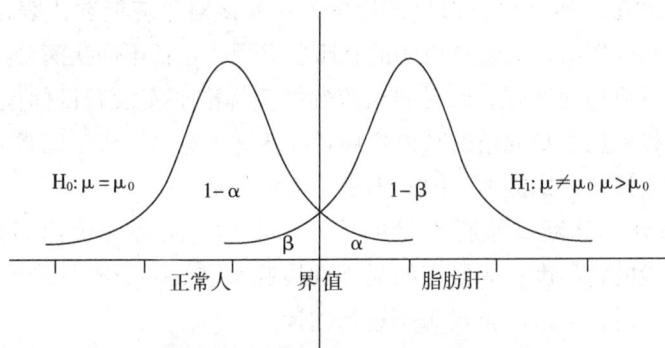

图 9-1 诊断界值在两组人群上的选择

多数诊断试验的误诊和漏诊是不可避免的，人为地提高灵敏度，必然会造成特异度的降低，而提高特异度，则会造成灵敏度的损失。因此在临床中诊断界值的选择至为重要。假阳性率和假阴性率的大小与临床检验界值的选择有关，应在综合考虑检验目的、漏诊和误诊风险的基础上进行综合权衡。如疾病虽然严重但可以治疗，疾病的早期诊断有益于患者健康改善，往往选择高灵敏度的试验，减少漏诊；而对难以治疗、假阳性会导致患者沉重的精神压力时，常选择高特异度的诊断试验，减少误诊。

三、诊断试验评价的步骤

在进行诊断试验评价时，需事先确定金标准（又称为标准诊断）。将诊断试验与金标准进行比较，以评价诊断试验的优劣。

1. 确定研究目的 诊断试验的研究目的是将待评价方法与"金标准"进行比较，判定该法对疾病"诊断"的真实性和价值。

2. 确定金标准   常见的金标准有手术发现、病理学诊断、尸检资料、特殊的影像学检查结果、长期随访的资料等。

要评价一项诊断试验的价值，最好的设计就是与金标准进行同期盲法比较。先依据金标准将待检研究对象分为病例组和对照组，然后利用诊断试验对所有观察对象进行诊断，比较两种方法结果的差异及一致性。

同期盲法比较则意味着：①研究人员事先无法得知观察对象所在的组别；②观察对象接受的金标准试验和诊断试验相互独立，互不干扰；③金标准和诊断试验所做的诊断结论相互独立，互不干扰；④研究人员使用金标准和诊断试验所做的结论应具有稳定性，通常是 2 名以上的研究人员独立评价，结果一致则接受，结果不一致时请独立第三人共同裁决。

如果金标准选择不当，就会造成观察对象分组不当，影响结果的正确性。另外，由于诊断试验需在人群进行，考虑到临床伦理学的限制及患者自身意愿的影响，许多金标准难以实现。如肺癌诊断以手术发现为金标准，但对对照组来说，手术是不可能的，此时只能采用 CT 或 X 线等影像学检查作为金标准使用。金标准也可以是几种方法的联合，如影像学指标联合血清学检查，共同诊断肺癌。

3. 选择研究对象   研究对象选择的原则是：受试对象应能够代表诊断试验可能应用的目标人群。如病例组，应包括该病的临床各类型，包括不同疾病分期、不同临床证型、典型病例和不典型病例等。而对照组应选择金标准证实没有目标疾病的其他病例，尤其是罹患有与目标疾病易混淆的其他疾病者，从这个意义上讲，正常人由于无法评价诊断试验对目标疾病的鉴别能力，因此不易纳入对照组。

4. 样本量估计   诊断试验样本量的估计需考虑：①待评价诊断试验的灵敏度；②待评价诊断试验的特异度；③研究的显著性检验水准 α；④容许误差 δ。在灵敏度和特异度均接近 0.5 时，可采用公式 9-1 进行估计。

$$n = \left(\frac{z_\alpha}{\delta}\right)^2 (1-p)\, p \qquad\qquad (9-1)$$

式中 n 为研究的样本量，z_a 为正态分布中累积概率为 $\alpha/2$ 时的 z 值，常用 $z_a = 0.05$。δ 为研究的容许误差，常用为 $0.05 \sim 0.10$。p 为待评价试验的灵敏度或特异度，用灵敏度估计病例组所需样本量，以特异度估计对照组所需样本量。

5. 结果整理与分析   诊断试验的结果应整理为四格表的形式。将金标准放在列变量中，诊断试验放在行变量中（表 9-1）。

表 9-1   诊断试验评价表

诊断试验	金标准		合计
	患者	非患者	
阳性	真阳性（a）	假阳性（b）	a+b
阴性	假阴性（c）	真阴性（d）	c+d
合计	a+c	b+d	a+b+c+d

第二节　诊断试验的评价指标

对诊断试验的评价，除考虑安全、可靠、简单、快速及价廉外，更重要的是考虑试验的真实性、可靠性及收益。

一、真实性

真实性（validity）又称准确性（accuracy）或效度，指测定值与实际值的符合程度，即将患者和正常人正确区分的能力。在实施一项诊断试验时，受检人群将出现真阳性、假阳性、真阴性、假阴性4种情况，据此可计算评价真实性的指标。

1. 灵敏度（sensitivity）　又称真阳性率（ture positioe rate），是指将实际的患者正确地判断为阳性的能力。

$$灵敏度(\%) = \frac{a}{a+c} \times 100\% \tag{9-2}$$

2. 特异度（specificity）　又称真阴性率（ture negative rate），是指将实际未患某病的人正确地判断为阴性的能力。

$$特异度（\%） = \frac{d}{b+d} \times 100\% \tag{9-3}$$

3. 假阴性率（false negative rate）　又称漏诊率，是指实际患者而被判定为阴性的百分率。

$$假阴性率(\%) = \frac{c}{a+c} \times 100\% = 1-灵敏度 \tag{9-4}$$

4. 假阳性率（false positive rate）　又称误诊率，是指实际无病者而被判定为阳性的百分率。

$$假阳性率(\%) = \frac{b}{b+d} \times 100\% = 1-特异度 \tag{9-5}$$

5. 约登指数（Youden's index）　又称正确指数，是指灵敏度和特异度之和减去1，是综合评价真实性的指标。

灵敏度和特异度均为1的诊断试验是最为理想的，即假阳性和假阴性均为0，也就是说，诊断试验达到了金标准的程度，这在临床研究中几乎是不可能实现的。

6. 似然比（likelihood ratio, LR）　是有病者得出某一结果的概率与无病者得到这一结果概率的比值，是同时反映灵敏度和特异度的指标。同时，似然比的计算不受患病率影响，与灵敏度和特异度相比，更为稳定可靠。似然比分为阳性似然比和阴性似然比。

$$阳性似然比(\%) = \frac{真阳性率}{假阳性率} \times 100\% \tag{9-6}$$

$$阴性似然比(\%) = \frac{假阴性率}{真阴性率} \times 100\% \tag{9-7}$$

如果某试验阳性似然比为100，说明当诊断结果为阳性时，患病可能是不患病可能的 100 倍；而当阴性似然比为 0.01 时，如果诊断结果为阴性，则不患病可能是患病可能的 100 倍。在使用似然比进行诊断试验评价时，应注意评价的目的。如果是为了进一步明确诊断，则应该选择阳性似然比高的试验，如果是为了排除某病，则应该选择阴性似然比低的试验。

二、可靠性

可靠性（reliability）又称精密度和信度，是指在完全相同的条件下，重复进行某项试验时获得相同结果的稳定程度。

（一）评价指标

1. 变异系数（coefficient of variance）　如果试验测量的是连续型变量，则可用变异系数来表示可靠性。变异系数越小，可靠性越好。

$$变异系数（\%）=\frac{测定值的标准差}{测定值均数}\times100\% \qquad (9-8)$$

2. 符合率　如果试验测量的是诸如阳性和阴性、正常与异常这样的定性指标时，则可用符合率来表示可靠性，符合率越高，可靠性越好。

$$符合率（\%）=\frac{a+d}{a+b+c+d}\times100\% \qquad (9-9)$$

3. Kappa 值　不同观察者间或同一观察者不同观察时间观察结果的一致性可用 Kappa 值表示。Kappa 值越接近 1，说明观察者间临床意见的一致性越好。

$$Kappa=\frac{实际一致率}{非机遇一致率}=\frac{P_0-Pe}{1-Pe} \qquad (9-10)$$

$$P_0：观察一致率=\frac{a+d}{N}$$

$$P_e：机遇一致率=\frac{(a+b)\ (a+c)}{N}+\frac{(b+d)\ (c+d)}{N}$$

（二）影响因素与控制措施

影响诊断试验可靠性的因素包括试验条件、观察者及被观察者三方面的变异。

1. 试验条件的影响　包括试验的环境条件，如温度、湿度等；试剂与药品的质量及配制方法等。因此严格规定试验的环境条件、试剂与药品的级别，仪器先校准，可以提高试验的可靠性。

2. 观察者的变异　包括不同观察者之间的变异和同一观察者在不同时间、条件下重复检查同一样本时所得结果的不一致性。在中医临床研究中，在诸如脉象、苔象等需要医生主观判断的指标，观察者之间的不一致性可能更大。

3. 被观察者的个体生物学变异　生物个体的各种生理、生化测量值均随测量时间、条件等变化而不断变化。如饭前、饭后血糖值的差异；运动状态和休息状态心率的差异、清晨和夜间肾上腺皮质激素分泌的差异等。因此，在进行诊断时要严格规定测量条件，尽量做到观察对象在同一条件下进行试验。

三、收益

诊断试验是否切实可行，必须事先考虑其应用收益。

（一）预测值

预测值（predictive value）又称诊断价值，它是表示试验能做出正确判断的概率，也表示试验结果的实际临床意义。它从临床实用价值的角度来反应试验的收益，这也是医患双方都非常关心的问题。如果诊断结果为阳性，患某病的可能性就是阳性预测值；诊断结果为阴性，不患某病的可能性就是阴性预测值。

1. 阳性预测值（positive predictive value，PPV）　是指试验为阳性者真正患有该病的可能性。

$$阳性预测值（\%）=\frac{a}{a+b}\times100\% \tag{9-11}$$

2. 阴性预测值（negative predictive value，NPV）　是指试验为阴性者真正不患该病的可能性。

$$阴性预测值（\%）=\frac{d}{c+d}\times100\% \tag{9-12}$$

3. 预测值的影响因素　预测值的大小与研究疾病的患病率和试验本身的灵敏度和特异度有关，其关系可用下式表示：

$$阳性预测值（\%）=\frac{患病率\times灵敏度}{患病率\times灵敏度+(1-患病率)（1-特异度）}\times100\% \tag{9-13}$$

$$阴性预测值（\%）=\frac{（1-患病率）\times特异度}{（1-患病率）\times特异度+患病率（1-灵敏度）}\times100\% \tag{9-14}$$

由于预测值受到患病率影响，在一个患病率很低的人群中，即使一个试验的特异度很高，仍会出现许多假阳性，使阳性预测值降低。反正，在一个患病率很高的人群中，即使是高灵敏度的试验仍可能出现大量的假阴性患者。如利用结核菌素试验诊断肺结核，假设该法的灵敏度和特异度均达 99%，而患病率为 1/万时试验阳性人数为 99，阳性预测值仅为 0.98%，当患病率上升至 10% 时，试验阳性人数为 99000，其阳性预测值升至 91.67%，结果见表 9-2。因此诊断试验最好选择患病率高的人群，此时阳性预测值高，新发现的病例数量多，收益就大。

表 9-2　灵敏度和特异度均为 99%的试验在不同患病率人群中的阳性预测值

患病率(1)	人群 N(2)	实际感染人数(3)	实际未感染人数(4)	试验真阳性人数(5)=3×灵敏度	试验假阳性人数(6)=4×(1-特异度)	总阳性人数(7)=5+6	阳性预测值(8)
0.01%	1000000	100	999900	99	9999	10098	0.009804
0.1%	1000000	1000	999000	990	9990	10980	0.090164
1%	1000000	10000	990000	9900	9900	19800	0.500000
10%	1000000	100000	900000	99000	9000	108000	0.916667

（二）生物学效果

诊断试验的目的是通过准确的诊断疾病，减少漏诊和误诊，患者得到尽早的治疗及降低各种医疗成本。可以通过比较不同诊断措施的成本和健康改善评价其生物学效果，即进行卫生经济学评价。由于疾病的发生是一个长期的过程，早期诊断能够使疾病得到早期治疗，从而提高治疗效果，延长生存期。但应注意，在考虑疾病治疗效果及预后改善时，应考虑这种早期发现所导致的"领先时间"，以正确地评价其治疗效果。

第三节　多项诊断试验的联合应用

在一项诊断试验的诊断界值变动时，如提高灵敏度，必然以降低特异度为代价，反之亦然。临床疾病的诊断中，常采用多种诊断试验检查同一名患者，以提高诊断的灵敏度或特异度，避免漏诊或误诊，这种方法称为联合试验。常见的联合试验有平行（in parallel）试验和系列（in series）试验，如表 9-3 所示。

表 9-3　联合试验方式

联合方式	试验 A	试验 B	判断结果
平行试验	+	+	+
	+	−	+
	−	+	+
	−	−	−
系列试验	+	+	+
	+	−	−
	−	+	−
	−	−	−

一、平行试验

平行试验也称为并联试验，是指联合试验的几个指标中有一个阳性即诊断为阳性。

此法提高了灵敏度，但特异度和阳性预测值有一定程度的降低，假阳性率增加，减少了漏诊率。此法常用在急症患者或外地患者复诊困难、需做出迅速判断时，或漏掉一个患者后果严重时。此时：

$$联合灵敏度（平）= A 灵敏度 + [（1-A 灵敏度）×B 灵敏度] \qquad (9-15)$$

$$联合特异度（平）= A 特异度 × B 特异度 \qquad (9-16)$$

二、系列试验

系列试验也称为串联试验，是指几个指标均为阳性才能诊断为阳性。这在临床上可以避免误诊的发生、提高特异度、减少误诊率。当误诊能造成严重后果时，应该用系列（串联）试验。有时候某些诊断试验具有一定危险或价格昂贵，也常采用串联试验，先使用特异度高的试验方法排除多数假阳性患者，使较少的患者暴露于高危险诊断试验中。但串联会增加漏诊率，临床应加以注意。

$$联合灵敏度（系）= A 灵敏度 × B 灵敏度 \qquad (9-17)$$

$$联合特异度（系）= A 特异度 + [（1-A 特异度）×B 特异度] \qquad (9-18)$$

三、混合法

根据指标的性质和质量高低，将指标有串联有并联结合起来应用，以达到较好的结果。比如有四项指标，可定为有任何三项阳性判断为阳性，或第一项阳性再加上其他三项中任何一项阳性即判断为阳性，否则即诊断为阴性。也可以考虑把几个指标结合成一个指标，以减少指标数目，便于工作与分析。当混用两个以上诊断试验时，常先选简便、易行、价廉、对被检查人无损伤的试验，后用复杂、价贵、可能有损伤的试验。

在联合试验评价灵敏度、特异度时，应考虑试验间是否独立，也就是各个诊断试验间是否相互影响。如利用血清学检测手段检测 CA125 和利用 CT 诊断肺癌，两种方法原理不同，具有独立性；而利用 X 线和 CT 进行联合诊断，由于两种方法均从占位性病变进行诊断，结果相互影响，就不具有独立性。若不独立，则联合诊断的效果就会变低。

第四节　诊断试验诊断价值的评价及应用

一、受试者工作特征曲线

诊断试验中常选用受试者工作特征曲线（receiver operator characteristic curve，ROC 曲线）来寻找合适的临界点和评价不同诊断试验的价值。ROC 曲线是以灵敏度为纵坐标（Y 轴），1-特异度为横坐标（X 轴），改变诊断界值，计算相应的灵敏度和特异度的数据，在坐标轴上标出各点后连接成的曲线（见图 9-2）。可将曲线中最接近左上角的点作为诊断试验的界值，此时，灵敏度和特异度之和为最大，漏诊率和误诊率之和为最小。绘制 ROC 曲线后，常以曲线下面积（area under curve，AUC）评价不同诊断试验的诊断价值。AUC<0.5 说明该诊断试验无诊断价值，AUC 在 0.5~0.7 说明诊断试验准

确性较低，AUC 在 0.7 以上说明该诊断试验准确性较高。ROC 曲线还可用于比较两种或两种以上诊断试验的价值，ROC 曲线下的面积反映一个试验的整体准确性，面积越大，准确性越高。

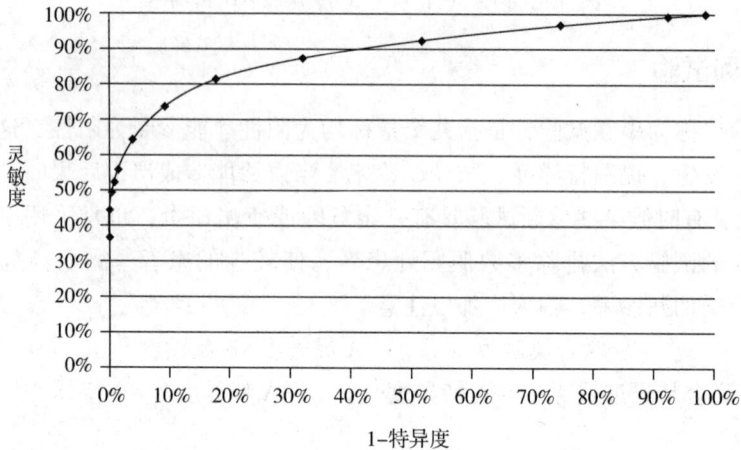

图 9-2 ROC 曲线示意图

二、确定诊断概率

诊断概率用来判断确诊疾病的可能性大小，包括验前概率（pre-test probability）和验后概率（post-test probability）。验前概率是患者进行诊断试验前罹患相应疾病的概率，临床医生一般根据流行病学资料、他人报告、病史体征及专业知识确定；验后概率是患者进行诊断试验后罹患相应疾病的概率，可在验前概率基础上应用诊断试验似然比计算得到。

$$验前比值 = \frac{验前概率}{1-验前概率} \tag{9-19}$$

$$验后比值 = 验前比值 \times 似然比 \tag{9-20}$$

$$验后概率 = \frac{验后比值}{1+验后比值} \times 100\% \tag{9-21}$$

计算诊断试验阳性结果的验后概率用阳性似然比，计算诊断试验阴性结果的验后概率用阴性似然比。

三、确定诊断效率

诊断效率用来判断应用诊断试验确诊疾病的价值。确诊与治疗密切相关，若确诊后，找到一个概率点，使治疗的收益（有病者接受治疗的获益）与风险（无病者接受治疗的风险）相等，这是决定治疗与否的临界点，称为行动点（action point）。诊断概率大于行动点，表明治疗收益大于风险；反之，则收益小于风险。

$$行动点 = \frac{治疗风险}{治疗风险 + 治疗收益} \times 100\% \qquad (9-22)$$

任何一种疾病不可能诊断概率为 0 时才排除诊断，当疾病诊断概率低于一定数值时，无需进一步诊断，仅进行观察处理即可，此值即为疾病的诊断阈值（testing threshold）。同样，任何一种疾病不可能诊断概率为 100% 时才能确诊，当疾病诊断概率达到或超过一定数值时，可停止进一步诊断，开始治疗，此值即为疾病的治疗阈值（treatment threshold）。

$$诊断阈值 = \frac{灵敏度 \times 治疗风险 + 阳性似然比 \times 诊断试验风险}{灵敏度 \times (治疗风险 + 治疗收益 \times 阳性似然比)} \times 100\%$$

$$(9-23)$$

$$治疗阈值 = \frac{特异度 \times 治疗风险 - 诊断试验风险}{特异度 \times (治疗风险 + 治疗收益 \times 阴性似然比)} \times 100\% \qquad (9-24)$$

诊断试验风险即为无病者接受治疗的风险。当诊断试验风险很小，远低于治疗的收益时，可取其值为 0，此时诊断阈值和治疗阈值公式简化为

$$诊断阈值 = \frac{1}{1 + 阳性似然比 \times \dfrac{治疗收益}{治疗风险}} \times 100\% \qquad (9-25)$$

$$治疗阈值 = \frac{1}{1 + 阴性似然比 \times \dfrac{治疗收益}{治疗风险}} \times 100\% \qquad (9-26)$$

诊断试验仅在疾病不能确诊的情况下才有应用价值，即诊断概率处于诊断阈值与治疗阈值之间。如果诊断概率出现下列情况，可参考以下进行合理处理：①小于诊断阈值：暂时观察，无需进一步诊断试验；②介于诊断阈值和行动点之间：需进一步诊断，如无其他诊断试验共同验证，此时治疗的风险大于收益，治疗应慎重；③介于行动点和治疗阈值之间：需进一步诊断，如无其他诊断试验共同验证，此时治疗的收益大于风险，可以采取治疗措施；④大于治疗阈值：无需进一步诊断试验，直接进行治疗；⑤介于诊断阈值与治疗阈值之间：进一步明确诊断，直到达到治疗阈值，开始治疗。

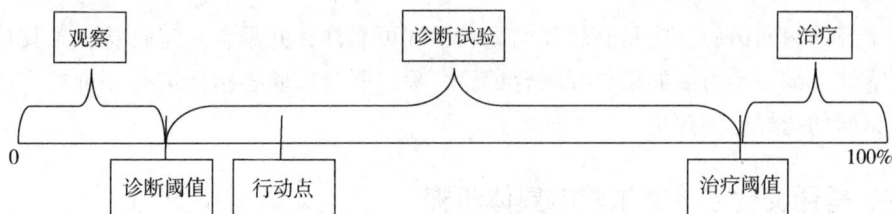

图 9-3　诊断阈值、行动点、治疗阈值示意图

第五节　诊断性研究的评价

一、诊断试验是否与金标准进行盲法比较

这是诊断性研究评价的核心指标，包含了两方面的含义。一是金标准选择是否合理。诊断性研究中使用的金标准定义是否清楚，是诊断性研究评价的关键。只有金标准合理，才能正确判断"有病"和"无病"人群，否则将导致诊断性研究失败。二是是否采用同步盲法比较。诊断性研究的评价需对所有观察对象进行金标准和诊断试验两种检验，在整个研究过程中，检测人员只进行检测，而无需知道他所检测的对象到底有病还是无病，两种诊断方法独立进行。

二、研究对象的代表性

诊断性研究病例组应包含病例的各组证型和疾病分期，而无病者最好是患有易与该病混淆的干扰疾病患者。在诊断试验中，一般不宜选择正常人群作为对照，否则会导致其灵敏度或特异度的过分夸大，体现不了鉴别诊断的意义。

三、样本量是否足够

诊断试验要有足够的样本量。样本过少，代表性不够，结果不稳定，过大又会增加研究费用和工作量。

四、诊断试验的界值是否合理

诊断界值直接影响了其假阳性率、假阴性率，也就是直接影响了诊断试验的灵敏度和特异度。因此在界值选择时应慎重。可以借鉴统计学参考值或 ROC 曲线，根据临床需要确定界值。

五、诊断试验的评价是否考虑真实性、可靠性和收益

一个好的诊断试验，应具有较高的真实性和可靠性，并具有一定收益。尤其是真实性和可靠性，缺一不可。如果选择联合试验，除对联合试验各指标进行评价外，也需对各单项试验的指标分别评价。

六、是否交代了诊断试验的具体步骤

诊断性研究是否把试验的步骤详细列出，包括研究对象、试验仪器、试验条件和环境等，有利于临床借鉴和验证。

七、临床价值及适用性

诊断性研究的评价需考虑临床价值及适用性，包括：①结果是否适用于自己的患者；②评估应用该试验似然比估计的验后概率；③诊断试验结果多大程度上改变了对诊断概率的估计；④诊断试验结果多大程度上改变了对患者的处理；⑤治疗收益及治疗风险等。

第十章　治疗性研究与评价 ▷▷▷▷

治疗性研究与评价是临床流行病学的重要内容之一。随着新药、新的治疗方法的不断问世，许多疾病的治疗药物、方法和手段日趋多样化，如何从中选择安全、有效的干预措施，指导临床实践决策，已成为临床工作的一项重要任务。因此，学习和掌握必要的治疗性研究和评价方法对医务工作者具有重要意义。

第一节　概　述

一、概念

治疗性研究与评价是指在临床实践中以特定人群为受试对象（患者），通过科学严谨的设计及精确的测量，以发现和证实干预措施（药物或治疗手段）对特定疾病治疗的有效性和安全性，并对其效果进行客观评价。目的是提高治愈率，降低病残及病死率，提高生存质量，改善人体健康。

中医药的临床治疗性研究是指在中医理论指导下，对中医临床诊断和治疗（包括中药、针灸、推拿手法等）加以验证，证明其有效性与安全性。传统的中医临床评价多依赖中医专家和医师在临证实践过程中对个案病例或系列病例的经验总结，其明显的不足在于偏倚难以控制，结果重复差；现阶段的中医药临床治疗性研究要求采用国际公认标准和严格的试验设计去衡量其疗效，以增强中医药临床研究的科学性、客观性和可靠性。

二、基本特点

与基础研究、动物实验相比，治疗性研究具有以下特点：

1. 研究对象的复杂性　临床治疗性研究的对象主要是人，且多数是患者。人类生命活动的复杂性和疾病转归的复杂性对临床研究提出更高要求。基础医药研究的许多成果是在实验动物模型上完成并最终外推至人体进行验证的，由于实验动物与人类的不对等性，也增加了临床研究的复杂性。中医药临床实践有辨证论治、同病异治、异病同治与个体化用药、干预措施变异性大等特点，同样会增加临床试验中对研究对象证候特征、效果及预后特征认识的难度，使得研究对象具有更大的复杂性。

2. 测量指标的不稳定性　由于不同个体在生理、心理、社会和环境等诸多方面存在差异，且经常处于动态变化中，导致在临床治疗性研究中所测量的指标结果存在较大的差异，离散度大，影响或降低研究结果的准确性。研究对象的主观行为和性格、试验环境变化等因素均能造成测量结果的偏倚，采用随机化分组、设置对照组和安慰剂等措施是保证非处理因素分布均衡的重要手段。中医药的传统临床评价多以望、闻、问、切四诊合参的信息为主，对中医专家和临床医师的依赖性强，难以客观化和标准化，导致了中医药临床试验评价指标稳定性差、主观性较强。中医药的现代临床试验在检测指标选择上参考了西医学诊断指标进行设计，如对中医脉象的"位、数、形、势"特征可基于脉搏压力图进行提取和分析，对中医"证候"特征则可依据临床大样本调查获得对应的现代医学指标。

3. 临床试验的特殊性　生命安全和健康是临床试验必须考虑的首要因素。任何施于患者的试验措施均不能对人体产生进一步的伤害或增加患者新的痛苦，更不能延误患者的治疗或加重病情。临床试验亦不能增加患者的额外经济负担。中医药临床试验还必须考虑到中医药治疗或干预过程中现代医学治疗措施的应用与其对中医药临床试验结果的可能影响，临床中西医结合治疗方案的广泛应用不可避免地会对中医药的临床药效与安全评价造成一定的干扰。

鉴于临床试验具有一定的风险，因此各国都制定了标准化的临床试验管理规范（Good Clinical Practice，GCP），目的在于保护患者，保证临床试验有效性、安全性、数据的质量和科学性。临床医学研究涉及医学道德与伦理学问题，须遵循《赫尔辛基宣言》及其他相关法规和准则，并得到相关伦理委员会的批准。

三、新药临床试验的分期

我国新药临床试验分为四期。

Ⅰ期临床试验：为初步的临床药理学及人体安全性评价试验。观察人体对于新药的耐受程度和药物代谢过程，为制定给药方案提供依据。要求试验组病例数为 20~80 例。

Ⅱ期临床试验：为随机盲法对照临床试验。对新药有效性及安全性做出初步评价，推荐临床给药剂量。要求试验组病例数为 100~300 例。

Ⅲ期临床试验：为扩大的多中心临床试验。应遵循随机对照原则，进一步评价有效性、安全性。要求试验组病例数为 1000~3000 例。

Ⅳ期临床试验：新药上市后监测。在广泛使用条件下考察疗效和不良反应（特别是罕见不良反应）。要求试验组病例数不少于 2000 例。

这里的试验组病例数是我国《新药审批办法》中规定的最低试验组人数。新药的临床试验，除考虑有效性外，更重要的是安全性。药物的不良反应，尤其是严重不良反应的发生率一般均较低，只有在样本量足够大的情况下才能监测到。

四、治疗性研究评价的重要性

传统的临床治疗性研究多属于经验总结，缺乏严格设计的前瞻性研究或回顾性研究颇多，因而研究结果的真实性有许多质疑之处，临床应用的重复验证也存在一些问题。20 世纪 80 年代以来，随着临床流行病学及循证医学的发展，国内外在临床治疗性研究与评价方面取得了较大进展，越来越多的随机对照试验和多中心临床试验的研究方法被用于临床治疗性研究，不断取得新的研究成果，一些高水平的随机对照试验研究否定了某种（些）"传统有效药物或措施"的效力，如冰冻疗法治疗溃疡性出血、乳内动脉结扎治疗顽固性心绞痛、抗心律失常药物预防急性心肌梗死致猝死等，极大促进了临床治疗的进步，对于提高临床治疗或预防水平有着重要的意义。

面对众多临床治疗性研究试验的结果，需应用临床流行病学关于治疗性试验的原则和国际公认的评价标准进行严格评价，方能肯定有价值的研究结果，并用于提高临床治疗水平。同时，在这一评价过程中，也能提高自己的批判与接受能力，既能防止误导，又能提高自己的学术水平。

第二节　治疗性研究的设计与实施

一、设计的基本原则

与实验设计一样，临床治疗性研究也要遵照随机、对照、重复、均衡的原则。此外，由于临床治疗性研究的特殊性，还要遵循如下三个原则：即伦理原则、盲法原则和多中心试验。

（一）伦理原则

中医临床治疗性研究应优先考虑到人的利益及相关伦理道德的问题，必须符合《赫尔辛基宣言》和国际医学科学组织委员会颁布的《人体生物医学研究国际道德指南》的道德原则，即公正、尊重人格、力求使受试者最大限度收益和尽可能避免损害。必须得到有关药品监督管理部门或所在医疗单位伦理委员会的批准，同时得到受试对象或其家属、监护人的知情同意。

（二）盲法原则

盲法指在临床试验中研究者或受试者不知道试验对象分配所在组接受的是试验措施还是对照措施的试验方法。盲法的目的是克服可能来自研究者或受试对象的主观因素所导致的偏倚，但是其实施通常存在一定程度的伦理道德问题，应注意其可行性。盲法有单盲、双盲和三盲之分，与之对应的是开放性试验。

（三）多中心试验

多中心试验指由一个或几个单位的主要研究者总负责，多个单位的研究者合作，按照同一方案进行临床试验。具有试验时间短、研究范围广、样本代表性好、结论外推性强等优点，但由于参与研究的单位和人员较多，对质量控制和标准化有更高的要求。事前应对工作人员进行统一严格培训，试验统一方案、同步进行、及时沟通，并对试验过程中的各种处理方法、检测方法、评价方法进行标准化。

二、实施的步骤

（一）　明确研究目的

一项高质量的临床治疗性试验研究，必须要有明确的研究目的，具有科学依据、临床重要价值，基于研究目的确立研究方案、设立观察指标、技术路线及统计分析策略等来解决所发现的问题。

临床治疗性研究的目的主要有：评估药物治疗的有效性与安全性；研究药物的剂量效应关系；比较不同给药方式效果的差别；比较不同药物间治疗效果及卫生经济学评价；研究药物间的交互作用；评估老药新用的效果；确定药物在特定患者或环境下的治疗效果等。

（二）　选择合理的研究设计方案

根据研究课题的具体情况，选择合理的研究设计方案。治疗性研究可选的试验设计方案有：试验性研究设计方案和非试验性研究设计方案。

1. 试验性研究设计方案　主要包括随机对照试验、单病例随机对照试验、交叉对照试验、前后对照试验、非随机对照试验、历史对照试验等。

2. 非试验性研究设计方案　代表性方案有队列研究和病例对照研究，由于属于非试验性研究，其证据强度要弱于试验性研究。

（三）　明确试验的干预措施

临床治疗性试验所应用的药物或治疗措施，要遵循《赫尔辛基宣言》的规范原则，要有科学依据，要有临床前期的观察证明其有效性和安全性，否则任何药物或治疗措施是不容许做临床治疗性试验的。在实验设计时，应明确规定干预措施实施的起点、终点、强度与持续时间、实施方法等。如是治疗药物应明确规定药物的剂量、剂型、给药途径、疗程、治疗方案等。整个试验中干预方案要统一、标准化，不得随意更改。

（四）　疗效指标的选择与测量

选择恰当的效应指标也是试验设计中要考虑的一个基本要素。如果指标选择不当，未能准确反映治疗效应，获得的研究结果就缺乏科学性。疗效指标的选择应注意以下几点基本要求。

1. 尽量选择客观的指标　客观的指标往往是通过精密设备或仪器测定得到，可排除人为因素的干扰，数据更准确、可靠，能真实显示试验效应的大小或性质。主观性指标来自观察者或受试对象的主观感受，易受心理状态与暗示作用的影响，误差较大，在科研中应尽量少用。若研究中一定要用主观指标，如中医的辨证，这时研究者应想办法采取措施尽量减少主观心理因素的影响。

2. 选择精确性高的指标　精确度指测定值的可重复性，研究中最好能选择一个既准确又精确的指标来反应试验效应。

3. 选择灵敏度与特异度高的指标　灵敏度高的效应指标，对处理因素反应灵敏，能将处理因素的效应更好地显示出来，减少受试对象出现假阴性的可能；而特异度高的效应指标，与所研究的问题具有本质性联系，特异性强，不易受非处理因素的影响，可减少受试对象出现假阳性的可能。因此，为了得到准确可靠的研究结果，医学研究中最好选择那些灵敏度和特异度均较高的指标来反应试验效应。

疗效指标的测量原则上应采用盲法观察、测量和评价。对于主要凭患者主诉症状改善及医生物理诊断中软指标作为疗效评价指标的应采用双盲试验。而对于用客观测量指标（如病理、生化、免疫学指标等）判断疗效的试验，则可以不用盲法。

（五）　选择合适的研究对象

临床治疗性研究中，研究对象的选择尤为重要，应根据研究目的选择合适的研究对象，以确保受试对象的代表性、同质性及依从性。

1. 确定病例的来源　在试验设计时，应根据研究目的和要求、试验要求的样本量及技术力量等确定病例的来源，包括病例来自哪一地区、哪一级别的医院，是门诊病例还是住院病例等。

2. 明确病例的诊断标准　要求纳入的每个研究对象必需符合公认的临床诊断标准。诊断标准要统一，具有权威性，并尽可能地利用客观的诊断标准。

3. 制订纳入与排除标准　为了避免过多过杂的临床病症的干扰，维持研究对象主要特点的相对同质性，从而获得较为准确的治疗观测结果，需要在符合诊断标准的病例中，根据研究目的制订明确的病例纳入标准和排除标准，以选择合格的受试对象进行试验。但需注意纳入标准的制订不宜过严，排除标准也不宜过多，否则就可能影响研究结果的外推性及适用性。此外根据医学伦理学原则，凡参加临床试验者都要签署知情同意书，以保证研究对象的依从性。

（六）　估算样本含量

样本含量的估算是根据研究设计方案类型及有关假设检验的若干参数水平（如检验水准、检验效能、容许误差等）进行科学计算的，以保证研究课题需要的最低样本量，以避免样本量的不足影响研究质量。

（七）　随机化分组及设盲

保证影响治疗结果的因素在组间具有可比性是准确估计和比较干预效果大小的前提。随机化分组是获得组间可比性最可靠的方法，目的是使非研究因素在组间分布均衡，以减少偏倚，增加试验结果的准确性。随机分组就是所有符合入组标准的受试者都有均等的机会被分配到试验组或对照组，分组不受研究者、临床医生及受试者的主观意志影响。为保证随机分组的可靠性，可利用随机数字进行分组。常用的随机分组方法有：简单随机分组、分层随机分组、区组随机分组。

治疗性研究中常常通过询问病史、观察患者反应、测量指标等方法获取资料，由于研究者或医生、患者、检验人员的主观倾向性，易出现信息偏倚。研究者希望自己的研究取得阳性结果，在询问患者时不自觉地暗示患者，而患者为取悦医生会有意无意地夸大效果。凡此种种，均可由于研究人员与研究对象的主观倾向，造成不真实的结果。因此，为避免此类偏倚，增强结果的真实性，在临床治疗性研究中应实行盲法观察和评价。下面以双盲临床治疗性试验为例，介绍其操作过程。

1. 盲法编码 又称处理编码，是用随机化方法写出的受试者所接受处理的随机安排。一般采用文字形式予以确定。处理编码可以是受试者号排列的编码，也可以是按处理排列的受试者号。药品按处理编码进行分配包装以后，处理编码又称盲底。在双盲临床试验中，如果两组病例数相等，应采用两级设盲方法，即设置两级盲底，一级盲底列出与受试者编号相对应的 A 组或 B 组，二级盲底给出 A 组和 B 组所对应的治疗方法。如果两组病历数不等，应采用一级设盲方法，即设置一级盲底，直接列出与受试者编号对应的治疗方法。

2. 药品准备 在申办者所准备的药品中（试验药与阳性对照药或安慰剂）进行随机抽样，提供相应的药检报告。安慰剂的检测内容包括外观、形状、大小和颜色等是否与试验药物一样，鉴别两者的真伪，崩解度、重量等有无差异及测定是否符合质量标准等。其次，申办者按试验方案中受试者访视间隔时间分装药品，根据试验需要可多加 2~3 天的附加量，以备受试者不慎将药片遗落毁损，或者不能赶上下一次随访之补充，多余药品需在下一次随访时收回、点数，并在病例报告表上做出记录。

3. 标签与药盒准备 标签上面印刷的内容主要有某药物的临床研究用药、规格、用法、试验批准文号、生产厂家，还需有药品编号一栏，供编制处理编号时填写。受试者分为几次就诊发放药物时，应包装几个受试药瓶（盒），每一受试者的全部试验药应用一个大包装药盒。大小包装盒上均需要有标签。每次访视发药量有变化的，还需在药瓶标签上列出第几次访视时发放的字样。标签上不应出现 A、B、甲、乙或具体药物名称。

4. 应急信件的准备 信封上印有某药物的临床试验的应急信件、药品编号和遇紧急情况揭盲的规定。如果拆阅，需注明拆阅者、拆阅日期、原因等，并在病例报告表中记录。信纸上印有某药物的临床研究、药品编号和分组。信纸装入相应的信封后密封，随药物发往各个临床试验中心，在试验结束后统一收回。信纸上写明该药盒所放置的具体药物名称、处理方法及应立即汇报的单位和地址。

5. 按处理编号对药品进行包装和编号 由与本次临床试验无关人员，根据已形成的处理编码将药物分装入每个受试者所使用的药盒中，并写上相应的处理编码，大药盒内的分装药瓶也需写上该编码。当各次访视所发放药物不相同时，还需填上第几次访视时发放。整个过程需要有人监督和质控。

6. 处理编码和药品分装的编盲 记录全部药品编码过程应由编盲者书写成文件形式，即编盲记录，作为该临床试验的文件之一保存。其内容应包括申办者药品的准备、包装、用法、储存要求、发放办法，随机处理编码的产生，对试验药与安慰剂的检验报告及按每个受试者包装的药盒、应急信件、盲底的保存、揭盲的规定和各个临床试验中心分配药物的编号等。

7. 包装后药盒的发放　将包装好的试验用药盒按随机分层的中心编号，与相应药品编号的应急信件一起送往各个临床试验中心。

8. 盲底的保存　全部处理编码所形成的盲底连同产生随机数的初值、分段的长度等一式两份密封后分别交本次临床研究主要研究单位的国家药品临床研究基地和申办单位妥善保管，试验期间盲底不得拆阅。如果发生了任何非规定情况所致的盲底泄露，并影响了该试验结果的客观性，则该试验将被视为无效。

9. 应急信件与紧急揭盲　从医学伦理学方面考虑，双盲试验应为每个编盲号设置一份应急信件，信件内容为该编号的受试者所分入的组别及用药情况。应急信件应密封，随相应编号的试验药品发往各临床试验中心，由该中心负责保存，非必要时不得拆阅。在发生紧急情况，如严重不良事件，或患者需要抢救必须知道该患者接受到的是何种处理时，由研究人员按试验方案规定的程序拆阅。一旦被拆阅，该编号受试者将中止试验，研究者将中止原因记录在病例报告表中。所有应急信件在试验结束后随病例报告表一起收回，以便试验结束后进行盲态审核。

试验方案中要对严重不良事件及事先未预料到的意外情况做出规定，包括如何应急揭盲、如何处理、如何报告等。试验结束时应对破盲的原因、范围和时间做出分析，作为对疗效与安全性评价的参考。

10. 盲态审核和揭盲规定　盲态审核是指最后一个病例报告表输入数据库以后，直到第一次揭盲之前，对数据库数据进行的核对和评价。

当所有病例报告表经双份输入并核对无误后，由数据管理员写出数据库管理报告，其内容包括试验完成情况（含脱落受试者清单）、入选和排除检验标准、完整性检验、逻辑一致性检验、离群数据检验、时间窗检验、合并用药检验、不良事件检验等。

在盲态审核会议上，由主要研究者、申办员、监察员、数据管理员和生物统计专业人员对受试者签署知情同意书、试验过程盲态保持情况和试验过程的紧急揭盲情况等做出审核，对数据库检查报告中提出的问题做出决议，并写出盲态审核报告。数据库同时将被锁定。

数据库锁定后由保存盲底的工作人员进行第一次揭盲，此次揭盲只列出每个受试者所属的处理组别（如 A 组或 B 组），而并不标明哪一个为试验组或对照组，交由生物统计专业人员输入计算机，与数据文件进行连接后，进行统计分析，同时将标明 A 组或 B 组所属组别的资料作为盲底再次封存。当统计分析结束后进行第二次揭盲，此次揭盲标明 A、B 两组中哪一组为试验组。当试验方案的试验组和对照组例数不相等时，只有一次揭盲。

第三节　治疗性研究结果分析

根据研究目的、试验设计方案要求对原始资料进行归类整理，建立数据文件。然后结合资料类型选择正确的统计方法处理资料。主要内容有：列出主要和次要指标的分析方法、亚组分析方法；比较试验组和对照组患者的基线特征；失访、退出及脱落患者的情况；如何处理偏倚和缺失数据；如何解释结果；如何报告试验结果的有效性和安全性等。

一、资料的整理

对试验中获得的原始记录包括病历、观察表、临床化验及各种检查结果进行全面核查，以保证原始资料的完整性。然后通过计算机建立数据库，双人独立录入所有资料，并进行逻辑纠错，保存并锁定数据库用于统计分析。

二、统计分析

临床治疗性研究一般需要进行基线资料均衡可比、疗效、安全性及成本效益等方面的评价分析，这里只介绍疗效的统计分析。

（一）描述性统计分析

按临床治疗性研究资料属性不同采用不同的统计描述，定量资料常用均数与标准差表示其集中趋势和离散趋势，定性资料常用频数（如有效例数）、百分率（如有效率）等指标描述。

（二）推断性统计分析

临床试验除分析不同组间效应差异是否有统计学意义外，还要判断差异是否有临床实际意义，尤其是针对新的药物或干预措施的评价。传统的假设检验形式为：无效假设 H_0：A 药的疗效 = B 药的疗效；备择假设 H_1：A 药的疗效 ≠ B 药的疗效。结论：若 $P >$ 0.05，按 $\alpha = 0.05$ 的检验水准不能拒绝 H_0，但并不意味接受 H_0，不能得出两药疗效的总体参数相等，此时有可能两药疗效的参数确实相似，也有可能是检验效能不够，尚需更大样本量进行检验；若 $P \leqslant 0.05$，则拒绝 H_0，接受 H_1，两药疗效的差别有统计学意义，提示两药疗效的参数确实不相等，但这种统计学意义的差异不一定具有实际的临床意义，也可能其临床意义是非劣效性、等效性或优效性。由于传统的假设检验不能准确区分两药疗效差异的方向性和体现差异大小所揭示的临床实际意义，所以临床治疗性研究统计分析需要建立有别于传统的假设检验。

1. 非劣效性试验、等效性试验和优效性试验及其假设检验

（1）非劣效性试验（non-inferiority trial） 主要目的是推断对试验药的疗效在临床意义上不差于（非劣于）对照药的疗效。如果我们允许 A 药疗效比 B 药疗效低一定范围，仍然认为两药疗效相当，即确定 δ 表示临床意义上判断疗效不差所允许的最大差值，则如果治疗差异 $> -\delta$，便是试验药非劣效于对照药。常称 δ 为非劣效性试验的判断界值。非劣效性试验的假设检验如下：

H_0：A 药的疗效 - B 药的疗效 $\leqslant -\delta$；

H_1：A 药的疗效-B 药的疗效>-δ

结论：若 $P>0.025$，按单侧 $\alpha=0.025$ 的检验水准不能拒绝 H_0，即无法判断 A 药不差于 B 药；若 $P\leqslant0.025$，则接受 H_1，可以认为 A 药不差于 B 药。

非劣效性试验的假设检验为单侧检验，一般情况下其样本量是优效性试验的 4 倍以上。

（2）等效性试验（equivalence trial） 主要研究目的是要显示两种或多种处理的效应间差异的大小在临床上并无重要性的试验，即试验药与阳性对照药在治疗上相当。通常通过显示真正的差异在临床上可以接受的等效的上下界值之间来证实，该等效界限一般是有临床意义的具体数值，当难以确定时，也可以参照用平均数的 95% 到 105% 或平均数的 90% 到 110% 作为等效界限。等效性试验的假设检验如下：

H_0：A 药的疗效-B 药的疗效$\leqslant-\delta$，或 A 药的疗效-B 药的疗效$\geqslant\delta$

H_1：$-\delta<$A 药的疗效-B 药的疗效$<\delta$

结论：若 $P_1>0.025$ 或 $P_2>0.025$，按 $2\alpha=0.05$ 的检验水准不能拒绝 H_0，即无法判断 A 药等效于 B 药；若 $P_1\leqslant0.025$ 且 $P_2\leqslant0.025$，则接受 H_1 假设，可认为 A 药等效于 B 药。

等效性试验的假设检验需要在两个方向上同时进行两次单侧检验，它在建立检验假设、计算检验统计量及估计样本含量等方面与传统的假设检验略有差别。传统假设检验的差别无统计学意义（$P>\alpha$）与等效性检验的等效（$P\leqslant\alpha$）是两个不同的概念。传统假设检验的差别无统计学意义，不一定是等效的，这可能是因为样本例数少、误差大或参数本身相近以致检验效能太低。相反，传统假设检验差别有统计学意义（$P\leqslant\alpha$），也有可能是等效的。

（3）优效性试验（superiority trial） 主要研究目的是显示所研究的药物的反应优于对比制剂（阳性或安慰剂对照）的试验，包括试验药是否优于安慰剂、试验药是否优于阳性对照药或剂量间效应的比较。优效性检验有两种不同的情形：一种是从统计学角度考虑的优效性，其假设检验为：

H_0：A 药的疗效-B 药的疗效$\leqslant0$；

H_1：A 药的疗效-B 药的疗效>0。

结论：若 $P>0.025$，按单侧 $\alpha=0.025$ 的检验水准不能拒绝 H_0；若 $P_0\leqslant0.025$，则接受 H_1，可下统计学意义上优效的结论。有时，这种优效性较弱，可视为边缘优效性。

另一种是从临床意义上拟定的优出一定量 δ 的优效性，其假设检验为：

H_0：A 药的疗效-B 药的疗效$\leqslant\delta$；

H_1：A 药的疗效-B 药的疗效$>\delta$。

结论：若 $P>0.025$，按单侧 $\alpha=0.025$ 的检验水准不能拒绝 H_0，即无法判断 A 药优于 B 药；若 $H_0\leqslant0.025$，则接受 H_1，可以认为 A 药优于 B 药。

如果试验药显示出比安慰剂（对照）具有临床意义优效性，则可确认该试验药的有效性。

2. 可信区间法 除假设检验外，可信区间方法也可用于非劣效性、等效性和优效性的判定。假定总的可信度取 100 （1-α）%，CL 与 CU 分别表示可信区间的下限与上限。

（1）非劣效性试验 按单侧 100 （1-α）%可信度，计算"A 药的疗效-B 药的疗效"可信区间，若（CL, ∞）完全在（-δ, ∞）范围内，或者 CL>-δ，可下非劣效性的结论。

（2）等效性试验 按双侧 100 （1-α）%可信度，计算"A 药的疗效-B 药的疗效"可信区间，若（CL, CU）完全在（-δ, δ）范围内，或者-δ<CL<CU<δ，可下等效性的结论。

（3）优效性试验 按单侧 100 （1-α）%可信度，计算"A 药的疗效-B 药的疗效"可信区间，若（CL, ∞）不包括 0，或 CL>0，可下统计学优效性的结论；若（CL, ∞）完全超出（-∞, δ）范围，或者 CL>δ，可下临床优效性的结论。

3. 方法选择 在药物临床治疗性研究中，研究者应该根据研究目的，具体问题具体分析，选择合适的方法。新研发的试验药一般需要与安慰剂进行优效性试验以比较其真正的疗效和安全性，以判断其上市后的利益风险；如果当前已有曾经优效性试验证实的有效药物的话，还常常与其进行比较，并判定待验证药物的疗效至少不差于（非劣于）已有有效药物作为其上市的最低标准。等效性试验的应用多见于对同一活性成分的生物等效性及血浆无法测定时的临床等效验证。非劣效性试验通常用于与已上市的有效药物或标准治疗方案进行比较以求能提供一个新的治疗选择，少数情况下当安慰剂对照不被允许或违反伦理时，用以间接证明试验药优于安慰剂。对于国内尚未上市的药品，无论是创新药还是仿制药，如选安慰剂为对照则应证实其优效性，如选国内已上市的同一治疗领域的药物作为阳性对照药，则应至少验证其具有非劣效性；与已上市药物相同活性成分的药品比较，应进行生物等效性或临床等效性验证。

第四节 治疗性研究的评价

一项治疗性研究的质量如何，其结论是否可靠，能否用于临床实践，必须经过科学的评价才能得出结论。通常治疗性研究结果的评价从真实性、重要性及适用性三个方面进行。

一、真实性评价

1. 治疗性研究是否为真正的随机对照试验 随机对照试验由于其设计严谨，可有效控制已知或未知的偏倚的干扰，确保研究结果真实可靠，故被称为治疗性研究的金方案。评价一项治疗性研究是否为 RCT 试验，可从以下几个方面进行：①是否采用了真正的随机分组方法，是否交代了具体的随机方法，是否实施了随机分配隐藏；②是否采用了盲法，实施的是单盲、双盲还是三盲，是否按照盲法要求进行操作；③组间基线状态是否具有可比性，有没有具体描述并进行比较；④伴随的辅助治疗是否对结果有影响，有无"干扰"和"沾染"现象。

2. 治疗性研究是否报告了全部研究结果 凡在研究设计中涉及的治疗效应，包括疗效及可能产生的不良反应，均应如实报道。否则视为真实性较差。

3. 治疗性研究是否对纳入对象全部完成了所有治疗 真实性较好的临床治疗性试验，应在报告中反映被纳入研究的全部病例，如各组完成全部试验的病例数，不依从、失访者和试验中因不合格被剔除的例数，以及发生这类情况的原因均应交代。

为了保证研究质量，对于脱落及不依从的病例应该尽量控制在 10% 以内，并进行意向性分析（ITT），确保最终结论的真实性。

二、重要性评价

重要性评价即评价研究对提高临床治疗水平究竟有多大的意义和价值。对于治疗性研究的重要性评价应注重三个方面：正面的疗效强度、负面的效应强度及其精确度。只有疗效佳、负效应小者方有临床价值。

1. 正面的疗效强度 疗效强度通常用率表示，如有效率、治愈率等。仅仅采用统计学方法判定各组间差异有没有统计学意义，已不能充分反映其临床应用的重要程度。近些年来，随着临床流行病学和循证医学的发展，一些能够更好反映临床意义的试验结果指标被广泛应用，主要包括相对危险降低率、绝对危险降低率和需要治疗的人数。

2. 负面的效应强度 通常某种新药的临床治疗性试验，特别是与安慰剂比较时，新药的不良反应往往较对照组显著。因此，在分析和评价治疗性证据时，要注意不良反应的各组发生率、种类及其强度。主要评价指标有：相对危险增加率、绝对危险增加率和需治多少病例才发生 1 例不良反应。

3. 治疗性结果的精确度 研究中采用的各相关指标，仅表示它们效应强度的大小，但效应量的精确度往往会因为样本量大小而有所差异。故在评价其重要性的同时应分析其精确度。通常采用 95% 的可信区间表示。

三、适用性评价

一项临床治疗性研究的真实性和重要性经分析和评价获得肯定结论之后，紧接着要考虑这种有价值的证据是否可被应用于临床实践，需要结合患者自己的实际情况，评价其适用性。通常考虑以下几条规则。

1. 被评价的证据是否与患者情况相符 任何治疗性研究所产生的有价值的证据，应该审查疾病的诊断标准是否可靠，证据中研究对象的纳入标准是否与拟引证的患者相符，其生理功能与病理学依据、病情特点、年龄、性别及社会经济状况是否存在差异等。假若以上特点一致或大体一致，则该治疗性证据就认为是适用，否则就不适用。

2. 拟采用的治疗证据是否可以在本单位医疗条件下采用 对于拟采用的有效治疗措施，需要在具有一定医疗水平、医疗条件的医院才能被采用，此时要考虑医生的技术水平、医院的管理机制及设备条件、患者的意愿及经济承受能力等。如冠心病的介入治疗，即使这类治疗证明对患者有利且效果较好，但不具备上述条件，这也是不可行的。

3. 从该治疗性证据中估计患者的利与弊 对拟采用可行性好的有效治疗措施，一定要保证利大于弊，且要有量化指标为依据。通常采用 NNT（益处）及 NNH（害处）进行评价。

4. 考虑患者对于治疗措施的价值取向与期望 在临床治疗实践中，一定要尊重患者对治疗的价值取向，即愿意接受或者不愿意接受某种治疗措施，而且要了解患者对治疗结局的有关期望。在选择治疗措施或方案时注重疗效的同时要保证不良反应最小化。如果有几种备选药物同时存在，且它们的疗效与不良反应相似，则应优先选择成本低、疗效好、安全的药物。同时，对于任何治疗措施，一定要给患者尽可能清楚的解释，以保持良好的依从性。并在治疗过程中务必认真观察治疗反应，关心爱护患者，增进互信和睦关系，避免产生不必要的误解或纠纷。

第十一章 疾病预后研究与评价 ▷▷▷▷

在临床实践中，患者、家属与医生都会对疾病的发生发展过程及可能出现的结局非常关心。作为患者与家属，关心的重点在于该种疾病是否具有危险性，危险性的大小，治疗方式是否痛苦，疗效如何，能否治愈，是否会产生并发症，是否会复发及复发的概率大小，对于今后的工作与生活是否有影响，治疗后的可能存活年限。而作为医生，主要考虑采用何种治疗方案才能使患者获得较好的预后结局。要解决上述问题，就需要研究不同疾病的预后及影响因素。

第一节 概 述

一、疾病预后的概念及其研究意义

（一） 概念

预后（prognosis）是指对疾病结局的概率性的预测，即对疾病发生之后，未来的发展过程及不同结局（治愈、缓解、迁延、复发、恶化、并发症发生、伤残及死亡等），也包括存活期限及生存质量的一种预先估计。这种估计常以较大的研究样本作为观察单位，以概率作为指标（如生存率、治愈率、复发率）进行衡量。疾病预后研究主要关注四方面问题，包括：疾病会产生什么样的结果（定性）；发生不良结果的概率有多大（定量）；发生不良结果的大致时间；影响不良结果发生的主要因素。

（二） 疾病预后研究的重要意义

疾病预后研究的重要意义主要体现在以下四个方面：

1. 有助于临床医生对某种疾病的发展趋势与后果进行了解，明确进行治疗的迫切性，便于及时做出科学、合理的治疗决策，采取积极的防治措施，尽可能避免疾病不良后果的出现。

2. 研究疾病预后，可用于评价不同治疗措施的效果，有助于促进治疗水平的提高。

3. 研究疾病预后相关的影响因素，有助于对疾病的结局进行干预，改变不良后果，提高诊疗水平。

4. 对疾病预后进行研究，有助于患者及其家属了解疾病的发生、发展趋势，了解可能使用到的不同的治疗方案及相应的经济支出与健康代价，了解改善预后所带来的收益，便于其依据自身实际情况与主观意愿选择适合的资料方案，家属也可根据预后研究对患者疾病的进展与诊治做出心理及经济方面充分的准备。

（三） 研究和评价疾病预后的目的

1. 探索疾病对健康的危害性 通过对疾病预后进行研究，有助于了解疾病在不同时期、不同阶段可能出现的各种后果及发生概率，便于评估其对健康的危害程度。

2. 探索影响疾病预后的重要因素 影响疾病结局的不仅有干预因素，还会受到各种其他因素及疾病自身特点的影响，因此研究对疾病预后有重要影响的因素，有助于采取有效措施，减少和防止不良后果的出现，改善疾病结局。

3. 探索影响预后的生物标志 研究与疾病预后相关的生物标志物，可以更好地指导诊疗过程。

4. 探索改善疾病预后的措施 通过研究疾病的各种不良预后因素，可以有针对性地对其进行干预，从而改善不良疾病结局。

二、疾病的自然史

疾病自然史（natural history of disease）是指在没有任何医学干预的情况下，疾病自然发生、发展直至最终结局出现所经历的整个演变过程。疾病的自然史通常包括四个阶段：

1. 生物学发病期（biological onset） 也称为易感期或起始期，即病原体或致病因素作用于人体所引起有关脏器的生物学反应性病变。这一阶段主要是微观的、分子细胞水平或组织学上的一些复杂的病理生理学改变，一般很难用临床检查手段发现。

2. 临床前期（pre-clinical duration of disease） 也称为亚临床期（subclinical stage），即从疾病开始到出现临床症状或体征这一阶段。该期病变的脏器损害进一步加重，患者通常没有或仅有轻微症状或体征，往往处于"亚健康"状态，需要采取某些实验室或特殊的灵敏度较高的诊断手段检查，才可发现疾病所引起的脏器损害。

3. 临床期（clinical duration of disease） 指患者出现不良症状或异常体征，被临床医师诊断，并开始进行治疗的过程。在该阶段患者病变的脏器损害进一步加重，出现显著的形态学改变或器官功能障碍。

4. 结局（outcome） 指疾病经过上述过程后，发展到终末结局如治愈、伤残、复发或死亡等的阶段。

不同疾病，自然史不同，所引发的预后也有着显著区别。了解疾病的自然史对病因、预后评估及早期诊断、预防、判断治疗效果等都有着重要意义。某些疾病自然史较短如急性传染性疾病，短期内即可出现症状体征，进展较快，短期内即可出现结局，变化小，结局不复杂；而某些疾病如慢性非传染性疾病，疾病自然史复杂，持续时间长，变化多，结局复杂；还有某些疾病，如上呼吸道感染等，属于自限性疾病，即便不给予治疗措施，也可自愈；而某些晚期癌症或艾滋病等病死率极高的疾病，即便积极治疗，预后仍不佳。因此，疾病自然史是医生采取何种治疗对策、患者决定选择何种治疗方案的重要依据。

三、临床病程

临床病程（clinical course）指疾病的临床期，即疾病首次出现症状或体征直到最后结局所经历的全过程。其中可经历各种不同的医疗干预措施。病程与疾病自然史不同，病程可以受到医疗干预（包括各种治疗措施）而发生改变，从而使预后发生改变。如果在病程早期就采取积极的医疗干预措施，往往可以改善预后；如果在疾病晚期进行医疗措施干预，效果则不明显，疾病预后相对较差，因此临床医师需要重视临床病程，清楚掌握并了解各种疾病的临床病程特点对预后的判定有着重要意义。

四、影响疾病预后的主要因素

（一）预后因素的定义

预后因素（prognostic factor）是指一切能影响到疾病结局的因素，强调患者若具有这些因素，其病程发展过程中出现某种结局的概率就可能发生改变。任何疾病的发生、发展过程中都会有许多因素对其产生影响，发生不同的结局。因此，研究预后因素将有助于临床医生进行医学干预，包括筛检、早期诊断、积极治疗和改变患者的不良行为模式等，从而对疾病预后的改善奠定基础。

（二）疾病预后因素与疾病危险因素的区别与联系

预后因素与危险因素有一定的区别：危险因素从严格意义上讲，是描述未患疾病者暴露于某些因素后，发生疾病的可能性增加。预后因素是指疾病发生后，对未来病程的一种预测，与疾病过程及结局有关的因素。对危险因素而言，事件是疾病的发生；而对于预后因素来讲，事件是疾病的不同结局。危险因素常用于病因学研究中，疾病发生率较低，暴露与危险之间的关系常不十分清楚，需要依赖大样本量的人群，长时期的观察研究后才能得出结论；预后因素预测发病后的结局，频率高于发病，因此研究样本量相对较小。

二者之间并非毫无关联，对于某些疾病，危险因素可能同时是预后因素，但对于某些疾病来说二者可能完全不同。因此二者之间的关系可表现为三种情况：

1. 作用相似 某种因素既可以是疾病的危险因素，同时与该病的不良预后也有关联。例如吸烟对于心脑血管疾病既是危险因素，又是预后的不良因素。

2. 作用相反 例如高血压是发生心肌梗死的危险因素，但对于预后因素来说，如果患者正处于急性心梗期间，血压低是一个不良征兆，预后较差。

3. 只与二者其一有关联 例如吸烟仅是肺癌的危险因素，与预后关系不明显；而心前壁梗死只影响急性心梗的预后，与危险因素无关。

（三）疾病预后因素的常见种类

影响疾病预后的因素复杂多样，大致包括以下几个方面：

1. 疾病本身特征　包括疾病的性质、病程、临床类型及病变程度等。例如恶性肿瘤的生长部位、组织类型、有无淋巴结转移及转移程度等对预后影响都很大。

2. 患者特征　包括患者遗传特征、免疫系统功能，年龄、性别等人口学特征，营养状况等身体素质，以及心理因素、行为特点等。例如老年人、营养状况和心理素质差的患者相对预后较差。

3. 致病因素特征　包括致病因素的致病能力与剂量，例如致病微生物的毒力与繁殖力，病原微生物感染越多，引起的疾病越严重，疾病的预后也越差。该类因素往往既是疾病的危险因素也是影响疾病预后的重要因素。

4. 早期诊断及时治疗　对任何疾病，能否得到早期正确诊断和及时合理的治疗都是影响预后的重要因素，尤其对于恶性程度较高的疾病，如能得到早期诊断、及时治疗，常能获得较好的预后。要做到对疾病早期诊断，需要患者本人具有一定的健康与疾病的相关认识并且足够重视，发生疾病及时就诊；临床医生需要具有精湛的诊疗技能，对疾病能够诊断准确并给予及时治疗。此外，可对疾病开展筛检，运用快速、简便的检验、检查措施在健康人群中将那些可能有病但表面健康的人与真正健康的人群区分开来，对筛检阳性的和可疑阳性的人必须进行确诊检查，以便早期诊断、及时治疗。

5. 医疗条件　医疗条件的优劣直接影响疾病预后。不同级别医院医疗条件不同，对于同一种疾病可能有完全不同的预后。医疗条件除了包括硬件设施外，医生的诊疗水平也是重要的影响因素。

6. 社会、家庭因素　主要包括医疗制度、社会保险制度、家庭成员关系、家庭经济状况、家庭文化教养等，都会影响到疾病的预后。

7. 其他预后影响因素　其他一切可以改变疾病进程及特定结局发生概率的因素，包括疾病标志物、患者对医护人员的依从性等。

第二节　疾病预后的评定方法及步骤

一、疾病预后研究常用的设计方案

疾病预后研究包括预后因素的研究及预后的评定两个方面，根据研究的目的及可行性，选择研究设计方案，包括描述性研究、分析性研究（队列研究、病例对照研究）、试验性研究（随机对照试验）等。

1. 队列研究　属于分析性研究，是疾病预后研究的最佳研究方案。队列研究还可描述疾病发生发展全过程中的不同时间段疾病特征及变化、不同阶段结局出现的概率等；描述疾病自然史，最短、最长及平均潜伏期，不同时期的症状及出现概率，不同时期免疫细胞、抗体水平等特征值及变化趋势；描述发病后可能出现的各种并发症及死亡出现的最早、最迟与平均时间及相应概率等。

2. 病例对照研究　根据同类疾病患者不同结局划分为病例组与对照组（如可将疾病结局为死亡者划分为病例组，结局为痊愈者划分为对照组），分别对两组进行回顾性分析，追溯两组在过去时期某种可疑因素或干预措施暴露情况的差异性，以找出影响不同结局的措施或因素。

3. 随机对照试验 能有效控制各种偏倚与混杂因素的影响，是研究干预措施疗效的金标准方法，但实施难度较大。

二、疾病预后的评定步骤

1. 提出研究问题 大多数预后研究为前瞻性，花费较大，费时费力，因此在开始之前，必须通过查阅文献等方法提出具有科学性、能够解答的研究问题，明确研究目的。

2. 确定研究方案 方案的确定受到研究目的、预试验的结果、研究的时间及人力、物力的安排等因素的影响。

3. 确定研究对象 对于不同的设计方案，研究对象的选择方式不同。病例对照研究病例组是患病且已出现目标结局的患者；对照组是患某病但没有出现该结局但病程相同的患者。队列研究或随机对照试验，研究对象选择的关键在于患者的病程及观察起点应尽可能一致，研究对象最好是新诊断的并且是尚未出现目标结局的患者。纳入的研究对象需有公认的诊断标准、明确的纳入和排除标准。

4. 确定研究因素 根据研究目的，明确所要研究的预后因素及其定义、检测（调查）方法等。

5. 确定研究结局 在进行疾病预后研究时，需要明确疾病结局的定义。通常疾病的两种极端结局（如痊愈、死亡）较为容易判定，而有些结局（如心肌梗死、残疾等）的判断容易出现偏倚，需要采用盲法等措施避免偏倚的出现。

6. 确定样本含量 可利用预实验结果等资料利用公式法计算得到，也可利用经验法。经验法的原则为：确定预后因素的数量，样本量为预后因素个数的 10 倍。

公式法有两组率的比较与均数的评价两种。

（1）两组率的比较研究的样本含量估计公式为：

$$n = \frac{\left(Z_\alpha\sqrt{2\bar{p}\,\bar{q}} + Z_\beta\sqrt{p_0 q_0 - p_1 q_1}\right)^2}{(p_1 - p_0)^2} \tag{11-1}$$

公式中 p_0 和 p_1 分别代表暴露组和对照组结局事件的发生率，$\bar{p}$ 为两组率的均值，$q = 1 - p$，Z_α 和 Z_β 代表标准正态分布下，Ⅰ型错误概率 α 及 Ⅱ 型错误概率 β 所对应的面积值。

（2）两组均数的比较样本量估计公式为：

$$n = 2 \times \left[\frac{(Z_\alpha + Z_\beta) \cdot S}{\delta}\right]^2 \tag{11-2}$$

公式中 S 为暴露组与对照组总体标准差的估计值，一般假设其相等；δ 为两均数的预期差值，Z_α 和 Z_β 意义如上所述。

前瞻性研究需考虑失访率，因此需在计算得出的样本含量基础上适当扩大。

7. 资料收集 预后研究需要搜集的资料大致包括：

（1）患者的一般人口学、临床特征等 这类资料可用于判断研究对象的代表性如何，混杂因素的控制措施及后期的随访联络等。

（2）暴露因素　　即预后因素及其预测标志物。

（3）结局　　各种疾病预后相关的结局。

（4）混杂因素　　可能影响暴露与结局关联的一切潜在干扰因素。

三、疾病预后研究的注意事项

1. 疾病预后研究的起始点　　预后研究常采用队列研究设计，其起始点称为零点时间（zero time）。该起始点的确定必须在研究设计时明确规定，在病程的哪个时点开始进行追踪观察，务必保证两个队列中每一个研究对象都是同一起始点。对于预后研究，尽可能选择疾病早期，收集队列的时间接近疾病始发日，称为起始队列（inception cohort）。

2. 研究对象的来源与分组　　研究对象的来源一定要具有代表性，能代表目标患者。研究对象的来源不同，其代表性就可能存在差别。因此需采用来自不同地区、各级别医院、包括了各种型别的病例作为研究对象。研究对象最好为的随机分组，保证各种混杂因素在两组间分布相同，具有可比性。

3. 研究对象的随访　　预后研究能否成功的关键点就是随访。在疾病预后研究中，最好将研究队列的失访率控制在10%之内（最好控制在5%以下），此水平对于研究结果不会产生较大影响；如果失访率达到10%以上，需要引起足够重视；达到20%以上，则会严重影响到研究结果的真实性，从而失去参考和应用价值。防止失访的措施包括：加强对患者及其家属随访意义的宣传，提高其依从性；培训专人担任随访工作，对失访者积极采取追踪措施；建立完善的管理制度，积极回答患者的来信诉求，不失信于患者；随访信采取关心、体贴的语言，防止患者及其家属产生反感情绪。

对失访者的处理常采用两种方式：一种按照死亡人口统计；另一种是从观察患者人数中删除，不予以统计。无论哪种方式，均会损失部分资料。

第三节　疾病预后的分析方法及常用指标

疾病预后的分析评价不仅包括疾病生存状况，也包括症状的改善、病理变化、生化变化、生活质量的改变等内容。因此，预后评价指标繁多，主要包括以下几类：

一、疾病预后的评定指标及注意事项

（一）常用指标

1. 治愈率（cure rate）　　指患某病治愈的患者人数占该病接受治疗的患者总数的比例。常用于病程短不易引起死亡的疾病。

$$治愈率 = \frac{患某病治愈的患者数}{患该病接受治疗的总患者数} \times 100\% \qquad (11-3)$$

2. 缓解率（remission rate） 指进行某种干预治疗后，疾病临床症状减轻或消失的病例数占总治疗例数的百分比。可有完全缓解率、部分缓解率和自发缓解率之分。适用于病程长、病情重、死亡少见但又不易治愈的疾病。

$$缓解率 = \frac{治疗后临床症状减轻或消失期的患者数}{接受该治疗的总患者数} \times 100\% \quad (11-4)$$

3. 反应率（response rate） 指经过干预措施后出现某些改善证据的人数在全体接受干预患者中所占的百分比。

4. 复发率（recurrence rate） 疾病经过一定的缓解或痊愈后又重复发作的患者数占观察患者总数的百分比。适用于病程长、反复发作、不易治愈的疾病，且具有缓解可能性的疾病，如癌症等。不适于那些没有可能痊愈或明显缓解的疾病，如糖尿病等。

$$复发率 = \frac{复发的患者数}{接受观察的总患者数} \times 100\% \quad (11-5)$$

5. 转移率（metastasis rate） 是指肿瘤患者中，肿瘤从原位转移到其他部位发生肿瘤的概率。常用于肿瘤的预后评价。

$$转移率 = \frac{发生肿瘤转移的患者数}{接受观察的肿瘤患者人数} \times 100\% \quad (11-6)$$

6. 致残率（disability rate） 指肢体或器官功能丧失者占所有观察患者的比例。适用于病程长、病死率低、病情重又极难治愈的疾病，且具有致残作用疾病的预后评估，如糖尿病、脑卒中等。

$$致残率 = \frac{致残患者数}{接受观察的患者数} \times 100\% \quad (11-7)$$

7. 病死率（case-fatality rate） 是在所有患有某种疾病的患者中，在特定观察时间内（常为 1 年），死于该病的患者所占的比例。该指标多用于描述病程短易于引起死亡的疾病或疾病结局死亡比例较高的疾病预后评价，如严重急性呼吸综合征、脑卒中等致死率高的疾病。在计算这类病程较短疾病的病死率时，分母中的每个成员都应在已经发生明确的疾病结局后计算。

$$病死率 = \frac{某时期内因某病死亡人数}{同期该疾病的患者数} \times 100\% \quad (11-8)$$

8. 生存率及其相关指标 适用于长病程致死性的疾病。

（1）**时段生存概率**（probability of survivorship） 表示某时段开始时存活的个体到该时段结束时仍存活的可能性。

$$生存概率(P_i) = \frac{活满该时段\ i\ 的人数}{某时段\ i\ 开始的人数} \times 100\% \quad (11-9)$$

（2）**累计生存率**（cumulative survival rate） 是指观察对象经历t_i各时段后仍然存活的可能性。生存率随着时间 t 的延长而降低，是时间 t 的函数，因此也称为生存函数$[S(t)]$。

没有失访（或称为删失或截尾）的数据可使用以下公式直接计算：

$$S_{(t_k)} = \frac{\text{活满时刻} t_k \text{的患者数}}{\text{接受观察的患者人数}} \times 100\% \quad (11\text{-}10)$$

有失访数据时，需分时段计算各时段的生存概率，再累积乘积计算生存率：

$$S_{(t_k)} = P_1 \cdot P_2 \cdots P_k = S_{(t_{k-1})} \cdot P_k \quad (11\text{-}11)$$

式中 P_i（$i = 1, 2, \cdots, k$）为各时段的生存概率。

（3）生存曲线（survival curve） 以观察时间为横坐标，生存率为纵坐标，将各个时点的生存率在坐标系上连接在一起的曲线图，用以描述生存过程。图 11-1 为干预组和对照组慢性活动性肝炎患者的生存曲线。单纯用生存率表示预后传递的信息较少，在生存率相同的情况下，预后却存在明显差异。生存率曲线分析可获得疾病过程中任何时刻的生存率。

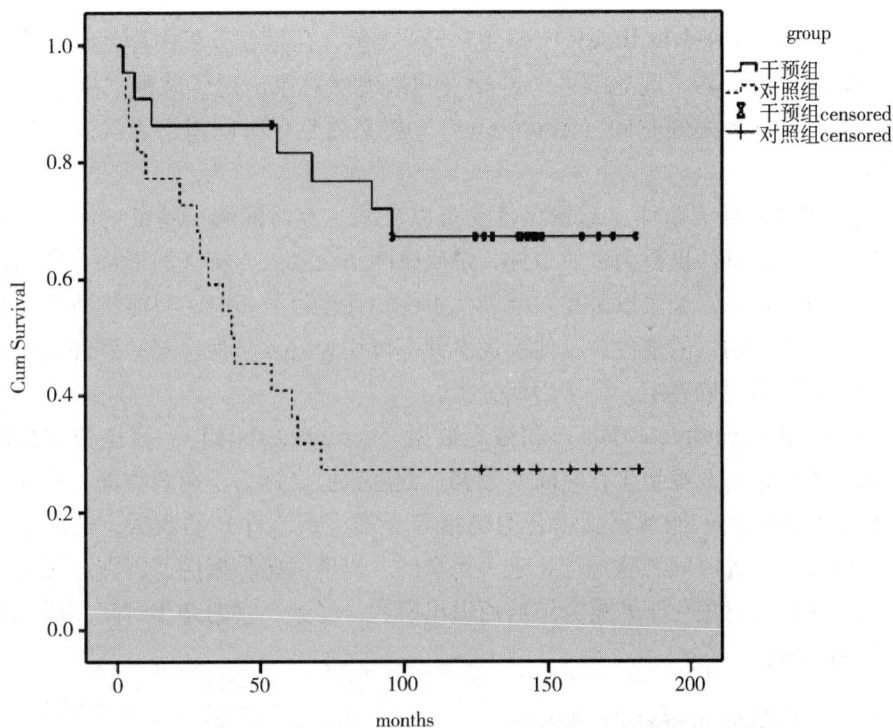

图 11-1 两组慢性活动性肝炎患者的生存曲线

（4）中位生存时间（median survival time） 指生存率为 50% 时对应的生存时间，表示有且只有 50% 的个体可以活过这个时间。中位生存时间适合于描述偏态分布的群体生存时间的集中趋势。

（二） 应用预后指标的注意事项

首先需要根据疾病的特点去选择指标，如病情的严重程度、病程长短及主要的预后结局种类等。其次，尽可能选择客观、特异、明确并具有公认标准的指标，用以保证研究的真实可靠性，并便于与其他同类型研究相比。此外，在疾病预后研究中要特别注意各种率所反映出的信息。尽管率的指标直接明了易理解，便于交流及比较，但其所反映的信息不够充分，仅能够提供疾病在某个时点预后信息，而不能反应某种疾病完整的预后过程。有些疾病的率虽然相同，但预后过程却相差很大，因此仅采用期间生存率等指标估计预后是不够充分的，应考虑使用生存曲线，既可获得疾病的任一时刻生存率，还可详细了解疾病预后的全貌。

二、生存分析

生存分析（survival analysis）是分析暴露因素对疾病结局发生的风险及其发生时间两个变量的影响。

（一）生存分析的基本概念

1. 生存时间（survival time）　常用字母 t 表示，在生存分析中称为时间当量。广义的生存时间是指从某"起始事件"开始直到被观察对象出现了某种"终点事件"所经历的时间，又称为失效时间（failure time）。狭义的生存时间指患者从发病到死亡所经历的时间。

2. 起始事件与终点事件　起始事件是可以反映生存时间起始特征的时间，例如疾病的确诊等。终点事件也称为失效事件，是反映随访观察效果特征的事件，根据研究目的确定，可以是死亡，也可以是复发等其他事件。在生存分析时，只能将所研究疾病的终点事件作为分析纳入的事件，其他疾病事件不可作为终点事件。起始事件与终点事件在研究设计初期需明确界定，便于后期分析。

3. 完全数据（complete data）和截尾数据（censored data）　完全数据指能够明确收集到患者的结局及确切生存时间的数据。截尾数据又称为不完全数据，指在随访过程中，由于某种原因未能观察到患者明确结局（即终点事件）的数据，截尾数据无法掌握患者的确切生存时间，这种信息是不完全的。出现截尾数据的原因有：①研究对象发生失访；②研究对象死于非研究结局而退出研究；③到观察的终止时间，研究对象仍然未出现结局事件。

（二）生存时间资料收集内容

生存时间资料主要收集开始观察的日期、终止日期、结局及相关的研究因素等。生存时间资料一般呈正偏态分布，常存在截尾数据，效应变量分为生存时间与结局两种。

（三）生存分析的方法

生存分析包括：通过描述生存时间的分布特点，绘制生存曲线，估计不同观察时间点的生存率及中位生存时间，从而描述生存过程；进行不同病情、不同病型、不同治疗方法生存率比较；影响预后的因素分析。

生存率的计算方法包括：直接法、乘积极限法和寿命表法。总体生存率的比较常用log-rank 检验，它属于非参数检验方法，其基本原理是：假设生存曲线相同，计算各组理论出现结局的人数，然后应用卡方检验比较观察值和理论值吻合程度。如果是某个时间点生存率的比较，应采用 Z 检验。另外 log-rank 检验属于单因素分析方法，比较组间需满足均衡性条件，若分析影响预后的多个因素应采用 Cox 比较风险回归模型。

（四） 生存率估计

1. 直接法 又称粗生存率法，简单易算。若样本量大时，抽样误差小，结果较为满意；若样本含量小，抽样误差大时，可出现后一年生存率高于前一年的现象。

$$_nP_0 = \frac{N - \sum_0^n (d_x + w_x)}{N - \sum_0^n w_x} \tag{11-12}$$

式中：P 为生存率，前标 n 为随访时间长度，后标 0 为观察起始点，N 为进入研究的总人数，d_x 为各年死于本病的人数，w_x 为各年失访人数。

2. 乘积极限法 又称为 Kaplan-Meier 法，因 Kaplan-Meier 于 1958 年提出而命名。该方法属于一种非参数检验，用于生存时间为未分组的连续性变量资料分析。因其使用乘积极限法估计生存率，因此称为乘积极限法。它以时间 t 为横轴，生存率 P 为纵轴，表示时间与生存率关系的函数曲线，其生存曲线称为 Kaplan-Meier 曲线，可使用其评估某一病例任意时刻的生存率。

该法适合于有精确生存时间的资料，小样本和大样本均可，可充分利用到截尾数据，也不需要对被估计的资料分布做任何要求。随访观察的时间单位越小，估计的精确性越高。应用乘积极限法进行生存率分析时需注意：所绘制的生存率曲线纵坐标所示是一个假想队列的生存概率，而非患者的实际生存率；所计算出来的生存率是按概率计算出的对某种疾病各时期生存概率的最佳估计，但这种估计的可信度会受到观察病例数的影响，曲线左侧的估计值较右侧可靠，因为左侧的观察病例数总多于右侧，曲线右侧尾部的可信度往往受到病例数减少的明显影响。

3. 寿命表法 是利用概率论的乘法定律评估各个观察组在任一特定随访时期患者的生存率。基本原理是先求出患者经过治疗等干预措施后不同阶段的生存概率，然后根据概率乘法定理将逐年生存概率相乘，即可求出一定年限的生存率。寿命表法对于生存时间的分布无要求，也属于非参数检验的一种。此法适用于大样本或者无法准确获取研究结局出现时间的资料。寿命表法适用于大样本生存资料。

三、Cox 回归分析

生存资料进行分析时，常会遇到两方面的困难，一是从随访开始到某事件发生的时间分布往往是正偏态的，因而提示研究者应先做数据转换再做分析；其次由于无法避免的截尾数据存在，因而提供的信息往往不完全。

1972 年英国的 Cox 提出同时对有确切结局的生存时间数据、没有结局的数据及失访数据进行处理的生存分析方法，这样可充分利用资料信息，此即 Cox 比例风险回归模型。该模型以顺序统计量为基础，对生存时间的分布形式没有严格的要求，它可以允许截尾数据及随访时间迟早不一、长短不一或其他失访资料的数据，因此在实际应用中更有价值。

在 Cox 回归模型中，强调某患者生存到 t 时刻的死亡风险函数 $h_i(t)$ 是基础风险函数 $h_0(t)$ 与预后因素函数 $f(\beta X)$ 的乘积，将公式经自然对数转变后为：

$$L_n[h_i(t)/h_0(t)]=\beta_1 X_1+\beta_2 X_2+\cdots+\beta_p X_p \qquad (11-13)$$

模型参数 β 为回归系数，代表当预后因素 X_j 每改变一个测量单位时，所引起的相对风险度的自然对数改变量。做 Cox 回归模型分析时，效应指标为 RR 值，求法类似于 Logistic 回归中的 OR 值。

第四节　疾病预后研究常见偏倚及评价

疾病预后的偏倚主要产生于队列的收集、变换及随访和结局的测量中。

一、常见的偏倚及控制

（一）集合偏倚

集合偏倚（assembly bias），又称为分组偏倚、就诊偏倚或集中性偏倚，属于一种选择性偏倚，指由于各医院的性质与任务不同，各医院收治患者的病情、病程及临床类型均不同，就诊患者的来源与收入等人口学资料也不同，造成纳入的研究对象在一些除研究因素之外的其他因素不一致，而这些因素本身对疾病结局有影响，在集合成队列随访结束后，发现疾病预后的差异是上述这些因素造成而不单单由研究因素所导致。

（二）存活队列偏倚

存活队列偏倚（survival cohorts bias）是指从各医院收集病例组成队列进行预后研究，由于收集的队列不一定都是起始队列，而是在该病病程中某一时点进入的可供研究的病例，且都是存活的病例，而那些未入院失访病例的信息丢失，造成预后判断的不准确。

（三）失访偏倚

在研究过程中，由于观察随访时间长，观察对象因迁移、外出、不愿意继续合作、因药物等不良反应而停止治疗或死于其他非研究疾病等原因脱离了观察，造成了失访，对研究结果产生影响，称之为失访偏倚。通常要求失访率控制在10%以下。

（四）零时刻不当偏倚

在疾病预后研究中，虽然所有被观察对象不能同时患病，但是对每一个对象观察的起始时刻应尽量控制在疾病发展的同一阶段，否则对预后及其影响因素的研究结果就会与真实结果间产生差异。因此，零时刻不当偏倚是由于观察对象之间观察的起始时刻不在该病病程的同一起始时刻所造成的。

（五）　迁移性偏倚

随访期间一个队列中的患者退出、失访或从一个队列迁移至另一个队列等各种原因引起的偏倚，称为迁移性偏倚（migration bias），属于选择性偏倚的一种，如果发生的例数过多，则会影响预后结果的真实性。

（六）　测量偏倚

测量偏倚（measurement bias）属于信息偏倚，是在研究队列实施随访观察的过程中由于所采用的观察方法或测量方法不当或不一致所致。可在调查表的设计与记录阶段产生，如调查表设计不够科学、记录不够完整准确、调查人员未经培训、询问方式与态度不当、不认真等；也可由于所用试剂、仪器等校正不准确，或不符合要求等产生。

（七）　混杂偏倚

预后研究采取的研究方案同样可能存在混杂偏倚。

对混杂偏倚可以采用限制、随机分组、匹配、分层分析、标准化、多因素分析等方法。为减少失访率，可以通过选择符合条件且依从性好的研究对象，建立完善的随访制度及切实可行的随访方法，加强随访调查，减少失访人数。在研究设计初期，应该考虑适度扩大样本含量，从而减少失访对最终结果的影响。对于减少测量偏倚，主要应采取调查、操作人员的培训、实施盲法、采用客观指标、明确各种操作标准等。

二、疾病预后研究的评价

对于有关预后研究的质量及其研究结论是否真实可靠，需进行评价。评价内容包括以下几个方面。

（一）　是否明确研究的起止点

预后研究要求各队列的研究对象观察疾病预后的起始点一定要统一，可以是症状首发时间、疾病确诊时间或治疗开始时间，务必清晰明确。所选择的零点时间最好是处于病程的早期，即起始队列。因此对于预后研究评价时需明确被研究对象是否都处于起始队列，是否都处于疾病的同一阶段，对于疾病预后的观察是否都采用统一的起始点或零点时间。

（二）　是否明确研究对象的来源

对纳入的研究对象应有明确的诊断标准、纳入标准及排除标准。对研究对象的来源应做详细叙述，便于判断有无选择性偏倚，对预后研究的地区、纳入的医疗机构也应叙述，以便了解研究对象的代表性，便于判断是否存在集中偏倚、倾向性偏倚、转诊偏倚和诊断偏倚等。除了叙述研究对象的来源方式外，还应说明患者的年龄、性别、病情轻重、并发症等，以利全面了解研究对象的基本情况。

（三） 是否随访了全部研究对象

由于预后因素常存在于不良结局事件发生之前的较长一段时间，因此随访时间必须足够长，以便发现关注的研究结果。对纳入研究的每一个研究对象都应进行全程随访，观察疾病发展过程，计算发生的各种结局，并分析患者坚持随访或失访的原因。如果失访率达20%以上，可根据下列方法估计失访病例对于预后研究结局的影响程度：①假定失访患者全部发生结局，将其分别计入分子和分母来评估结局的最高发生率（全部纳入研究患者即分母，发生某一结局例数即分子）；或者假定失访患者全部未发生结局，仅将其计入分母来评估结局的最低发生率。②比较疾病结局最高与最低发生率（可进行假设检验），如果接近，则失访对于研究结论的影响并不显著，原结论仍然可信。但如果两者数据悬殊，则失访病例影响了疾病真实的预后观察，原研究结论不可靠。

（四） 是否明确预后结局判断标准

观察疾病预后的结局应具有客观的标准，避免临床医生或研究人员在对预后结局进行判断时发生分歧，便于各方理解并取得一致的意见。

（五） 是否盲法判断结局和预后因素

为避免诊断怀疑偏倚和暴露怀疑偏倚，应采用盲法。

（六） 是否排除了影响预后的其他因素

在预后研究中可能存在各种各样的混杂因素，从而影响到预后研究的结论，因此，需要作者通过统计分析的方法对这些影响因素产生的效应进行校正。校正的方法有分层分析和多因素分析。

（七） 是否完整报告预后估计的结果

对于预后研究的结果报告需要完整，应同时报告某一时点的生存率、中位生存时间及生存曲线，并需要报告预后估计的精确度，即预后结局概率的95%可信区间。预后影响因素分析计算RR，同样也要报告其95%可信区间。

（八） 研究结果的实用性和重要性

对预后研究结果的真实性严格评价后，还需要对预后研究结果的实用性与临床意义进行评价。研究结果是否有助于临床治疗决策的制定，是否有助于对患者及其家属做出解释，同样需要进行评价。

第十二章 系统评价、Meta分析及评价 ▷▷▷▷

临床工作者和研究者为了获得新知识、新技术，或提高科研水平，都会阅读大量的文献。而现有的临床研究有些规模较小，或者针对同一种疾病的同一或同类干预措施的文献有时较多，质量良莠不齐，结论也不尽相同。那么如何把这些文献的结论综合起来，为临床决策提供最佳证据，需要系统评价来回答这个问题。

第一节 系统评价及方法

一、基本概念

系统评价（systematic review，SR）也称为系统综述，是一种全新的文献综合方法，是针对某一具体临床问题（病因、预后、诊断、干预疗效），系统、全面地收集现有已发表或未发表的相关临床研究，用统一、科学的评价标准筛选出合格的研究，进行质量评价，用统计学方法进行定量综合，或用描述性方法进行定性综合，得出可靠的综合结论。系统评价可以是定性的（定性系统评价，qualitative systematic review），也可以是定量的（定量系统评价，quantitative systematic review）。

系统评价是对原始文献的二次分析，所以结果受原始文献的质量的影响，在评价过程中要对原始文献进行严格的质量评价，对系统评价的结论要谨慎对待。

二、系统评价的用途

（一） 为临床实践提供更可靠的依据

系统评价采用系统检索、严格选择和评价的方法，去粗取精、去伪存真，合成既真实、可靠又有临床应用价值的信息，可直接为各层次的决策者提供科学依据。

（二） 增加样本含量，提高检验效能

临床研究中有时候阴性是因为样本含量不足而导致的假阴性，而系统评价是对筛选出来的多篇原始文献综合分析，达到增加样本含量、提高检验效能的目的。

（三） 促进研究成果及时转化和应用

对于一些疾病治疗方法疗效的评价，需要大样本的临床随机对照试验，而现实中，

大多数临床研究样本量不够大，单个试验难以提供全面、准确和推广应用价值大的研究成果，系统评价可以合成多个质量高的同质临床试验结果，将其综合的有效措施及时转化和用于临床实践。

三、系统评价和传统文献综述的区别和联系

传统文献综述（traditional review）又称叙述性文献综述（narrative review），是作者对某一个领域、某一个专业或某一个方向的课题、问题或研究专题搜集大量资料，通过分析、阅读、整理、提炼出本领域的最新进展、学术见解或建议，做出综合性介绍和阐述的一种学术论文。传统综述写作没有固定的格式和写作流程，没有严格的数据统计分析过程，也没有评价研究质量的统一标准，其质量高低受作者专业水平、资料收集广度及纳入文献质量的影响很大，不能定量分析干预措施的总效应量，大部分情况下都是作者首先客观地展示文献的研究结果，再根据自己的主观认识对文献进行综合的汇总和解读。因此，传统文献综述往往局限于作者的知识，且缺乏客观方法，重复性差，在接受或应用这类证据时应谨慎。

系统评价有明确的方法，查询、选择和严格地评价相关研究，从中提取数据并采用适当的统计学方法合并数据，得出综合性结论，为解决某一具体临床问题提供证据。系统评价的过程有统一的标准，重复性好，结果比较客观，结论可信度高。

四、系统评价的步骤

目前，系统评价多数是关于干预措施、诊断准确性及方法学的系统评价。在这些系统评价中，干预措施的系统评价方法最完善。以下按照干预措施的系统评价阐述其步骤和方法。

（一）确定系统评价题目

选题是系统评价最基本也是最关键的一步。系统评价的题目主要来源于临床工作中有争议且需要解决的重大临床问题。比如脑血栓的患者是否可以长期服用阿司匹林？痰热清注射液治疗慢性阻塞性肺疾病合并呼吸衰竭患者是否有效？为了避免重复研究，要全面系统地检索相关临床问题是否有人已经做过了系统评价或 Meta 分析。若没有，则需要做；若有，评价其质量，若质量差或有很多新的研究出现，可以考虑重新进行一次系统评价。

系统评价要求研究的问题尽可能的单一，题目确定后要围绕研究问题明确 PICOS 要素。P（participants/patients）：患者；I（intervention）：研究的干预措施；C（comparison）：进行比较的措施；O（outcomes）：结局指标；S（study design）：研究设计。这些要素对检索、筛选研究及收集、分析数据都非常重要，必须严格准确地定义。

（二）拟定研究方案

研究方案是计划产生系统评价的全过程，包括研究目的、背景、文献检索方法和策略、文献的纳入标准和排除标准、文献的质量评价方法、信息的提取及分析方法等。

虽然在杂志上发表系统评价时不需要发表研究方案，但有些杂志要求提供有关于系统评价研究方案的注册信息及注册号。因此为了发表系统评价，需要在网上注册。最常用的注册机构是 Cochrane 图书馆，在 Cochrane 上系统评价题目注册成功后一般要求 6 个月内完成系统评价方案。除了 Cochrane 系统评价外，注册非 Cochrane 系统评价并给予注册号的机构也有，比如 Centre for Reviews and Dissemination research projects、International prospective register of systematic reviews（PROSPERO）和 The Joanna Briggs Institute protocols&work in progress 等。注册系统评价研究方案可以避免针对同一个题目重复系统评价及提高系统评价的透明度等。

（三）　检索文献

系统、全面收集所有相关文献资料是系统评价与传统文献综述的主要区别之一。文献检索不够全面可能会影响对某一临床问题的客观评估。查找文献要求多渠道、最大限度的全面收集文献，如利用多种电子资源数据库、人工检索、参考文献追溯等方式。数据库一般有中文数据库和外文数据库，常用中文数据库有 CBM、CNKI、VIP 和 WANFANG 等，常用的外文数据库有 CENTRAL、MEDLINE 和 EMBASE 等。

为了有效地管理检索出来的文献，有时候会用到文献管理软件，比如剔除重复的文献、对文献排序，撰写系统评价时还可以编辑文献格式和自动插入参考文献等。常用的文献管理软件有 EndNote、Reference Manager、ProCite 等。

（四）　筛选文献

根据研究方案所确定的纳入标准和排除标准，对收集到的文献进行严格筛选，筛选出符合要求的文献。在制定纳入标准和排除标准时要考虑研究对象、设计类型、干预措施、结局指标、疗程长短、文献发表时间及语种等方面问题。文献筛选一般分为三步（图 12-1）：

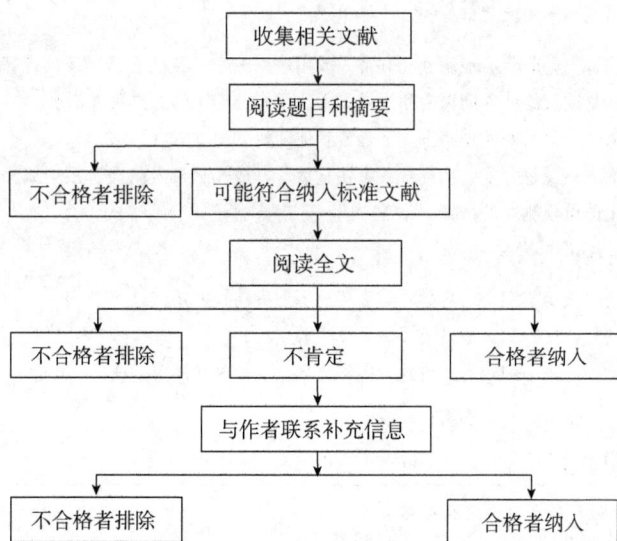

图 12-1　选择文献的基本步骤

1. 初筛　根据文献的题目、摘要剔除明显不合格的文献，其他文献查出全文再行筛选。

2. 阅读全文　对可能合格的文献，应仔细阅读和分析，确定是否合格。

3. 与作者联系　一旦排除的文献将不纳入系统评价，若文中有些信息不全面或有疑问，应与原文作者取得联系获得有关信息后再决定取舍。

（五）评价文献质量

系统评价一般是对已完成研究的二次研究，原始研究的质量直接影响到系统评价结果的可信度，因此对纳入系统评价的文献质量要进行评价。干预措施的系统评价主要纳入随机对照试验（RCT）为主，评价 RCT 质量的工具很多。比较常用的有《Cochrane 系统评价手册》5.0 版中简单评估法（表 12-1）和 Jadad 量表（表 12-2）。

表 12-1　简单评估法

质量评价标准	依据或标准
随机分配	随机方法正确（A）、随机方法不清楚（B）、随机方法不正确（C）
分配隐藏	隐藏方法正确（A）、隐藏方法不清楚（B）、隐藏方法不正确（C）、未采用分配隐藏（D）
盲法	盲法正确（A）、盲法不清楚（B）、盲法不正确（C）
减员偏倚	充分（A）、不清楚（B）、不充分（C）

注：满足以上 4 条为 A 级，发生各种偏倚的可能性最小；2 条或 2 条以上为 B 级，有发生相应偏倚的中度可能性；1 条或 1 条以上为 C 级，有发生相应偏倚的高度可能性。

表 12-2　RCT 质量的 Jadad 量表（Jadad 2002）*

项目	分值与内容
随机序列的产生	1 恰当：计算机产生的随机数字或类似方法（2 分） 2 不清楚：随机试验但未描述随机分配的方法（1 分） 3 不恰当：采用交替分配的方法如单双号（0 分）
随机化隐藏	1 恰当：中心或药房控制分配方案，或用序列编号一致的容器、现场计算机控制、密封不透光的信封或其他使临床医生和受试者无法预知分配序列的方法（2 分） 2 不清楚：只表明使用随机数字表或其他随机分配方案（1 分） 3 不恰当：交替分配、病例号、星期日数、开放式随机号码表、系列编码信封及任何不能防止分组的可预测性的措施（0 分） 4 未使用（0 分）
盲法	1 恰当：采用了完全一致的安慰剂片或类似方法（2 分） 2 不清楚：试验陈述为盲法，但未描述方法（1 分） 3 不恰当：未采用双盲或盲的方法不恰当，如片剂和注射剂比较（0 分）
撤出与退出	1 描述了撤出或退出的数目和理由（1 分） 2 未描述撤出或退出的数目或理由（0 分）

注：1~3 分视为低质量，4~7 分视为高质量。

（六） 提取数据

按照事先制定的信息摘录表，提取每篇文献的相关信息。提取的信息包括研究基本信息、基本特征和结果。研究的基本信息包括纳入文献的题目（或作者）和编号、提取者姓名、提取日期等。研究基本特征包括文献中研究对象的特征和研究地点、文献的设计方案和质量、干预措施的内容和实施方法等。研究结果包括随访时间、失访和退出情况，数值变量收集每组样本量、均数和标准差，分类变量收集每组总人数及事件发生人数等。为了让读者对纳入研究的信息一目了然，提取的数据可以用表格的形式呈现出来。

（七） 分析数据

数据分析是对提取的研究结果数据进行定量分析，主要包括异质性检验、合并效应量及敏感性分析。

1. 异质性检验 针对相同问题进行的多项单个研究，其研究结果间肯定存在差异，这种差异来源于抽样误差和研究间存在异质性。产生异质性的原因包括：①临床异质性，即不同研究中研究对象、试验条件、干预措施、结局及其测量方法等存在的差异。②方法学异质性，即研究设计和质量在不同研究中存在的差异。异质性检验是对不同原始研究结果的变异程度进行检验，根据检验的结果决定不同原始研究是否可以合并或合并时采用何种模型。多个研究的异质性检验常采用卡方检验，当假设检验结果 $p>0.1$ 时，可认为多个独立研究之间具有同质性，可使用固定效应模型；当假设检验结果 $p \leqslant 0.1$ 时，一般认为多个研究之间存在异质性。此时应分析异质性的原因，若此时合并研究仍有临床意义，可采用随机效应模型进行分析。

2. 合并效应量 根据临床问题、资料类型及评价目的选择效应量并对其进行定量合成分析。在干预性研究中，分类变量可选择比值比（odds ratio，OR）、相对危险度（relative risk，RR）、危险度差值（risk difference，RD）等效应量表示合成效应量。数值变量可选择加权均数差（weighted mean difference，WMD）或标准化均数差（standardized mean difference，SMD）等表示合并效应量。

3. 敏感性分析 是用于评价系统评价、Meta 分析结果是否稳定、可靠的分析方法。通过改变研究因素中可以影响结局的重要因素，如纳入与排除标准、统计方法和效应量的选择改变，观察最后研究结果是否改变，从而判断结果的稳定性。

（八） 解释系统评价结果及撰写报告

对系统评价最后的结果要撰写总结报告。总结报告的内容包括系统评价的论证强度、推广应用性、系统评价的局限性及结论。

1. 系统评价的论证强度 取决于纳入研究的设计方案和每个研究的质量、是否存在重要的方法学缺陷、合成结果的效应值大小和方向、是否存在剂量—效应关系等。

2. 推广应用性 在确定系统评价结果的应用价值时，首先应考虑干预措施对患者的利弊，其次应考虑纳入系统评价研究的研究对象是否与你的患者情况相似，是否存在生物学、社会文化背景、依从性、基础危险度、病情等方面的差异。

3. 系统评价局限性　针对系统评价在文献检索的全面性、纳入研究质量、系统评价方法的可重复性、统计分析方法和是否存在发表偏倚等方面问题，阐述系统评价存在的潜在局限性。

4. 结论　包括对临床实践和未来研究的意义两部分。确定这两部分意义的目的在于帮助医务工作者和决策者进行正确的选择和应用，为进一步研究指导方向。

（九）偏倚及其控制

系统评价在文献查找或选择的过程中，可能会引起偏倚。在这些偏倚中发表偏倚最为常见。发表偏倚（publication bias）是指阳性的研究结果比阴性的结果更容易被报道或发表。目前，控制此偏倚的方法就是尽可能地查全文章，包括与研究主题相关的未发表的研究。

（十）更新系统评价

系统评价的更新是指在系统评价发表以后，定期收集新的原始研究，按前述步骤重新进行分析、评价，以及时更新和补充新的信息，使系统评价更完善。

第二节　Meta 分析

Meta 分析的前身源于 1920 年 Fisher 提出的"合并 P 值"的思想；1955 年由 Beecher 首次提出初步的概念；1976 年心理学家 Glass 进一步按照其思想发展为"合并统计量"，并首次称之为"Meta-analysis"。20 世纪 80 年代末，该方法被引入我国，中文翻译成荟萃分析、二次分析、汇总分析、集成分析等，但各有不足之处，因此，许多学者建议使用"Meta 分析"这个名称。

一、基本概念

Meta 分析是运用定量方法去概括（总结）多个研究结果的系统评价，这是 *Evidence-Based Medicine* 对 Meta 分析的定义；*The Cochrane Library* 认为，Meta 分析是文献评价中将若干个研究结果合并成一个数量估计值的统计学方法。目前，国外学者已倾向将 Meta 分析定义为统计学方法。如：Pubmed、BMJ 等已将其分为"Meta-Analysis"和"Review"两类。即"Review"包括了有或无"Meta-Analysis"的系统评价，而"Meta-Analysis"则不是系统评价，只是数据的合成分析。

二、目的和用途

对多个同类独立研究的结果进行汇总和合并分析，以达到增大样本含量、提高检验效能的目的，尤其是当多个研究结果不一致或都没有统计学意义时，采用 Meta 分析可得到接近真实情况的统计分析结果。Meta 分析还可以比较不同研究特点下的分析结果，回答一些独立研究未提出的问题，并为将来的研究指明道路。

三、统计方法及选择

Meta 分析数据处理过程包括：明确资料类型，选择恰当的效应指标；进行异质性检验，选择合适的统计模型；合并效应值的参数估计与假设检验；效应合并值参数估计图示及结果解释；发表偏倚的检测。

（一）明确资料类型、选择恰当的效应指标

Meta 分析所依据的资料不是各项研究的原始数据，而是各项研究报告已有的结局，因此分析者首先要考虑选择哪个或哪些结局作为效应指标。结局的类型分为两种：一是分类变量，比如死亡与否、暴露与否、发生与否、有效和无效等此类非此即彼的二分类数据，分析时要列出各组的事件发生人数和总人数（表 12-3）；二是数值变量，比如原始研究报告样本量、均数和标准差，分析时列出各组样本量、均数和标准差即可（表 12-4）。分类变量一般用 OR（比值比）、RR（相对危险度）、RD（危险度差值）等表示干预结果，数值变量一般用 WMD（加权均数差）、SMD（标准化均数差）表示干预结果。

表 12-3　k 个独立研究的分类变量资料整理表

研究编号	试验组		对照组	
	事件发生数 n_1	总人数 N_1	事件发生数 n_2	总人数 N_2
1	n_{11}	N_{11}	n_{21}	N_{21}
2	n_{12}	N_{12}	n_{22}	N_{22}
…	…	…	…	…
k	n_{1k}	N_{1k}	n_{2k}	N_{2k}

表 12-4　k 个独立研究的数值变量资料整理表

研究编号	试验组			对照组		
	样本量	均数	标准差	样本量	均数	标准差
1	n_{11}	$\overline{X}_{11}$	s_{11}	n_{21}	$\overline{X}_{21}$	s_{21}
2	n_{12}	$\overline{X}_{12}$	s_{12}	n_{22}	$\overline{X}_{22}$	s_{22}
…	…	…	…	…	…	…
k	n_{1k}	$\overline{X}_{1k}$	s_{1k}	n_{2k}	$\overline{X}_{2k}$	s_{2k}

（二）异质性检验和统计模型选择

Meta 分析是汇总多项研究结果而进行总体效应评价的一种分析方法，只有同质的研究才可以合并，若研究间的差异过大，就不能合并在一起。为了保证纳入研究的同

质，要制定严格且统一的纳入标准和排除标准。除此以外，还要进行异质性检验（tests for heterogeneity），又称同质性检验（tests for homogeneity），即用假设检验方法检验多个独立研究是否具有异质性（同质性）。异质性检验方法有两种：卡方检验和I^2指数。

1. 卡方检验 用下面公式计算：

$$Q = \sum W_i(d_i - \bar{d})^2 = \sum W_i d_i^2 - \frac{(\sum W_i d_i)^2}{\sum W_i} \qquad (12-1)$$

d_i为单项研究试验组和对照组率差或标准化均数差，$\bar{d}$为所有研究效应值的加权均数，W_i为每个研究的权重，第i个研究的权重W_i按下式计算：

$$W_i = \frac{1}{Var(d_i)} \qquad (12-2)$$

检验的零假设为每项研究的效应值相等，即H_0：$\delta_1 = \delta_2 = \cdots \delta_k$。该检验统计量$Q$服从自由度为$K-1$的卡方分布，$K$为研究的个数。若异质性检验结果为$p > 0.10$时，多个研究具有同质性；若多个研究的异质性检验结果为$p \leqslant 0.10$时，多个研究不具有同质性。

2. I^2指数 在Revman中，I^2是可用于衡量多个研究结果间异质程度大小的指标。这个指标用于描述由各个研究所致的，而非抽样误差所引起的变异（异质性）占总变异的百分比：

$$I^2 = \frac{Q-df}{Q} \qquad (12-3)$$

式中Q是统计量，df是自由度，I^2值从0%至100%，I^2值越大，异质性越大。一般说来，用$I^2 = 25\%$，或50%，或75%将异质性划分为低、中、高；I^2小于50%认为异质性可接受。若异质性检验$P > 0.1$，$I^2 \leqslant 25\%$，则采用固定效应模型（fixed effect model）；若异质性检验$P < 0.1$，$25\% < I^2 \leqslant 50\%$，可选择随机效应模型（random effect model）；若假设检验提示多个研究不具有同质性，应首先进行异质性分析，比如纳入的研究中干预疗程长短、用药剂量、病情轻重、对照选择等是否相同，对于此类原因引起的异质性，可使用亚组分析（subgroup analysis）、Breslow-Day法或Meta回归分析异质的来源，并进行分组合并或定性系统评价。

亚组分析是根据各个研究的特征（如研究对象的特征、研究类型等），将研究分为不同的类，然后针对不同类的研究分别进行Meta分析，这时往往同一亚组内具有较好的同质性，因此亚组分析也是探讨异质性来源的方法之一，但根据Cochrane系统评价的要求，在系统评价的计划书中尽可能地对一些重要的亚组间差异进行叙述，并要求尽可能少地使用亚组分析，亚组分析不当也可导致偏倚。

（三）合并效应值的参数估计与假设检验

合并效应值即将多个独立研究的结果合并成一个汇总统计量或效应尺度，即用多个独立研究某个指标的合并统计量反映其试验效应。Meta分析合并效应值有两种统计模型，分别为固定效应模型和随机效应模型，具体见表 12-5。

　　合并效应值的假设检验即为检验多个独立研究的总效应量是否具有统计学意义，其原理与常规的假设检验完全相同，主要有 Z 检验和卡方检验。根据 Z 值或卡方值确定 P 值，若 $P \leqslant 0.05$，多个研究的合并效应量有统计学意义；若 $P > 0.05$，多个研究的合并统计量没有统计学意义。

　　可信区间（confidence interval，CI）是按一定的概率估计总体参数（总体均数、总体率）所在的范围（区间）。在 Meta 分析中，可以计算合并效应量的可信区间。可信区间主要有估计总体参数和假设检验两个用途，95% 的可信区间与 α 为 0.05 的假设检验等价。

　　选择 OR 或 RR 为合并统计量时，其 95% 的可信区间与假设检验的关系如下：若其 95%CI 包含了 1，等价于 P > 0.05，即合并统计量无统计学意义；若其 95%CI 的上下限均大于 1 或均小于 1，等价于 P < 0.05，即合并效应量有统计学意义。选择 WMD 或 SMD 为合并统计量时，其 95%CI 与假设检验的关系如下：若其 95%CI 包含了 0，等价于 $P >$ 0.05，即合并统计量无统计学意义；若其 95%CI 的上下限均大于 0 或均小于 0，等价于 $P < 0.05$，即合并效应量有统计学意义。

表 12-5　常用 Meta 分析的模型选择及统计方法

资料类型	效应量	固定效应模型	随机效应模型
分类变量	OR	Mantel-Haenszel（M-H） Inverse variance（IV） Peto	DerSimonian-Laird（D-L）
	RR、RD	Mantel-Haenszel（M-H） Inverse variance（IV）	DerSimonian-Laird（D-L）
数值变量	MD、SMD	Inverse variance（IV）	DerSimonian-Laird（D-L）

（四）效应合并值参数估计图示及结果解释

　　对 Meta 分析而言，最常见的结果表达方式就是森林图（forest plots），如何解读森林图非常重要。我们通过两个事例讲解森林图，一个是分类变量实例，一个是数值变量实例。

　　1. 分类变量的实例分析　为了探讨用阿司匹林预防心肌梗死（MI）后死亡的发生，美国在 1976-1988 年间进行了 7 个关于阿司匹林预防 MI 后死亡的研究，只有一项研究显示阿司匹林预防 MI 后死亡有效并且差别有统计学意义（数据见表 12-6），以 OR 为效应指标做 Meta 分析。

表 12-6 7 个阿司匹林预防心肌梗死的研究资料

研究	阿司匹林		安慰剂	
	死亡数	未死亡数	死亡数	未死亡数
1	49	566	67	557
2	44	714	64	707
3	102	730	126	724
4	32	285	38	271
5	85	725	52	354
6	246	2021	219	2038
7	1570	7017	1720	6880

森林图是根据各个独立研究的 95% 可信区间及合并效应量的 95% 可信区间绘制的。OR 或 RR 的森林图，无效线竖线的横轴尺度为 1，每条横线为该研究的 95% 可信区间上下限的连线，其线条长短直观地表示了可信区间范围的大小，线条中央的小方块为 OR 值的位置，其方块大小代表该研究权重大小。若某个研究 95%CI 的线条横跨无效竖线，即该研究无统计学意义；若该横线落在无效竖线的左侧或右侧，该研究有统计学意义。若选择 WMD 或 SMD 为合并统计量时，森林图中无效线竖线的横轴尺度为 0，线条中央的小方块为 WMD 或 SMD 值的位置，其他解释与 OR 或 RR 的森林图相同。

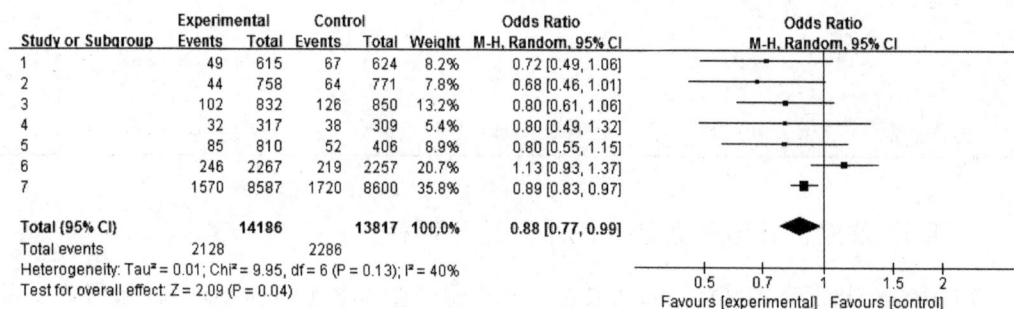

图 12-2 Aspirin 预防心肌梗死死亡的临床试验结果森林图

采用 RevMan 5.3 绘制森林图（图 12-2），最下方菱形表示效应合并值，菱形未接触无效竖线，说明效应合并值有统计学意义，与 OR 及 95%CI（0.88，0.77~0.99）结论一致，即表明阿司匹林有预防心肌梗死后死亡的作用。

2. 数值变量的实例分析 Gotzsche 收集了有关小剂量强的松与安慰剂或非甾体抗炎药治疗类风湿关节炎比较的 5 个随机对照试验，观察指标为类风湿关节炎患者的关节压痛指数，数据如表 12-7。以 SMD 为效应指标做 Meta 分析。

表 12-7 5 个研究类风湿关节炎患者关节压痛指数

研究				对照组		
	n_1	$\overline{X}_1$	s_2	n_2	$\overline{X}_2$	s_2
1	9	16.2	8.7	9	38.1	12.8
2	24	17.6	8.0	24	40.7	13.0
3	21	30.5	16.5	21	41.4	19.8
4	12	13.0	11.0	12	23.7	11.1
5	18	14.6	12.4	18	26.4	15.1

采用 RevMan 5.3 绘制森林图（图 12-3），最下方菱形表示效应合并值，菱形未接触无效竖线，说明效应合并值有统计学意义，与均数差及 95%CI（-16.19，-22.13~-10.25）结论一致，即表明小剂量强的松有减少类风湿关节炎患者的关节压痛指数的作用。

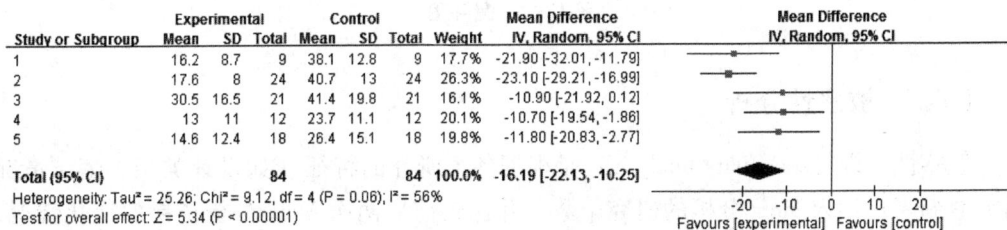

图 12-3 5 个研究类风湿关节炎患者关节压痛指数森林图

（五）偏倚检测

Meta 分析最后往往会采用漏斗图观察其分析结果是否存在偏倚。在 RevMan 软件中，漏斗图是采用 OR 或 RR 为横坐标，OR 或 RR 对数值标准误 SE（logOR）为纵坐标绘制的（图 12-4）。如果资料存在偏倚，会出现不对称的漏斗图，不对称越明显，偏倚程度也就越大。漏斗图的不对称性主要与发表偏倚有关，但也可能存在其他原因，比如选择性偏倚、语言偏倚、引用偏倚、重复发表偏倚等。

可是漏斗图作为一种通过定性判断图形是否对称来评价 Meta 分析是否存在发表偏倚的方法具有很大的主观性，不同的观察者可能得出不同的结论。鉴于此，Begg's 检验和 Egger's 检验等定量方法被应用于评价 Meta 分析的发表偏倚。STATA 软件有专用的程序进行 Begg's 检验和 Egger's 检验。其他软件如 RevMan、SAS、SPSS 等目前无上述检验的程序包。在 Begg's 检验和 Egger's 检验中，P<0.05 说明有偏倚，p>0.05 说明没有偏倚。

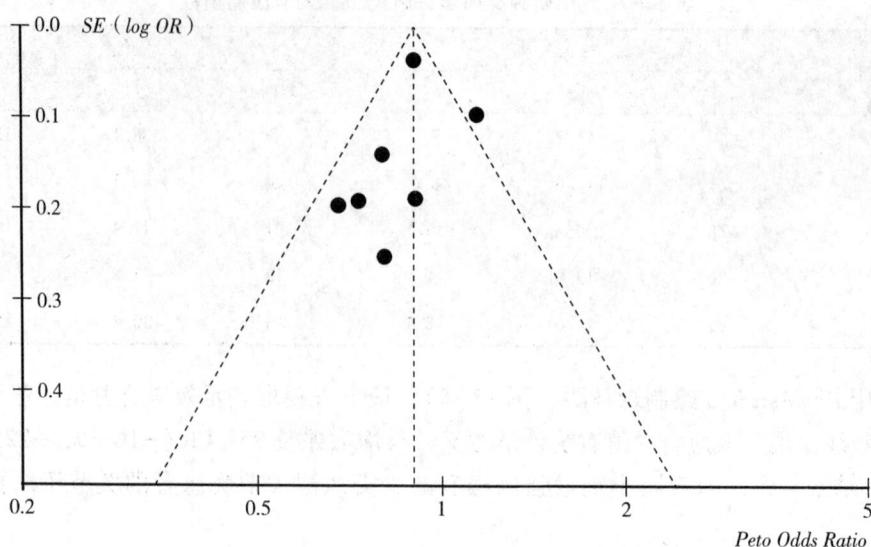

图 12-4　漏斗图

（六）　敏感性分析

敏感性分析（sensitivity analysis）是根据各个研究的特征（如设计类型、随访情况等）重新考虑纳入 Meta 分析的研究个数，并比较前后两次 Meta 分析结果的变化情况，目的是考察 Meta 分析结果的稳定性和可靠性。如果敏感性分析对 Meta 分析或系统评价的结果没有本质性的改变，表明其分析结果的可靠性和稳定性较好；如果结论出现了逆转性变化，则其结论解释要慎重。敏感性分析在 RevMan 软件中可以较便利地实现。

（七）　Meta 分析的局限性

目前，Meta 分析的统计方法尚不够完善，还不能满足不同资料类型和临床不同的临床设计方案的需要。例如，多个均数比较、等级资料比较时，仍无成熟的 Meta 分析方法。

（八）　Meta 分析的软件

1. Review Manager（Revman）　是国际 Cochrane 协作网系统评价的标准化专用免费软件，其包含了 Cochrane 系统评价的各项功能，也包括该组织推荐的各种 Meta 分析功能，具有操作简单、结果直观的特点。

2. STATA　是一个功能强大而又小巧玲珑的软件，最初由美国 Computer Resource Center 研制，从 1985 年起，连续推出了多个版本。该软件可完成二分类变量和连续性变量的 Meta 分析，也可以进行 Meta 回归分析，还可以绘制 Meta 分析的相关图型，如森林图（forest plots）、漏斗图（funnel plots）等。

此外，其他统计软件，如 SAS、SPSS 等也可以用于 Meta 分析。

第三节 系统评价的评价原则

系统评价或 Mate 分析，一方面能够通过对多个有争议或相互矛盾的小型临床研究采用严格、系统的方法进行评价、分析和合成，解决纷争，为临床实践、医疗决策和今后的研究指导方向；另一方面，如果进行系统评价或 Mate 分析的方法不恰当，也可能提供不正确的信息，造成误导。因此不论是系统评价，还是 Mate 分析，在阅读或应用其结论指导临床实践前，必须对系统评价的方法及其每一个步骤进行严格评价，以确定文献综述的结论是否真实、可信，否则有可能被误导。

系统评价或 Mate 分析的质量评价包括两个方面：一是方法学质量评价，评价工具包括 OQAQ（overview quality assessment questionnaire）量表、SQAC（sacks' quality assessment checklist）量表、AMSTAR（assessment of multiple systematic reviews）量表等。二是报告质量评价，评价工具包括 PRISMA（preferred reporting items for systematic reviews and meta-analyses）和 MOOSE（meta-analyses of observational studies in epidemiology）量表等。系统评价或 Mate 分析解决临床问题不仅仅要评价其方法学质量以明确结果的真实性，还要明确结果的临床重要性和适应性。因此，系统评价的评价原则应包括真实性、临床重要性和适用性三个方面。

一、真实性评价

（一）纳入的研究是否是随机对照试验

一篇系统评价能够在多大程度上推导出关于一项干预措施的效果，取决于其纳入研究的结果是否真实。由于纳入研究结果的真实性决定了系统评价结论的可靠程度，因此在系统评价时要确保纳入研究的结果真实可信；否则系统评价的结果不但不能成为最佳证据，甚至会产生错误，以讹传讹。随机对照试验目前被认为是设计科学，偏倚最小的试验，他们的研究结果也被认为是最可信的证据。因此，系统评价纳入的研究最好是随机对照试验。

（二）收集的原始资料是否全面

系统评价时收集的原始文献是否包括了发表和未发表的文献，是否漏掉了重要的相关文献。收集的文献越系统、越全面，则系统评价结论受发表偏倚的影响就越小，可信度就越大。

（三）是否有严格统一的纳入标准和排除标准

严格统一的纳入标准和排除标准可以降低不同原始研究之间的异质性，所以在选择原始文献时要根据 PICOS 制定纳入标准和排除标准。

（四） 评价原始文献方法的重复性如何

尽管制定了文献的纳入标准和排除标准，作者也应该说明每一个步骤的具体实施情况，是否采用多人选择与评价文献，他们之间的一致性如何。

二、临床重要性评价

（一） 不同研究的结果是否一致

若纳入系统评价的每个高质量临床研究其疗效相似或至少疗效方向一致，由此合成系统评价的结果可信度高。确定各研究结果是否相似有两种方法：一是作图观察各研究结果的效应值和可信区间是否有重叠，如果可信区间差异太大，则不适合将不同研究的结果进行定量合成；另一种方法是进行同质性检验，如果同质性检验有统计学意义，也不宜将不同研究的结果进行定量合成。

（二） 治疗效果的大小和疗效精确性如何

系统评价结果的重要性取决于两个方面：系统评价的疗效大小和疗效的精确性。在进行结果合成时，不能通过简单比较阳性研究结果和阴性研究结果的研究个数来确定综述的结论，而应根据研究的质量和样本含量大小对不同研究给予不同的权重值，并采用与原始研究类似的指标如比值比（OR）、相对危险度（RR）、加权均数差值（SMD）和统计学方法（如随机效应模型和固定效应模型）合成结果，同时计算相应的可信区间，如95%可信区间。

三、适用性评价

系统评价报告的结果是所有研究对象的平均效应，当前患者的特征与纳入系统评价研究对象的特征可能并不一致，因此，在考虑系统评价的结果能否应用于当前患者时应从以下三方面进行考虑：

（一） 当前患者的特征与系统评价中研究对象的特征是否一致

可通过比较当前患者与系统评价中的研究对象在性别、年龄、并发症、疾病严重程度、病程、依从性、文化背景、社会因素、生物学及临床特征等方面的差异，并结合临床专业知识综合判断系统评价结果的外延性。

（二） 系统评价的干预措施在当地医院是否可行

系统评价显示某种干预措施效果明显，但由于技术水平、设备条件及社会经济因素的原因，当地医院不能实施，不能用于患者，其适用性就差。

（三） 当前患者接受治疗的利弊和费用

任何临床决策必须权衡利弊和费用，只有利大于弊且费用合理时才有价值应用于患者。如告诉患者其患病的真实情况有助于早期治疗和获取患者的配合，但也增加了患者的心理负担，可能降低生存质量。

　　总之，采用科学严谨的方法产生的系统评价能为临床实践、医学科研、医学教育和卫生决策提供真实可靠的信息。系统评价对科学决策是必要的，但并非唯一的依据。决策者还需要同时考虑当地实际情况、资源的可获得性、患者的具体特征等，并在应用系统评价时严格评价其真实性、重要性和适用性。

第十三章　临床实践指南的编制及评价 ▷▷▷▷

1990 年，美国医学科学院（Institute of Medicine，IOM）对临床实践指南（clinical practice guideline，CPG）进行了定义：实践指南是针对特定的临床情况，系统制定的帮助医务人员和患者做出恰当处理的指导性建议（推荐意见）。2011 年，随着循证医学的发展及其对指南的影响，IOM 对指南的定义进行了更新："指南是基于系统评价的证据和平衡了不同干预措施的利弊，在此基础上形成的能够为患者提供最佳保健服务的推荐意见。"临床实践指南能帮助临床医师将最好的证据转化为最好的临床实践。目前，许多国家和地区都在积极制定和推广 CPG，以 CPG 为依据规范当前的医疗卫生服务。

常见的国外指南有美国国家指南数据库（US National Guidelines Clearinghouse Database，NGC）、英国国家卫生服务系统（NHS）苏格兰地区的指南网络（Scottish Intercollegiate Guideline Network，SIGN）和英国国家医疗保健优化研究所（National Institute for Health and Care Excellence，NICE）组织制定的 NICE 指南等。

中国医师协会循证医学专业委员会和中华医学杂志社共同发起建设中国临床指南文库（China Guideline Clearinghouse，CGC），2011 年 9 月 2 日正式上线，共收录中国医学期刊近 5 年内发表的临床实践指南，为临床工作者、管理机构和社会大众提供查询临床指南的平台。该文库可以直接链接到北京大学循证医学中心、NGC、SIGN、NICE 等网站，方便进一步查询。CGC 检索简单易行，可浏览某一领域的多个指南。

第一节　临床实践指南的编制

CPG 一般分为专家共识指南及循证实践指南两大类。

一、专家共识指南制定法

专家共识指南制定法（consensus guideline development）可分为非正式和正式的专家共识指南制定法。

1. 非正式的专家共识指南制定法　较为简单，指南制定者组织一组专家就相关临床问题进行一次或多次开会讨论，经过会议讨论后将达成的共识形成推荐意见作为 CPG，由专业学会或政府机构进行发布。20 世纪 90 年代以前的指南多属这种方法，其优点是简单、快速、经济，容易为不熟悉正规分析方法学的专家们所采用。缺点是这种指南的制定缺乏形成推荐意见的证据及制定指南的背景和方法介绍，推荐意见易受参会专家各方面因素的影响，专家推荐的干预方式在实际的临床应用中并不能确保真正对患者有利，因此，这种指南的质量一般较差，不具备真正意义的可靠性。

2. 正式的专家共识指南制定法　可采用德尔菲法（Delphi method），针对某一干预方式进行相关研究证据的回顾，并列出可能的适应证，然后提供给制定指南的专家组成员，由专家组成员在第一次开会之前各自对每个适应证进行打分，评价其是否适用。量表为 9 分制，完全不适用评 1 分，完全适用评 9 分，5 分代表可用可不用。开会时，各个专家将自己的评分与专家组集体的评分进行比对，找出评分差异的原因，然后以会议上的讨论为基础，对先前自己的评分进行修改。以此方式，专家小组成员得出一致性程度较高的推荐意见。正式的专家共识指南制定法虽然回顾了相关的研究证据，但在制定推荐意见时没有评价相关证据的质量，专家的主观意见仍占主导地位。

二、循证实践指南制定法

随着近年来 CPG 制定程序不断规范，越来越多的 CPG 都是在系统综述相关证据并对这些证据进行评价之后制定出来的，循证实践指南制定法（evidence-based guideline development）现已成为制定和修订指南的趋势。与以往的指南不同，循证 CPG 的制定流程包括：组成指南制定专家小组，提出指南拟解决的临床问题，系统全面检索文献，使用科学的方法对证据进行评价，综合考虑证据级别、证据强度和专家组成员的实践经验之后提出推荐意见。此外，为使 CPG 能与时俱进，CPG 推出后还应对其进行系统评估、推广普及和修订更新。SIGN 和 NICE 被公认为循证临床实践指南制定的权威机构，二者均采纳了循证的、严格的临床实践指南制定方法。本书重点介绍 NICE 指南制定的过程和方法。

NICE 指南制定的流程如下：①NICE 下属的临床实践中心（the Centre for Clinical Practice，CCP）委托一个国家合作中心（National Collaborating Centre，NCC）负责某项临床实践指南的制定；②NCC 成立指南制定小组（guideline development group，GDG），GDG 确定指南范畴和需要开展系统综述的问题，开展系统综述并对系统综述获得的证据进行讨论，制定指南建议；③以上过程中均有利益攸关者的参与；④最终由 NICE 发布指南。NICE 指南编制方法有以下 9 个步骤。

1. 确定指南范畴　具体为：①第一步是确定指南范畴，指南范畴能够界定指南关注的临床问题范围，为指南制定工作提供框架；②确定指南关注的疾病、患者群体、不同类型的干预与治疗措施、主要结局，以及指南针对的医疗机构；③确定主要结局，NICE 指南范畴尤其重视对健康相关生命质量和治疗措施有害效应的关注；④利益攸关者参与，指南范畴研讨会能够确保利益攸关者的意见获得考虑，从而有利于指南范畴的相关性与合理性。

2. 建立指南制定小组　具体为：①由多学科的专家组成指南制定小组，包括系统综述方法学专家、信息检索专家、卫生经济学专家、所评价领域的医学专家、患者及其照顾者。通常由 13~15 人组成。②确定 GDG 成员前必须考虑潜在的利益冲突，所有

GDG 成员都必须声明其利益关系，并且所有成员的利益声明都将与最终的指南一起公布。③所评价领域的医学专家应接受系统综述方法学和卫生经济学相关的培训，患者及家属应接受卫生经济学、严格评价和建议制定等方面的培训。④多数情况下 GDG 通过非正式的专家共识达成决定（如系统综述问题的确定、证据的解释、建议的制定等），少数情况下使用正式的专家共识法，如德尔菲法、名义群体法等。

3. 形成系统综述问题　具体为：①对于一项临床实践指南，通常形成 15~20 个系统综述问题；②系统综述问题源于指南范畴中的临床问题，且更为具体；③常见的系统综述问题包括 3 类：诊断问题、干预问题和预后问题，其中以干预问题最常见；④使用 PICO 法形成结构化的系统综述问题；⑤形成系统综述问题时应考虑患者体验，并应考虑到对患者重要的结局；⑥使用 PICO 法制定研究的纳入和排除标准。

4. 文献检索　具体为：①文献检索应当是完整、透明和可重复的；②检索渠道包括电子数据库和其他渠道。电子数据库中，核心数据库包括 Medline、EMBASE 和 Cochrane Library；专题数据库包括 AMED、CINAHL、ERIC、PEDro 和 PsycINFO 等，还包括临床试验注册库、引文检索、会议文摘、灰色文献等；③由信息检索专家制定全面的检索策略，检索词通常应包括主题词和自由词；④还应包括卫生经济学证据检索，主要数据库包括 NHSEED、HEED 和 HTA 等；⑤所有的检索渠道、检索策略、检索时间、检索结果均应记录，并在最终指南中进行报告。

5. 纳入研究和提取数据　具体为：①对于文献检索获得的题录，首先通过阅读题目和摘要排除不相关的研究，之后按照纳入和排除标准进一步筛选合格的研究。②研究纳入由一人实施，存在疑问时通过与 GDG 其他成员讨论解决；纳入完成后，从检索结果中随机抽取部分题录，由另外一人再次进行研究纳入，通过比较双人纳入的结果评价研究纳入的质量，从而减少错误和偏倚。③采用标准模板进行数据提取。

6. 研究质量评价　具体为：①研究质量评价由一人实施；为减少错误和偏倚，随机抽取部分研究并由两人独立评价研究质量，通过 GDG 全体成员讨论解决不一致。②不同类型研究其质量评价方法不同。③研究质量可能在不同结局上存在差异，应分别评价每个结局对应的研究质量。

7. 整合证据　具体为：①适当使用 Meta 分析对多个研究疗效估计进行合并；②使用 GRADE 方法（见表 14-5~表 14-8）对各结局上的证据质量进行分级；③使用证据总结反映系统综述的主要结果，证据总结包括各重要结局上的证据质量和效应结果；④使用经济学证据总结反映成本效果证据，内容为经济学证据质量和评价结果。

8. 制定指南建议　具体为：①指南建议应基于现有最佳的临床效果和成本效果证据，且措辞应简洁、清楚、易懂；②制定指南建议时，必须考虑各结局的相对重要性，权衡干预益处和有害效应，权衡健康净收益与资源使用，并考虑临床效果和成本效果证据的质量；③证据质量很差或证据不足时，可根据专家共识形成指南建议，同时应提出研究建议；④将指南建议的强度分为三级："必须使用"（或"不准使用"）、"应该使用"（或"不应使用"）和"可以使用"。

9. 撰写和发布指南　具体为：①完整的指南包括：标题页、资助、版权信息和内容目录；指南概要（指南制定小组成员、指南建议、研究建议等）；指南意义、目标、范畴、目标人群等；指南制定的方法；系统综述问题、证据总结、经济学证据总结、指南建议、研究建议；参考文献、术语、缩略语；附录（参与者名单、利益声明、文献检索策略等）。②指南发布前须在利益攸关者中征求意见。③开发指南实施工具以推动指南应用，如基线评估工具、临床审计工具等。④指南公布后每3年考虑是否对指南进行更新。

第二节　临床实践指南的评价

一、临床实践指南评价的基本原则

CPG 的评价主要分为真实性评价、重要性评价和适用性评价三个方面。

1. 真实性评价　是评价证据的核心。高质量的 CPG 应该遵循循证医学的原则和方法，强调 CPG 应以科学证据为基础，并根据证据的可靠程度对提出的建议进行分级。评价真实性的要点包括：CPG 制定者的文献检索策略是否全面、可重复，文献检索是否在过去 1 年内进行；每项建议是否均标明了相关证据的等级，并准确地提供了原始证据来源。真实性评价主要包括证据的收集、评价和合成，以及如何将推荐意见与相关证据紧密结合等方面。

2. 重要性评价　循证医学强调采用客观量化指标来评价，主要围绕结局指标自身的重要性及其估计结果的实际价值等进行综合评估。不同的研究问题其评价标准和指标不同。例如：治疗性研究可采用相对危险度降低率、绝对危险度降低率等判断其临床价值；诊断试验则应用特异度、灵敏度、似然比等指标。要注意的是，临床上经常遇到非常复杂的问题，任何 CPG 都不可能涵盖所有的临床问题。

3. 适用性评价　主要内容为本地区的疾病负担是否很低而无需参考 CPG，对患者治疗的效度评价是否与 CPG 中可比，执行该 CPG 所需的成本是否可接受，将 CPG 应用于患者时是否存在不可克服的困难等。评价证据的适用性，可借助一些工具，如 PRO-GRESS 评测清单和 INCLEN KMP（InterNational Clinical Epidemiology Network，Knowledge Management Project，INCLEN KMP）协作组评价工具。PROGRESS 评测清单提出了 8 个可能影响适用性的因素：地点（place，如乡村、城市、市中心）、种族（race）、职业（occupation）、性别（gender）、宗教信仰（religion，如文化差异）、教育程度（education）、社会经济地位或状况（social-economic status）和社会环境（society，如周围邻里的支持与帮助、个人声誉）。

二、临床实践指南评价的常用工具

迄今为止，专门的 CPG 评价工具大约有 20 余种，其中比较全面、系统的有 Cluzeau 量表、美国指南标准化会议评价标准和欧洲临床指南研究与评价系统评价标准。本书重点介绍欧洲临床指南研究与评价系统评价标准。

　　临床实践指南证据评价使用临床指南研究与评价系统（appraisal of guidelines research and evaluation，AGREE），对指南制定中是否存在潜在的偏倚，推荐强度的真实性、重要性和适用性等做出判断。AGREE 包括 6 个领域的 23 个条目，2009 年，AGREE 国际协作组织对 2003 版 AGREE 修正后制定出新的 AGREE，即 AGREE Ⅱ（表 13-1）。AGREE Ⅱ为下列问题提供框架：评估指南的质量，为新指南的制定提供方法学的策略，告知指南中应有什么信息并如何报道。

表 13-1　AGREE Ⅱ条目表

AGREE Ⅱ条目	解释
领域 1. 范围和目的	
1. 明确描述指南的总目的	涉及指南对社会和患者或公众等人群健康可能产生的影响。指南的总体目的需要详细描述，预期得到的益处应针对明确的临床问题或卫生主题
2. 明确描述指南涵盖的卫生问题	应提供指南涵盖的卫生问题的详细描述，尤其是重要的推荐（见条目 17），但不要将一些套话作为问题
3. 明确描述指南应用的人群（患者和公众等）	对指南涵盖人群（患者、公众等）应有一个明确的描述，包括年龄范围、性别、临床类型及伴随疾病
领域 2. 参与人员	
4. 指南制定小组包括来自于所有相关专业小组的个人	该条目是关于指南制定过程中涉及的专业人员，可能包括指导小组成员，挑选和评估/评价证据的研究团队，参与形成最终推荐建议的个人，但不包括对指南进行外部评审的个人（见条目 13）和目标人群代表（见条目 5）；同时，应提供指南制定小组的组成信息、原则及相关专家经验方面的信息
5. 收集目标人群（患者和公众等）的观点和优先选择	临床指南的制定应考虑目标人群对卫生服务的体验和期望。在指南制定的不同阶段可以采取多种方法保证做到这一点
6. 明确界定指南的目标使用者	目标人群应在指南中明确确定，以使读者能立即知道这个指南是否与他们相关
领域 3. 制定的严谨性	
7. 应用系统方法学检索证据	提供证据检索策略的细节，包括使用的检索术语、检索的数据库和文献的日期等
8. 清楚描述检索证据的标准	提供检索获得证据的纳入和排除标准。这些标准应清楚描述并清楚陈述纳入和排除证据的理由
9. 清楚描述证据主体的优点和局限性	要提供对证据的优点和不足的陈述，这应该包括清楚地描述使用非正式或正式的工具或方法去评价单个研究的偏倚风险，和（或）具体结局，和（或）通过集合所有的研究获得的证据主体。这可能以不同的方式呈现
10. 清楚描述形成推荐建议的方法	应提供用于推荐建议形成的方法学描述和最后决定的形成方式
11. 形成推荐建议时考虑对健康的益处、不良反应和危险	指南在形成推荐建议时应考虑对健康的益处、不良反应和危险
12. 推荐建议和支持证据之间有明确联系	指南中推荐建议和支持证据之间应当有明确的联系。指南用户能识别与每个推荐建议相关的证据主体的成分

AGREE Ⅱ 条目	解释
13. 指南发表前已经过外部专家评审	指南在发表前应经过专家的外部评审。评审人员不能是指南制定小组成员。评审人员包括在临床领域的专家和方法学专家，也可以包括指南目标人群代表（患者、公众等）。指南中应提供做出外部评审的方法学描述，包括评审人员名单及其机构
14. 提供指南更新的步骤	指南需要反映当今最新的研究。应提供关于指南更新步骤的清楚陈述。例如：给出一个时间表或建立一个长期工作小组，这个小组能定期收到的更新文献，必要时做出相应的改变
领域 4. 清晰性	
15. 推荐建议明确，且不含糊	正如证据主体报告的那样，推荐建议应对哪种选择在什么情况下对何种人群是适当的提供具体而精确的描述
16. 明确列出不同的选择或临床问题	目标为管理某一种疾病的指南应考虑到这种疾病的临床筛查、预防、诊断或治疗可能存在各种不同的选择，在指南中应该明确提到这些可能的选择
17. 重要的推荐建议容易识别	用户能容易发现最相关的推荐建议。这些推荐建议能回答指南包括的主要问题，且能以不同的方法识别
领域 5. 应用性	
18. 在指南中描述应用过程中的促进和阻碍因素	有一些促进和阻碍因素将影响指南推荐建议的应用
19. 在指南中提供如何应用于实践的推荐建议和（或）工具	使一个指南付诸实施，需要一些附加的材料。这可能包括一个简介、一个快速参考手册、教具、来自于探索试验的结果、患者活页、计算机支持。附加材料应和指南一起提供
20. 考虑推荐建议应用中可能需要的相关资源	推荐建议的实施可能需要应用额外的资源
21. 指南提供监测和（或）稽查标准	评估指南推荐建议的应用有助于推动它们的使用，这要求依据指南的重要推荐建议制定明确的评估标准，包括制定步骤、行为和临床或健康结局等方面
领域 6. 编辑的独立性	
22. 赞助单位的观点不影响指南的内容	许多指南制定时使用外部赞助（如政府、专业团体、慈善组织和制药公司）。可能以资金捐助的形式对整个制定过程进行支持，也可能是资助指南制定中的部分过程（如指南的印刷）。指南中应有一个明确的声明：赞助单位的观点或利益不会影响最终推荐建议的结论
23. 记录并公开指南制定小组成员的利益冲突	指南制定小组成员可能会存在利益冲突

第十四章　循证临床实践 ▷▷▷▷

临床研究证据要产生科学和实用价值，就应被医生采用指导临床实践。循证医学是 20 世纪 90 年代发展起来的一门新兴交叉学科，目前广泛应用于医疗卫生事业服务和科学决策管理等领域。

第一节　循证医学的概念及实施步骤

一、循证医学的概念

循证医学又称循证医学实践（Evidence Based Medicine Practice，EBMP），即遵循证据的医学实践过程，是指在从事医疗卫生服务过程中，有意识地、明确地、审慎地利用当前所获得的最好的研究证据，进行科学决策的医学实践过程。循证医学是一种理念，也是一种医学实践流程。

1992 年循证医学的概念由加拿大 Mc Master 大学的 David Sackett 教授首次正式提出，"循证医学是指医疗实践和卫生决策与实践（甚至包括其他类型的社会决策）应该基于对证据效能的系统检索和严格评价"。1996 年 David Sackett 教授在《英国医学杂志》上发表专论，将循证医学明确定义为"明确、明智、审慎地应用最佳证据做出临床决策的方法"。2000 年 David Sackett 教授在新版《怎样实践和讲授循证医学》中，再次定义循证医学为"慎重、准确和明智地应用当前所能获得的最好的研究依据，同时结合临床医师个人专业技能和多年临床经验、考虑患者价值和愿望，将三者完美地结合制定出患者治疗措施"。循证医学的核心思想是，任何医学决策实施应尽量以客观科学研究结果为依据，临床医疗方案的确定和处理、临床实践指南及医疗卫生决策的制定都应依据当前最好、最新的研究结果，同时结合个人、群体的专业医学经验，充分考虑被实施决策方（如患者）的权利、期望和价值取向，兼顾医疗卫生环境的实际情况。循证医学实践包括循证基础实践、循证公共卫生实践和循证临床实践，现仅以循证临床实践为例说明。

二、循证医学与传统医学的区别

循证医学来自传统医学，但又有别于传统医学。区别主要体现见表 14-1。

表 14-1 循证医学与传统医学的区别

	传统医学	循证医学
证据来源	动物实验、实验室研究、体外实验、教科书、专家意见	临床研究
收集证据	欠系统和全面	系统全面
评价证据	不重视	重视，有严格的评价标准
判效指标	实验室指标的改变，仪器或影像学结果（中间指标）	患者最终结局（终点指标）
治疗依据	基础研究/动物实验的推论，结合个人临床技能和经验	最佳临床研究证据，结合医生个人临床技能和经验
医疗模式	疾病/医生为中心	患者为中心

三、循证临床实践基础

医生、患者、证据和医疗环境构成循证医学临床实践的基础，缺一不可。

1. 医生 临床医生是实践循证医学的主体，具备专业知识和临床经验是循证临床实践的技术保证，对疾病的诊断和对患者的处理都是通过医生来实施的，因此，临床医生要成为循证临床实践的主体。

2. 患者 是医疗卫生服务实践的主体，由于存在经济状况、宗教信仰、社会文化背景和个人喜好的不同，所以在循证临床实践过程中，医生要充分尊重患者的价值取向、愿望和需求，从患者角度思考问题，从患者的利益出发，让患者拥有充分的知情权，取得患者的良好合作，确保在诊疗过程中有良好的依从性，形成医生与患者的诊治联盟。

3. 证据 是指当前所能够获得的最好证据，"最好"不一定是最科学或最佳，而是解决某个患者具体临床实际问题的最适宜手段。证据既包括医生的临床经验，也包括应用临床流行病学原理和方法获得的研究结论，以及系统综述和临床实践指南，还包括基础实验研究结论等。但是循证医学临床实践应用的证据必须具有真实性、可靠性、适用性和临床价值。

4. 医疗环境 循证医学临床实践要在具体的医疗环境下进行。因为在医疗环境不同（如不同的国家地区、不同级别的医院、不同的设备条件和医务人员的业务水平等）的情况下，医生针对同一个患者，可以选择的最好证据（如诊断和治疗措施）是不同的。因此，循证临床实践必须结合当地、当时具体的医疗环境进行。

四、循证医学实践类别

循证医学实践按照分工不同分为证据提供者和证据应用者两个类别。证据提供者是由一批颇具学术造诣的临床流行病学家、各专业临床专家、卫生/医学统计学家、卫生经济学家和社会学家、医学/科学及信息工作者共同协作，根据临床实践中存在的某些问题，对全球生物医学文献进行收集、分析、评价及综合最佳研究成果（证据），为临床医生提供证据。证据应用者是从事临床医疗服务的医务工作人员，包括医疗管理和卫生政策的决策者，应用证据提供者所提供的最佳证据，理论联系实践，做出医疗决策。

两者侧重点不同，具体见表 14-2。

表 14-2　证据提供者与证据应用者区别

项目	证据提供者	证据应用者
确定临床问题	+++	+++
任务	收集与评价文献	正确应用证据
	提供最佳证据	
专业基础与技能	临床实践+++	临床实践+++
	临床流行病学+++	临床流行病学+
	卫生统计学++	卫生统计学+
	社会医学++	社会医学+
	计算机技能+++	计算机技能+
外语	英语+++	英语+
技术力量	团队力量	个体

注："+"表示掌握程度、能力程度

第二节　临床研究证据及等级体系

循证医学的证据（evidence）是指以患者为研究对象的各种临床研究（包括病因、诊断、预防及治疗干预措施、经济学研究及评价等）所得到的结果和结论，通常不包括离体器官、细胞的研究和动物实验。证据来源主要包括数据库（互联网在线数据库、公开发行的 CD 等）、杂志及指南等。不同的临床问题要求不同的研究证据，循证医学强调证据应是由多种研究方法、多种来源的研究结果构成的"证据体"（evidence body）。

一、证据分类

根据研究和应用的不同需要，证据有以下几种分类方法。

（一）按照研究方法分类

按照研究方法不同可以分为原始研究证据和二次研究证据。

1. 原始研究证据（primary research evidence）　是指直接以受试者（包括健康人及患者）为研究对象，通过进行单个的预防、病因、诊断、干预及预后研究，获得一手数据，经统计学分析和总结后得出的结论。原始研究的基本设计类型包括随机对照试验、交叉试验、自身前后对照研究和非随机同期对照研究、队列研究、病例对照研究、横断面研究、病例报告和病例系列分析等。主要来源的数据库有 PubMed、Embase、中国生物医学文献数据库（Chinese Biomedical literature Database，简称 CBM）、中国循证医学中心数据库及国立研究注册（the National Research Register，NRR）等。

2. 二次研究证据（secondary research evidence）　是指对某一具体问题系统地收

集全部原始研究证据，然后应用科学的标准严格评价、整合处理、分析总结后所得出的综合结论。二次研究证据是对多个原始研究证据再加工后得到的更高层次的证据，主要包括临床实践指南、临床证据手册、临床决策分析、系统综述、卫生技术评估报告及卫生经济学研究等。二次研究证据的质量取决于原始研究的质量。数据库的主要来源有Cochrane 图书馆（Cochrane Library，CL）、Ovid 循证医学数据库、BMJ Best Practice（BP）和美国国立卫生研究院卫生技术评估与导向发布数据库等。

除了以上研究证据外，还有个人经验、专家意见等非研究证据，其对于没有研究证据的少见或复杂病例，有重要的参考价值。

（二） 按照研究问题类型分类

按照研究问题的类型不同可将证据分为预防、病因、诊断、治疗、预后及不良反应等研究证据。

（三） 按照用户需求分类

按照用户需求可分为临床证据手册、临床实践指南、临床决策分析、系统综述、卫生技术评估报告及健康教育资料等，主要面向临床医生、卫生政策制定者、广大公众及患者。

（四） 按获得渠道分类

按照获得渠道可分为公开发表的研究证据、灰色文献、在研的研究证据及网上信息。公开发表的研究证据主要有杂志、专著、手册和光盘等；灰色文献指已完成，还未公开发表的研究证据，主要有非公开出版的政府文献、会议文献、技术档案、企业产品资料及内部刊物等；在研的研究证据指正在进行未完成的原始研究和二次研究；网上信息包括不同医学组织和机构建设的各种数据库。

二、常见证据分级体系

常见的证据分级及推荐强度主要有英格兰院际指南网络发布的证据分级体系、美国纽约州立大学医学中心提出证据金字塔、英国 OCEBM 证据分级和 GRADE 标准。

1. OCEBM 证据分级体系 2001 年，英国牛津循证医学中心（Oxford Centre for Evidence Based Medicine，OCEBM）发表了涉及预防、病因、诊断、治疗、预后、危害及经济学分析等 7 个领域的证据分级标准。在 2009 年，由 Jeremy Howick 领导的国际小组对 OCEBM 证据分级体系进行修改，2011 年正式完成并发布（表 14-3）。该体系不仅像以前那样对证据有严格的评价，且能让临床医生和患者快速回答临床问题，其显著特征是证据级别涵盖了临床全部问题，且依照使用者遇到临床问题的流程排序。

表 14-3　英国 OCEBM 证据分级 (2011)

问题	第一步（1 级）	第二步（2 级）	第三步（3 级）	第四步（4 级）	第五步（5 级）
该问题普遍吗?（患病率）	当地目前的抽样调查或普查	与当地环境相近调查的系统综述	当地非随机抽样研究	病例系列分析	-
诊断或鉴别诊断试验准确吗?（诊断）	应用统一标准和盲法的横断面研究的系统综述	应用统一标准和盲法的单个横断面研究	非连续性，或无统一标准的研究	病例对照研究；差的或无独立参考标准研究	基于推理的结论
如果不采取治疗措施，会怎么样?（预后）	起始队列研究*的系统综述	起始队列研究	队列研究；RCT 的对照组	病例系列研究；病例对照研究；质量差的预后队列研究	-
该干预措施会有什么帮助?（治疗收益）	RCT 的系统综述或以确定最优方案为目的的 RCT	RCT；效应显著的观察性研究	非随机对照队列研究或随访研究	病例系列分析；病例对照研究；历史性队列研究	基于推理的结论
常见危害**是什么?（治疗危害）	RCT 和巢式病例对照研究的系统综述；以确定最优方案为目的的 RCT；效应显著的观察性研究	单个的 RCT；效应显著的异常观察性研究	非随机对照队列研究或随访研究（上市后的监测）有足够数量的观察对象以排除常见的危害（对远期危害，随访时间必须足够长）	病例系列研究；病例对照研究；历史性队列研究	基于推理的结论
罕见危害是什么?（治疗危害）	RCT 的系统综述或以确定最优方案为目的的 RCT	RCT；效应显著的异常观察性研究			
早期检测值得吗?（筛查）	RCT 的系统综述	RCT	非随机对照队列研究或随访研究	病例系列研究；病例对照研究；历史性队列研究	基于推理的结论

* 起始队列研究：是指由一组相同的某病病情初期患者构成的队列研究。

** 常见伤害：为超过 20% 受试者出现。

　　牛津循证医学中心根据证据质量、一致性、临床意义、普遍性和适用性等因素，将证据的推荐强度分为 A（优秀）、B（良好）、C（满意）和 D（差）4 级（表 14-4）。A 级推荐强度来自于一致性好的 1 级证据，即所有研究结论一致，临床意义大，证据研究样本人群与证据应用目标人群吻合，推荐意见可直接应用于临床；B、C 级推荐意见的证据在上述各方面存在一定的缺陷，其适用性受到不同限制；D 级推荐意见无法指导临床。

表 14-4　英国 OCEBM 证据推荐强度

推荐强度	具体描述
A	一致性的 1 级证据
B	一致性的 2、3 级证据，或基于 1 级证据的推断*
C	4 级证据，或基于 2、3 级证据的推断*
D	5 级证据，或不同证据间存在严重不一致，或尚无定论

* 基于证据的推断：此处是指证据将被应用的环境与产生证据的环境有潜在的临床重要差异。

2. GRADE 分级体系　2004 年正式发布的 GRADE 证据等级及推荐强度分别见表 14-5、表 14-6。

表 14-5　GRADE 证据等级及其定义

证据级别	定义
高	未来研究几乎不可能改变现有疗效评价结果的可信度
中	未来研究可能对现有疗效评价有重要影响,可能改变评价结果的可信度
低	未来研究很有可能对现有疗效评价有重要影响,改变评价结果可信度的可能性较大
较低	任何疗效的评价都很不确定

表 14-6　GRADE 推荐强度

推荐强度	具体描述
强	明确显示干预措施利大于弊或弊大于利
弱	利弊不确定或无论质量高低的证据均显示利弊相当

在 GRADE 证据分级标准中,同一研究设计的质量并不一致。为方便应用,Cochrane 协作网开发了 GRADE 评估工具(GRADEprofiler,简称 GRADEpro,下载地址:http://tech.cochrane.org/revman/gradepro),适用于 RCT、非随机对照试验和其他类型观察性研究的证据评价。GRADEpro 评价证据时对每个测量指标分别评估,有 5 种因素降低 RCT 证据质量,有 3 种因素提高观察性研究证据等级(见表 14-7、表 14-8)。在对研究质量准确评价的基础上,将证据分为高质量证据、中等质量证据、低质量证据和极低质量证据四个级别。

表 14-7　降低 RCT 证据质量的因素及 GRADE 工具选项

因素	GRADE 工具选项
现有研究设计和实施有缺陷,提示存在偏倚的可能性高。包括选择偏倚、信息偏倚和选择性报告结果偏倚等	没有任何缺陷选"no"; 有严重缺陷选"serious",证据质量降 1 级; 有十分严重缺陷选"very serious",证据质量降 2 级
研究结果不一致,即有异质性,结果不一致可来自于人群差异、干预措施差异和结果差异等	没有任何结果的异质性,选"no"; 有严重结果不一致,选"serious",证据质量降 1 级; 有很严重的结果不一致,选"very serious",证据质量降 2 级。
非直接证据,包括间接比较和非直接从人群、干预措施、对照或结果得到的证据	直接证据,选"no"; 严重怀疑证据直接性,选"serious",证据质量降 1 级; 很严重怀疑证据直接性,选"very serious",证据质量降 2 级
结果不精确,总样本含量小,而且结局事件发生率低	结果精确,选"no"; 严重不精确,选"serious",证据质量降 1 级; 很严重不精确,选"very serious",证据质量降 2 级
发表偏倚,由于选择性发表研究而系统性高估或低估获益和损害效应量	无发表偏倚,选"unlikely"; 有高度可能存在发表偏倚,选"likely",证据质量降 1 级; 有很高可能存在发表偏倚,选"very likely",证据质量降 2 级

表 14-8　提高观察性研究证据质量的因素及 GRADE 工具选项

因素	GRADE 工具选项
效应量大、一致性好的研究	效应量不大（0.5<RR<2），选"no"； 效应量大，选 RR>2 或 RR<0.5，证据质量提高 1 级； 效应量很大，选择 RR>5 或 RR<0.2，证据质量提高 2 级
所有明显混杂因素均减弱了干预组效应值时仍能观察到组间疗效的差别，将有可能提高证据的级别	无证据显示任何可能混杂偏倚减少效应量，选"no"； 有证据显示可能混杂偏倚减少效应量，选"yes"，证据质量提高 1 级
存在剂量-反应关系的研究证据可提高证据的级别	没有剂量-反应关系证据，选"no"； 有剂量-反应关系证据，选"yes"，证据质量提高 1 级

第三节　循证临床实践步骤

循证临床实践的方法，实际上是针对某一具体问题所进行的个体化决策。实践过程包括五步骤，即提问（提出问题）、检证（检索证据）、评证（评价证据）、用证（应用证据）、再评（后效评价），见表 14-9。

表 14-9　循证临床实践"五步曲"

步骤	内容
第一步	确定临床实践中的问题：准确提出临床存在而需解决的疑难问题
第二步	循证检索证据：从相关资料中寻找证据，分析评价
第三步	评价证据：应用循证医学质量评价标准，针对证据的真实性、可靠性、适用性和临床价值做出具体评价
第四步	应用最佳证据：指导临床决策，进行临床实践
第五步	后效评价：总结经验，提高医疗质量和临床学术水平

一、确定临床问题类型和构建问题

提出临床问题之后，应考虑到问题的焦点、可答性和相关性，明确临床问题类型并按 PICO 原则构建临床问题。PCIO 中的 P（Population/Patient/Problem）为研究对象，I（Intervention or exposure）为干预措施或暴露因素，C（Comparison）为对照措施，O（Outcome）为结果指标。PICO 有助于正确选择数据库资源、合理选择检索词和制订检索策略，进而保证循证检索的查全率和查准率。

二、选择合适数据库

选择合适数据库应注意以下原则。

（一）充分了解各数据库

计算机检索相关文献数据库相对于其他方式（手工检索、咨询同事或专家、查阅教科书等），能够快速且高效地获取相关问题的最佳证据。但是随着信息资源的发展，数据库种类繁多，特点各异，为了快速、全面、准确地检索到最佳证据，必须充分了解各数据库的特点、涉及专业范畴及具体临床问题类型，迅速确定选择的检索数据库的类型。

（二）尽可能选择专业数据库

综合性文献数据库（如 Pubmed、Medline、CBM 等）虽然覆盖了医学各专业领域的资料，但查寻费时费力，常难以获得真正需要的信息。专业数据库的优点是更方便，易获得与专业相关的文献，缺点是涉及面相对较窄，可能查不到自己需要的信息，而且很多专业数据库需要付费。因此，在缺乏专业数据库时，综合性文献数据库仍然是最常用的信息资源。

（三）尽可能选择最佳文献数据库

最佳证据资源（best-evidence resources）是指采用明确的研究方法，对研究证据的科学性和临床相关性进行严格评价后建立的数据库。由于医学文献层出不穷，为了快速、高效获取最佳证据资源，临床工作者应改变传统的文献查询方法和技巧，从针对某一问题检索所有相关文献改为检索综合证据、证据概要、系统评价或 Meta 分析和经专家评价过的研究证据数据库。

2006 年，加拿大 McMaster 大学临床流行病学与生物统计学教授 Haynes R. Brian 将循证医学证据资源分为 5 级结构，提出循证资源"5S"模型，即：原始研究（Studies）、综述（Syntheses）、证据摘要（Synopses）、综合证据（Summaries）、证据系统（Systems），形成了以原始研究为基础，以证据系统为终端的金字塔模型，见图 14-1。上层是由下层的证据积累而成，上层是证据的精华，关键词简单，搜索省时，可以快速解决临床问题；愈往下层，文献繁多，关键词完整、搜索费时，但更新快速。

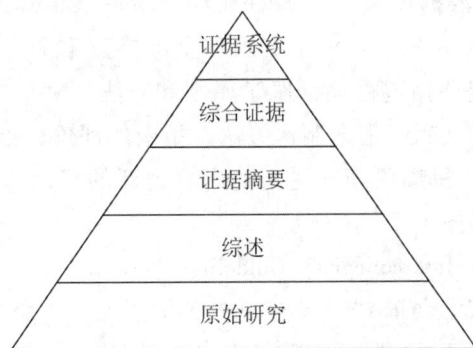

图 14-1　循证医学资源的"5S"模型

根据"5S"模型，检索时应从证据系统、综合证据、证据概要、系统综述和原始研究逐级检索，原则上如果从上一级数据库检索的文献解决了提出的临床问题，则无需继续检索下一级数据库，以减少不必要的时间浪费。

计算机决策支持系统现阶段极少，集成与特定临床问题相关的、重要的所有研究证据，简要概括，随着新的研究证据出现及时更新，通过电子病历自动将患者状况与系统中的相关信息进行关联，无需临床医生检索。综合证据是具体临床问题的知识总结，定期更新，如临床路径、临床实践指南、Clinical Evidence、Dynamed、UpToDate、BMJ Clinical Evidence、ACP PIER 数据库。证据概要是单篇一次研究或二次研究之间的简要描述，如 ACP Journal Club、Evidence-Based Medicine、Evidence-Based Nursing。系统评价：某个临床问题多个独立研究之间的综合评价，如 the Cochrane Library、PubMed Clinical Queries。

1. 综合证据　目前临床应用较广泛的综合证据资源主要有两个：

（1）Clinical Evidence（http://www.clinicalevidence.com/ceweb/ conditions/index.jsp）是由英国医学杂志出版集团（Publishing Group Limited，BMJ）推出的循证医学数据库，涵盖临床治疗和护理领域中超过 80% 的常见病症，共收录 650 多个临床病症及超过 3100 种治疗方法，对治疗措施的利弊总结是该数据库的独特之处，为临床医生解决临床问题提供了一个最佳的咨询途径。Clinical Evidence 中，可根据疾病科目（Sections）途径、全部评论列表（Full review list）途径或通过在搜索框内输入关键词查询疾病；点击"Conditions"，可浏览到每一种疾病的干预措施、疾病要点、疾病的基础信息和最新信息、不同国家的诊疗指南，并列举了来源信息的参考文献，且可链接至 PubMed、Embase 等的原文；临床医生还可以在"Your Responses"处发表对某一特定内容的看法。

（2）DynaMed　是床旁循证决策的重要资源，主要针对 Primary care。可以监测 500 种医学期刊和系统综述数据库，内容涵盖 3000 个临床主题。其循证医学方法严谨，对证据进行系统鉴定和分类，选择最佳证据案例进行严格评价和准确总结，且可清楚指示证据等级，适于协助临床医生对疾病的诊断、治疗。

2. 二次研究证据　临床实践指南和系统综述的检索资源主要有以下四个：

（1）美国国家指南数据库（US National Guidelines Clearinghouse Database，NGC）（http://www.guideline.gov/）　收集了美国和全世界数千个指南并提供结构性摘要，涉及所有主题，指南制定严格遵循循证医学原则和方法。NGC 检索简单，可同时比较多个指南；对指南的参考文献、指南制作方法、指南的评价、指南使用等提供有链接、说明或注释等功能。NGC 每周更新，更新的内容为新的或已修改的指南，并通过 E-mail 提供每周指南更新服务。

（2）SIGN（Scottish Intercollegiate Guideline Network）（http://www.sign.ac.uk/guidelines）　是英国皇家学会于 1993 年建立的英国国家卫生服务系统（NHS）苏格兰地区的指南网络，是基于证据的临床实践指南。在 SIGN 的网络中列出了历年来制作的指南，并注明这些指南是否是当前的、需要更新的或已被撤销等质量控制措施。免费提供的指南分为"Full Guideline"和"Quick Reference Guide"两种类型，以方便指南的传播。

（3）中国临床指南文库（China Guideline Clearinghouse，CGC）（http：//cgc.bjmu.edu.cn：820）　2011 年 9 月 2 日正式上线，由中国医师协会循证医学专业委员会和中华医学杂志社共同发起建设，收录中国医学期刊近 5 年内发表的临床实践指南，为临床工作者、管理机构和社会大众提供查询临床指南的平台。

（4）CDSR（Cochrane Database of Systematic Review）　常用的中文名称为 Cochrane系统综述数据库，发表在 Cochrane 图书馆（http：//www.cochranelibrary.com），是现今最重要的系统综述文献库。Cochrane 系统综述是 Cochrane 协作网的评价员按照统一工作手册（Cochrane Handbook for Systematic Reviews of Interventions），在相应 Cochrane 评价小组编辑部的指导和帮助下所完成的系统综述。Cochrane 协作网有严密的组织管理和质量控制系统，严格遵循 Cochrane 系统综述者手册，采用固定格式和内容，统一的系统综述软件（Rev-Man）录入和分析数据、撰写系统综述计划书和报告，发表后根据新的研究定期更新，有完善的反馈和修改机制。Cochrane 系统综述可从 Ovid、PubMed、光盘和 Wiley 网站获取。

3. 原始文献证据　检索的数据库通常包括以下几个：外文数据库应检索 MEDLINE、EMBASE、Cochrane 图书馆；中文数据库应检索中国生物医学文献数据库（CBM）、中国期刊全文数据库（CNKI）、维普数据库（VIP）和万方数据资源系统。

三、制订检索策略

检索策略由两部分构成，一是检索词，二是检索范围。检索词应当根据 PICOS 原则制定，检索范围可以根据不同检索词出现的特点选择主题词、关键词、摘要、全文等。

循证检索步骤依据证据综合的程度由高到低，依次检索和搜集证据，基本步骤如图14-2 所示。

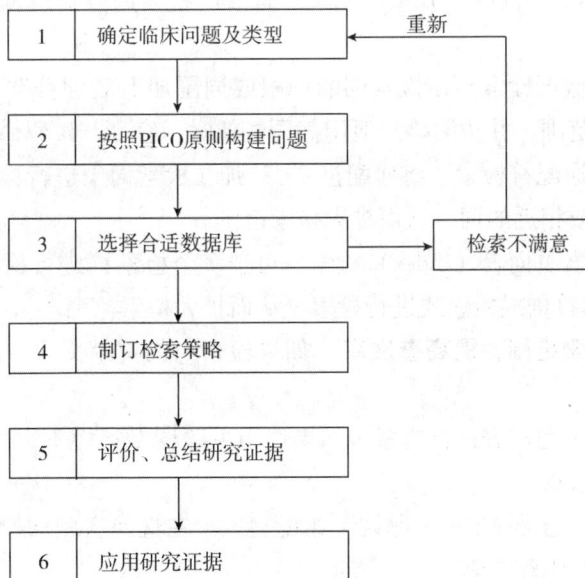

图 14-2　循证检索步骤

（一）检索词

对拟解决的临床问题进行相关文献检索，首先要正确选择检索词。检索词是表达信息需求和检索课题内容的基本单元，检索词选择恰当与否直接影响检索效果。检索词的制订主要依据 PICO 原则对提出的临床问题进行分解。用于表达文献主要内容的词语属于文献检索语言中的主题检索语言，其中应用较多的是主题词法和关键词法。

（二）检索策略

检索策略（search strategy）是指在解析相关问题的基础上，明确检索的目的和信息需求，选择适当的数据库，确定检索词并构造检索式，从而制订出较为完善的检索计划和方案，根据检索的实际情况适当地修改和调整检索策略，以达到最佳的检索效果。不同数据库，检索策略不全相同，因此制定循证医学检索策略，必须要熟悉检索系统的特点，掌握基本检索技巧和方法。

1. 扩大检索范围，提高查全率　当检索记录太少时，可以使用以下方式提高查全率。

（1）采用主题词进行检索　可使用所选词的上位词进行检索、对主题词进行扩展检索、选用多个主题词检索、选用全部副主题词或对副主题词进行扩展检索、选用词表提示的相关词进行检索。

（2）采用自由词检索　自由词的数量与检索出来的文献量成反比，因此，如果一个语句由多个自由词组成，应选用最能表达该概念的最少的自由词进行检索。

（3）采用"OR"运算符检索　用"OR"运算符时可将不同名称术语的检索词（如对疾病名称的不同提法）或将同义、近义的检索词叠加组合起来检索，因此扩大了检索范围。

（4）采用截词检索　在检索词的词根或词尾加上截词符"＊"进行扩展检索，可扩大检索词的范围，并防漏检。但用截词法耗时，容易产生假命中，应谨慎使用。

（5）采用通配符检索　将通配符"？"加在检索词中进行检索，可以检索出拼法不同而意义相同或相近的词，从而扩大检索范围。

（6）采用索引词表（Index）检索　可选多个检索词进行检索，此时检索软件自动用"OR"运算符构成检索式进行检索，从而扩大检索范围。

2. 缩小检索范围，提高查准率　如果检索出的文献太多，可以用以下方法来缩小检索范围：

（1）采用主题词表进行检索　如果选用主题词专指性不强，且该词下还有下位词，可选用下位词检索。

（2）选用"主题词/副主题词"组配检索　在选择主题词检索时，也可再选择恰当的副主题词进行组配检索。

（3）采用限定字段的检索方式进行检索　常用的字段有 TI（Title，篇名）、AU（Author，著者）、AD（Address of Author，著者通讯地址）、SO（Source，文献来源）、

PY（Publication Year，出版年）、LA（Language，语言）、CP（Country of Publication，出版国家）、AB（Abstract，摘要）、MESH（Medical Subject Headings，医学主题词）、MJME（Major MeSH Headings，主要 MeSH）、PT（Publication Type，出版类型）等。限制格式如下：篇名 chemistry in ti；摘要 cancer in ab；出版类型 review in pt；出版年 py>=1998。

（4）采用运算符　常用于缩小范围、提高查准率的运算符如"AND""WITH""NEAR""NOT"等。同时包含两个检索词，如 influenza AND cough；含有 A 不包含 B 检索词，如 influenza NOT cough；检索词 A 和 B 不仅同时出现在一条记录中，还要同时出现在一个字段里，如 drug WITH abuse；检索词 A 和 B 不仅同时出现在一条字段中，还同时出现在一个句子里，如 drug NEAR abuse。当在一个检索式中同时使用多个逻辑运算符时，其优先级为：括号>not>near>with>and>or，如（therapy and aids near hiv）not animal。

（5）通过"Suggest"功能选词　输入自由词后点击"Suggest"按钮，系统显示一组主题词供选择，结合专业知识对这组词进行浏览和选择，提高检索的准确性。

制订好检索策略后，针对选择的数据库进行检索。如检索 2000 年以来发表的有关"阿司匹林副作用"的综述性文献，检索表达式可以为：

#1 py>=2000

#2 aspirin/ adverse effects in mesh

#3 review * in pt

#4 #1 and #2 and #3

四、评价和总结研究证据

检索出相关文献后的任务是对证据进行评价和总结，循证医学实践评价文献主要是从证据级别和临床适用性来评价检索结果的临床实践意义。可信的、有意义的结果未必能在所有不同的患者中得到重复，因此还必须对研究结果在具体患者中的外推进行判断，进而才能利用这些证据进行临床决策。如果是从未经评价的数据库中检索的信息，尚需对检索的文献进行严格质量评价以确定其结果的真实性、重要性和适用性。如果发现检索结果不能满足需要，应分析原因，是数据库选择不当，抑或检索词和检索策略制订不合理，还是该临床问题确实尚无相关研究证据，必要时应再次选择新数据库和/或制订新的检索词及检索策略重新检索，评估总结新检索出的研究证据。

（一）综合性研究证据评价

综合性研究文献的评价要点主要有：

1. 临床指南（clinical guideline）　包括：①指南的选题是否正确、设计是否科学，指南中的推荐意见的证据来源如何、证据等级是如何划分的。②指南是否全面、有伸缩性，是否考虑了患者的接受程度。

2. 临床经济分析（clinical economic analysis）　包括：①是否提供了完整的经济

分析,从什么角度出发来考虑成本和效益。②进行比较的干预措施其临床效果是否已被确定。③经济学分析的方法是否正确。

3. 临床决策分析（clinical decision analysis） 包括:①研究设计是否合理,分析结果是否真实可靠。②是否是对临床上重要的决策进行了可靠的决策模型分析,模型中所需的各种参数是否真实可靠。③分析是否包括了所有重要的临床收益和风险。

4. 系统综述（systematic review） 包括:①是否集中回答了重要的临床问题。②是否全面检索了有关的数据库,重要的相关文献是否被遗漏。③文献纳入和排除的标准是否合适,是否充分分析了可能的偏倚。

（二）原始性研究证据评价

从证据的真实性评价、重要性评价和适用性评价,得出确切结论以指导临床决策,不能盲目相信。病因学研究、诊断性试验、临床疗效、疾病预后研究的文献评价原则见表 14-10。

表 14-10 评价基本原则

评价项目	病因学研究	诊断试验	治疗性研究	预后研究
真实性	除暴露的危险因素/干预措施外,其他重要特征在组间是否可比 结果测量是否客观或采用盲法 是否随访了所有纳入的研究对象,随访时间是否足够长 研究结果是否符合病因的条件	诊断试验是否与金标准进行独立、盲法比较 研究对象是否包括了各型病例 新诊断试验结果是否影响金标准的使用	研究对象是否随机分配 基线是否可比 随访时间是否足够长 纳入的所有研究对象是否均进行了随访并纳入结果分析 是否采用盲法 患者接受的其他治疗方法是否相同	研究对象的代表性如何 是否为疾病的同一时期 随访时间是否足够长 是否采用客观标准判断结果 是否校正了重要的预后因素
重要性	暴露因素与结果的联系强度如何 关联强度的精确度如何	是否报告了诊断试验的似然比或提供了相关数据资料	治疗措施的效应大小如何 治疗措施效应值的精确性如何	研究结果是否随时间改变 对预后估计的精确性如何
适用性	研究结果是否可应用于当前患者 患者发生疾病/不良反应的危险性如何 患者对治疗措施的期望、选择和价值观如何 是否有备选的治疗措施	诊断试验的重复性如何 能否满意用于当前患者 诊断试验结果能否改变患者结局	研究结果是否可用于当前患者 治疗措施在本医院能否实施 患者从治疗中获得的利弊如何 患者对治疗结果和治疗方案的价值观和期望是什么	研究证据中的研究对象是否与当前患者相似 研究结果是否能改变对患者的治疗决策和能否向家属解释

目前病因研究与治疗性研究的原始研究及二次研究都有可供参考的研究质量评价工具,可对证据的质量评价提供其在研究设计和实施上是否过关的依据,详见表 14-11。

诊断试验和预后研究的质量评价工具目前还没有广泛应用。

表 14-11　临床研究质量评价工具

研究类型	研究质量评价工具
系统综述概览	AMSTAR 量表
系统综述	PRISMA 声明
随机对照试验	Risk of bias 风险偏倚评估工具
队列研究	CASP 清单、Newcastle-Ottawa 质量评价量表
病例对照研究	Newcastle-Ottawa 质量评价量表、Downs-Llack 质量评估清单
病例系列/个案报告	JBI-MAStARI 病例系列研究质量评价清单
横断面研究	AHRQ 横断面研究质量评价清单
临床实践指南	AGREE II 清单

五、应用证据

应用证据的过程就是将从经过评价的循证检索文献中获得的真实、可靠和有临床应用价值的最佳证据，结合临床专业知识、患者的选择，用于指导临床决策，解决临床问题，服务于临床。如评价结果为最好证据，则可结合临床经验与患者个体情况进行应用，作出临床治疗决策，并对应用效果进行评估；如评价结果不理想，则应进行再检索；如经严格评价为无效甚至有害的治疗措施则否定；对于尚难定论并有希望的治疗措施，则可为进一步研究提供信息。

值得注意的是：研究证据并不能取代临床判断，文献所获得的结果是所有研究对象的"平均效应"，由于主管的患者与临床试验中病例存在性别、年龄、并发症、疾病严重程度、病程、依从性、社会因素、文化背景、生物学及临床特征的差别，因此真实、可靠且具有临床价值的研究证据并不一定能直接应用于每一个医生主管的患者，医务人员必须结合临床专业知识、患者的具体情况、患者的选择进行综合考虑，做相应的调整。

六、后效评价

完成临床循证实践后，对成功或不成功的经验和教训进行具体分析和评价，发现存在的问题，积累经验教训，从中获益，提高自身认识水平，促进学术水平和医疗质量的提高，或开展新的高质量的临床研究。此为自身进行继续教育的过程。

第四节　循证临床实践案例

一、案例分析

李某，女，57 岁，2 型糖尿病史 10 年，长期未规律治疗，近 2 年视物模糊，6 个月前服用二甲双胍和伏格列波糖控制血糖，既往高血压史。患者体格检查：BP 150/

100mmHg，其他未见异常。辅助检查：空腹血糖 6.0mmol/L，餐后 2 小时血糖 8.7mmol/L，随机尿 mALB/Cr 108ug/mg，BUN4.8mmol/L，SCr67umol/L。眼科检查提示糖尿病视网膜病变Ⅲ期。诊断：①2 型糖尿病，糖尿病肾病Ⅲ期；②高血压 2 级；③糖尿病视网膜病变Ⅲ期。医生建议患者服用 ARBs 药物氯沙坦减少尿白蛋白排泄，延缓糖尿病肾病的进展，同时控制血压。患者和家属关心的问题是：氯沙坦有无循证医学证据能降低尿白蛋白排泄率，延缓糖尿病肾病的进展？

二、循证临床治疗实践过程

（一）提出临床问题

结合患者具体情况提出问题并按 PICO 原则构建临床问题，PICO 形式问题见表 14-12。

表 14-12　PICO 形式的临床问题

患者	干预措施	对照措施	结局	问题类型
2 型糖尿病合并早期糖尿病肾病患者	氯沙坦	安慰剂	尿白蛋白排泄率下降及 DN 病死率减少	治疗

通过列表分析可以将前面的临床治疗问题转换为"2 型糖尿病合并早期糖尿病肾病的患者选用氯沙坦治疗能否降低尿白蛋白排泄率，降低糖尿病肾病的病死率？"

（二）检索证据

一般情况下，检索文献应遵循证据金字塔自上而下的顺序逐级检索，临床上最常用的证据资源是临床实践指南、二次研究证据和原始研究证据。

1. 临床实践指南证据检索　检索中国临床指南文库（CGC），以"糖尿病"为关键词检索，检索结果与本病例密切相关的指南有 3 个：①2010 年 ADA 糖尿病诊疗指南；②2010 年中国糖尿病防治指南；③AACE 糖尿病临床综合管理指南。

通过对指南内容的综合分析可得出结论：对于伴有高血压、微量白蛋白尿的 2 型糖尿病患者，服用 ARBs 药物能够减少尿白蛋白排泄，延缓糖尿病肾病的进展。

2. 系统综述证据检索

（1）检索资源　Cochrane library，PubMed Clinical Queries，Clinical evidence 等。

（2）检索词　"diabetic nephropathy""losartan"" treatment"为关键词检索，还可以方法学的特征性关键词如"systematic review"为检索词。

（3）检索结果　与本病例密切相关的文献 1 篇：The Renal Protective Effects of Angiotensin Ⅱ Receptor Blockers in Type 2 Diabetes Mellitus.

（4）结论　ARBs 药物能减少 2 型糖尿病的尿白蛋白排泄率，兼有降压和保护肾脏的作用。

（三）　评价证据

在治疗性研究证据中，可以采用合适的评价标准及评价工具对实践指南、高质量的系统综述的研究证据进行真实性、重要性和适用性评价。

（四）　应用证据

对证据进行严格评价后，下一步就是解读证据并应用于临床。在做出临床决策前，首先应考虑以下几个方面的问题：

1. 判断本患者与研究证据中患者的情况是否有差异。
2. 结合本例个案病理生理机制解读研究证据。
3. 判断研究证据提供的治疗方法是否适合现实环境。
4. 判断应用防治措施后患者是否获益。
5. 是否了解患者和家属对采用的治疗措施的态度和意愿。

（五）　效果评价

在保护肾脏方面的研究证据表明，氯沙坦能显著降低 2 型糖尿病合并早期糖尿病肾病患者的尿微量白蛋白水平，且不依赖于氯沙坦的降压作用，能延缓糖尿病肾病的进展，降低终末期糖尿病肾病的病死率。说明对于 2 型糖尿病合并早期糖尿病肾病的患者，不论有无合并高血压，在没有 ARBs 药物禁忌证的情况下均可以使用氯沙坦保护肾功能。患者经氯沙坦治疗 4 个月后一般情况良好，且无明显不良反应发生，经 2 年随访观察，患者每 3 个月测 mALB/Cr 均在正常范围之内，疗效满意。

第十五章　医学文献检索与论文写作 ▷▷▷

　　文献是记录有知识的一切载体，医学知识记录于古今中外海量的医学文献之中。文献呈现出分布既集中又分散、知识老化加快、半衰期缩短的特点。要全面、准确、快速地查找医学知识，就需要借助文献检索的方法。文献检索与利用贯穿科研选题、论文撰写及教学和临床工作的全过程中，研究生阶段需要熟练运用文献检索知识与技能为医学专业学习、研究服务。

第一节　文献检索基础知识

　　文献检索即从一定的检索系统中查询出符合特定需要的文献的过程。文献的存贮和检索过程中，都必需使用检索语言规范统一的检索标识，分析课题形成检索提问标识，从而保证文献的存贮和提取者语言表达方式的统一，以达到最佳的检索效果。

一、检索语言

　　检索语言是文献检索中用来描述文献特征和表达检索提问内容的一种专门人工语言，是文献信息的标识系统。检索语言为文献标引者和文献检索者之间提供了共同的语言，尽量避免误检和漏检。

（一）分类语言

　　分类语言以知识分类为基础，按各种概念的学科性质进行排列而成等级分类体系。它以学科、专业集中排列文献，从知识分类角度揭示文献在内容上的区别和联系。国内外有多种体系分类法，如《中国图书馆分类法》《杜威十进制分类法》《美国国会图书馆图书分类法》等。国际上统一使用的疾病分类法是由世界卫生组织编撰的《国际疾病分类法》。

　　在分类语言中具有某种（或某些）共同属性的事物的集合称为类目，每个类目包括类名和类号，有的类目还有提示性的注释。类目之间互为同级类目、上下级类目，组成一个逻辑结构严密合理的体系。分类语言能完整体现学科体系，有利于通过族性检索，快速获得同一学科或同一专业的文献；还可以通过某一类目的上位类目和下位类目的浏览，灵活地选择扩大和缩小检索范围。但分类语言不利于特性检索，且从分类途径查找文献需了解一定的学科分类体系及其规则。

　　《中国图书馆分类法》简称《中图法》，1975 年第 1 版问世，经过多次修订，2010年出版第 5 版。《中图法》共有 22 个基本大类，即一级类目。

基本大类

A	马克思主义、列宁主义、毛泽东思想、邓小平理论
B	哲学、宗教
C	社会科学总论
D	政治、法律
E	军事
F	经济
G	文化、科学、教育、体育
H	语言、文字
I	文学
J	艺术
K	历史、地理
N	自然科学总论
O	数理科学和化学
P	天文学、地球科学
Q	生物科学
R	医药、卫生
S	农业科学
T	工业技术
U	交通运输
V	航空、航天
X	环境科学、安全科学
Z	综合性图书

一级类目下进一步划分出二级类目，二级类目下进一步划分出三级类目。

二级类目		三级类目	
R1	预防医学、卫生学	R21	中医预防、卫生学
R2	中国医学	R22	中医基础理论
R3	基础医学	R24	中医临床学
R4	临床医学	R25	中医内科学
R5	内科学	R26	中医外科学
R6	外科学	R271	中医妇产科学
R71	妇产科学	R272	中医儿科学
R72	儿科学	R273	中医肿瘤科学
R73	肿瘤学	R274	中医骨伤科学
R74	神经病学与精神病学	R275	中医皮肤科学与性病学
R75	皮肤病学与性病学	R276	中医五官科学
R76	耳鼻咽喉科学	R277	中医其他学科
R77	眼科学	R278	中医急症学
R78	口腔科学	R28	中药学
R79	外国民族医学	R289	方剂学
R8	特种医学	R29	中国少数民族医学
R9	药学		

　　类目按学科概念之间的逻辑隶属关系逐级展开，划分出更专指、更具体的下位类目。如"R256.11 咳嗽"类目从上而下依次是：

R　医药、卫生
R2　中国医学
R25　中医内科
R256　脏腑病证
R256.1　肺系病证
R256.11　咳嗽

（二）主题语言及主题词表

　　主题语言直接以自然语言中代表事物、问题和现象的词语，作为表征文献内容主题的检索标识，并根据这些检索标识的语义和字顺，来编制检索工具和进行文献检索。目前我国医学领域的主题词表有《医学主题词表》和《中国中医药学主题词表》。主题语言表达的概念比较准确，直接揭示文献的内容特征，使检索具有直接性与直观性；适合于从事物出发按专题进行特性检索，具有较好的灵活性和专指性。但主题语言缺乏按学科进行族性检索的能力，同时，掌握主题语言需要较长的周期。

　　1. 主题语言的类型　目前常用的主题语言是关键词和叙词语言。

　　（1）关键词语言　是以自然语言为标识的一种检索语言。关键词是从文献中抽取的表达文献主题、有实质意义、未经规范化处理的自然语言词汇。

　　关键词法对文献主题的表达具有多面成族、多途径检索的特点。此外，由于关键词无需进行复杂的词义规范，故索引的编制较为简便，出版速度快。但由于自然语言中的多义词、同义词、近义词等会造成标引关键词不统一，因而影响查准率、查全率。在选择关键词或自由词检索时，应考虑多义词、同义词的关系，使用概念相关的词进行检索，尽量减少漏检。

　　（2）叙词语言　是以叙词作为文献检索标识和查找依据的一种检索语言。叙词又称主题词，是以概念为基础，经过规范化处理，具有组配功能并能显示词间语义关系的动态的词或词组。叙词语言综合多种检索语言的原理和方法，具有多种优越性，是目前应用较广的一种检索语言。

　　2.《医学主题词表》（Medical Subject Headings，MeSH）　是美国国立医学图书馆（National Library of Medicine，NLM）编制的用于对生物医学文献进行标引和检索的权威性主题术语控制工具，主要由字顺表和树状结构表两部分组成。NLM 目前出版网络版 MeSH Browser（MeSH 浏览器，http://www.nlm.nih.gov/mesh/MBrowser.html）。

　　（1）字顺表　主要包括叙词、款目词、副主题词、类目词和特征词五类型的词汇。2018 年 MeSH 有主题词 28000 多个，款目词 90000 多个，副主题词 83 个。

　　1）叙词　是构成主题词表的主体，由经过规范化处理的有独立检索意义的名词术语构成。

　　2）款目词　也称入口词，起到将自由词指向主题词的作用。例如：在 MeSH

Browser 检索框中输入"Renal Failure（肾衰竭）"，查找结果显示："Renal Failure"是入口词，"Renal Insufficiency（肾功能不全）"是主题词。

3）副主题词　MeSH 提供了 83 个副主题词，副主题词对文献主题起到限定作用。例如查找"药物治疗肾衰竭"的文献，可用"drug therapy（药物疗法）"作为副主题词，对主题词"Renal Insufficiency"进行限定。

4）类目词　类目词是为保证分类表体系的完整性而设立的一类词汇，通常都是一些学科范围较大的词。

5）特征词　特征词用于表达文献中的某些特征，其作用在于检索时对文献集合中有某种特征的文献进行限定或排除，如性别、年龄、年代等。

（2）树状结构表　是从学科分类角度对所有主题词进行编排而成的等级制分类表。树状结构号可确定主题词在范畴表中的位置，是确定副主题词可组配类别的依据；可用于扩大或缩小检索范围；可以揭示某主题词的学科属性及该词与其他词的隶属关系。

3.《中国中医药学主题词表》　由中国中医科学院中医药信息研究所编制，1987 年首次面世，2007 年修订第 3 版。该表借鉴了 MeSH，主要用于标引中医药学文献，促进中医药学词语标准化。

（1）字顺表　《中国中医药学主题词表》2007 版共收录正式主题词 8307 条，入口词 5598 条。

（2）树形结构表　将主表中的主题词根据学科体系仿照 MeSH 分类，分类号、大类号同 MeSH，仅在其前冠以 T（Traditional）组成双字母。

（3）副主题词表　收录副主题词 93 个，其中有关中医药学方面的副主题词 10 个，MeSH 副主题词 83 个。

二、检索技术

计算机检索依赖于信息在计算机中的存储方式及提问表达的方法，常用的检索技术有以下几种。

1. 布尔逻辑检索　通过布尔逻辑算符把简单概念的检索词连接组配成为一个具有复杂概念的检索式，用以表达用户的检索要求。

（1）逻辑"与"　表示概念之间的交叉或限定关系，常用符号为"AND"或"＊"或空格，使用逻辑"与"可以提高查准率。例如查找"胰岛素治疗糖尿病"的检索式为 insulin AND diabetes。

（2）逻辑"或"　表示概念之间的并列关系，常用符号为"OR"或"＋"，使用逻辑"或"可以提高查全率。例如查找"肿瘤"的检索式为 cancer OR tumor OR carcinoma OR neoplasm。

（3）逻辑"非"　表示概念之间的排除关系，常用符号为"NOT"或"－"，使用逻辑"非"可以提高查准率。例如检索不使用胰岛素治疗糖尿病的文献检索式为 diabetes NOT insulin。

大部分检索系统的逻辑运算优先级为"非"最高,"与"其次,"或"最低,如要改变运算顺序需要用"( )"。

2. 截词检索 是指使用截词符在检索词的适当位置截断检索的方法,常用于外文检索系统,对于提高查全率、预防漏检有较明显的效果。不同的检索系统所使用的截词符不同,常用 $、? 代表有限截词,用 *、% 代表无限截词。

3. 位置检索 又称邻近检索,是运用位置算符来表达检索词间的位置关系进行检索的方法。位置算符主要有同句、同字段、相连等形式。常用的位置算符有"Near"和"With"两个。

4. 限定检索 是将检索词限定在特定字段进行检索的方法。检索字段通常分为表示文献内容特征的,如题名、主题词、关键词和文摘;表示文献外部特征的,如作者、文献类型、语种、出版年。

5. 加权检索 是根据每个检索词在文献中的重要程度赋予一定的数值或权重。运用加权检索可命中核心概念文献,提高查准率。

三、检索策略

检索策略是为实现检索目的而制订和实施的一系列计划和方案。

(一) 实施检索的一般过程

实施检索策略的一般过程如图 15-1。

1. 分析课题 明确检索需求,全面分析检索课题内容,厘清课题的学科类属、主题特征,确定检索目标。根据检索目标设置检索要求:所需文献的类型、语种、年限,检索结果的形式(如题录、文摘、全文)及检索效果(如查全率、查准率)。若要全面、系统检索某一学科或主题的文献信息,选取的检索范围面要宽一些,泛指性要强一些;若要检索某一技术或具体方案的信息,所选取的检索范围面要窄一些,专指度要高一些。

2. 选择检索系统 选择适合的检索系统是实施检索的一个重要环节,也是提高检索效果和效率的保证。不同的检索系统在收录文献的学科范围、时间限定、文献类型、语种,所提供的检索途径、功能和服务方式,以及文献更新周期等方面具有不同的特点,检索时需要根据课题检索目标,在综合考虑基础上进行选择。

3. 确定检索途径与检索词 检索途径是指基于原始文献的某一特征而设置的检索入口。在文献数据库中,检索途径通常建立在字段基础上,即数据库有多少字段,一般就有多少检索途径,如题名、著者、关键词、摘要、主题词、文献出处等。检索词是表达检索需求的基本要素,也是进行检索匹配的基本单元。因此,检索词选择恰当与否是直接影响检索效果的关键因素。确定的检索词既要能准确反映课题要求,又必须符合检索系统功能特点。

4. 构建检索表达式 当确定的检索词不止一个时,必须构造一个合适的检索表达式。检索表达式是表达检索提问和提交检索系统执行的检索语句。构建检索表达式是在确定检索词之间的逻辑关系或位置关系基础上进行的，需要采用布尔逻辑运算符、位置运算符、截词运算符、限制符等将检索词组合起来，使之能准确表达检索要求。检索表达式是检索策略的具体体现，其质量的优劣对检索结果有决定性影响。

5. 浏览、评价检出文献，调整检索策略　浏览检索结果并评价该结果是否与检索要求一致，并根据检索结果对上述步骤做相应的修改和调整，直至获得满意的结果。

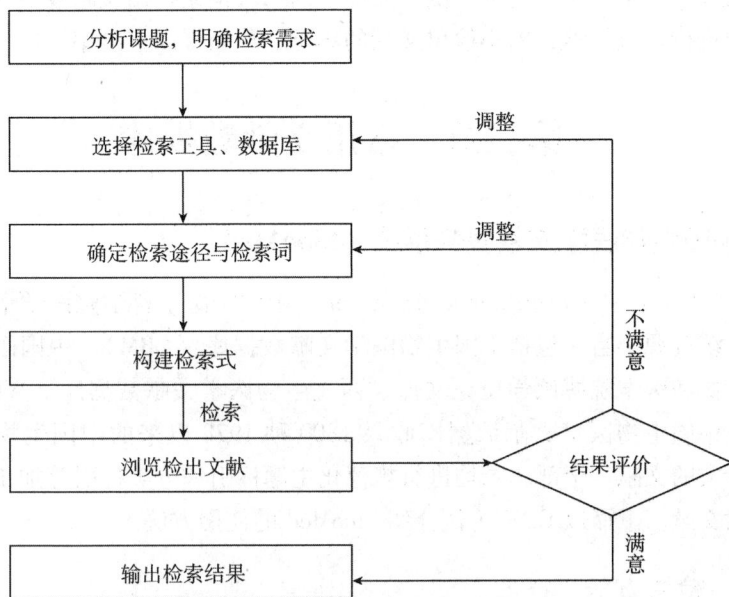

图 15-1　检索策略实施流程图

（二）检索策略的调整

1. 检索结果太少　造成检索结果为零或过少的主要原因有：使用的检索词过于专指或偏僻，同义词、相关词、近义词没有充分运用；二是检索表达式中逻辑"与"太多；三是对字段限定太严。调整检索策略的方法包括：

（1）扩大检索用词　使用所选主题词的上位词进行检索；选用多个主题词或相关主题词进行检索；选用更多的同义词、近义词，包括穷举同一个概念的不同表达形式；使用截词检索方法进行扩展检索。

（2）优化检索表达式　采用逻辑"或"可扩大检索范围，而控制逻辑"与"和逻辑"非"的数量。

（3）扩大检索范围　选择检索途径时，使用较大的检索字段；扩大检索年限；检索多种文献类型，除期刊论文外，还要检索图书、会议文献、学位论文、专利、标准等；综合使用多个数据库，以互相弥补。

2. 检索结果过多　产生检索结果信息量过多的主要原因有：列举近义词过多；检索词本身具有多义性；检索词的截词太短。调整检索策略的方法包括：

（1）提高检索词的专指度　减少同义词与同族相关词，尽量提高检索词的专指度，只将那些与检索主题最相关的词作为检索词；增加或换用下位词和专指度较强的自由词；尽量避免使用截词检索方法。

（2）优化检索逻辑式　增加限制概念，采用逻辑"与"限定检索；使用逻辑"非"算符，排除无关概念；控制使用逻辑"或"运算。

（3）限定检索范围　使用检索范围较小的字段，将检索词限定在某个或某些字段范围，从而提高检索表达式的专指度。另外，当一次检索检出文献较多时，可通过不断增加辅助项进行二次检索，缩小检出文献的集合，从而提高查准率。

第二节　常用文献数据库

一、中国生物医学文献服务系统（SinoMed）

SinoMed（http：//sinomed. imicams. ac. cn）由中国医学科学院医学信息研究所开发研制。该系统资源丰富，包括中国生物医学文献数据库（CBM）、中国医学科普文献数据库、北京协和医学院博硕学位论文库、西文生物医学文献数据库（WBM）等多种资源。其中，中国生物医学文献数据库收录 1800 种 1978 以来的中国生物医学期刊、汇编、会议论文的文献，全部题录均进行规范化主题标引和分类标引等加工处理，可全面准确地检索文献。下面以 CBM 为例介绍 SinoMed 的使用方法。

（一）检索方法

1. 快速检索　在输入框中输入检索词或检索表达式，点击"检索"按钮（图15-2）。

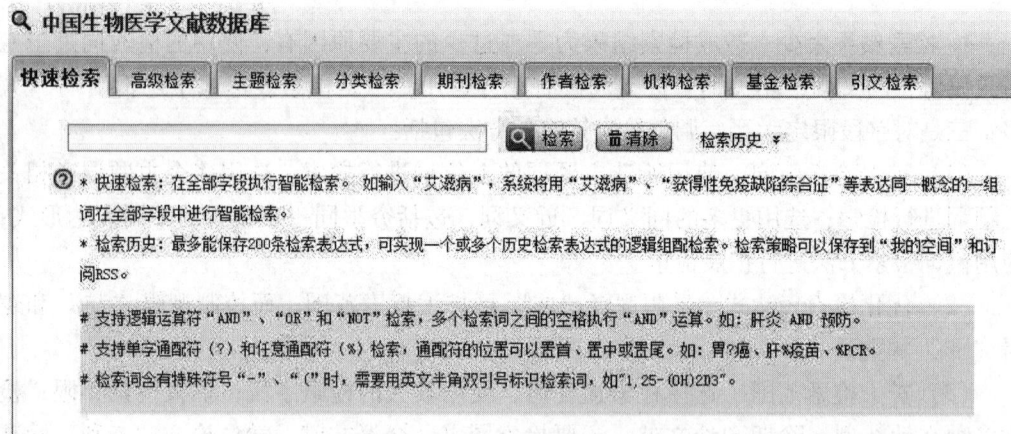

图 15-2　快速检索界面

快速检索在全部字段执行智能检索。如输入"艾滋病"，系统将用"艾滋病""获得性免疫缺陷综合征"等表达同一概念的一组词在全部字段中进行智能检索。

2. 高级检索 指通过选择限定的字段，输入检索词，再选择逻辑组配关系（"AND""OR"和"NOT"），发送到检索框，构建一个理想检索表达式（图15-3）。

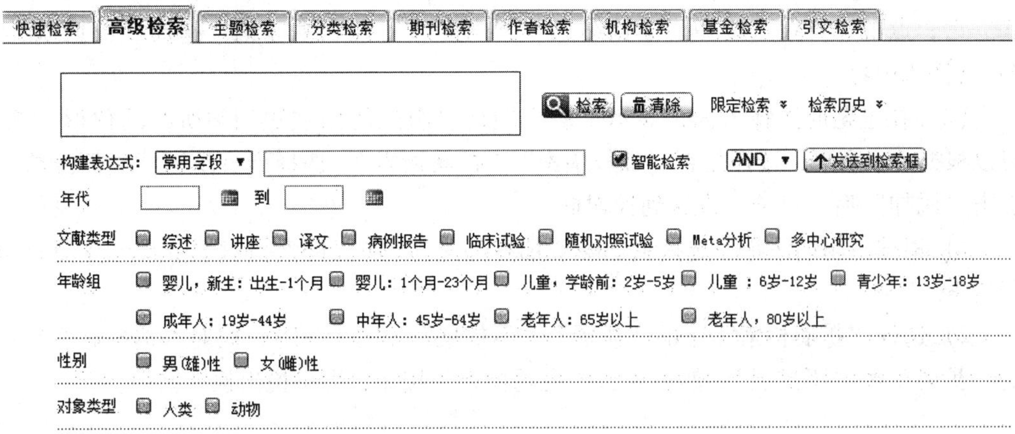

图15-3 高级检索界面

高级检索支持精确检索及限定检索：精确检索是检索结果等同于检索词的一种检索；限定检索可对检索内容进行年代范围、文献类型（综述、病例报告、临床试验、随机对照试验、Meta分析、多中心研究等）、年龄组、性别、对象类型（人类或动物）等的限定检索。

3. 主题检索 CBM根据MeSH和《中国中医药学主题词表》进行主题标引，采取规范化的主题词进行检索，能有效提高查全率和查准率（图15-4）。

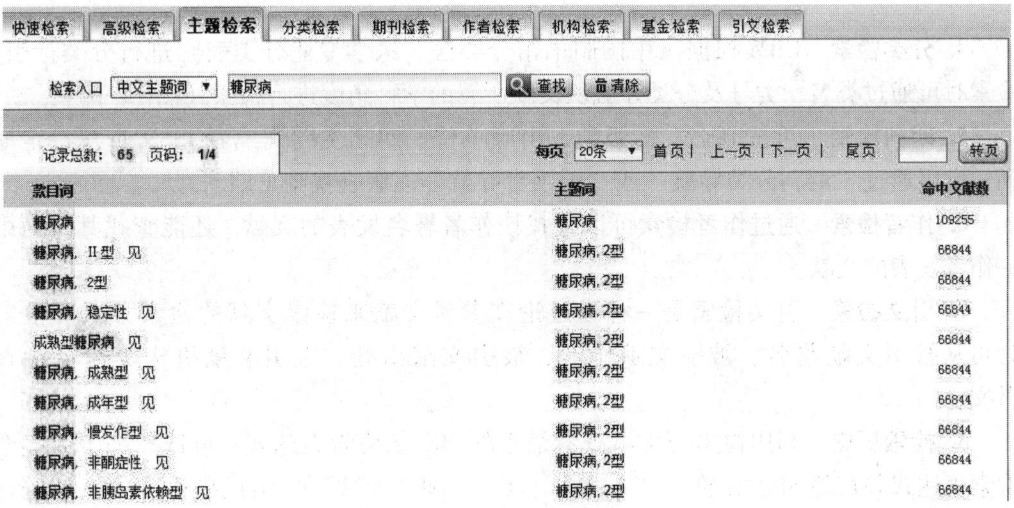

图15-4 主题检索界面

如在 CBM 的"主题检索"中查找"2 型糖尿病的中医治疗"方面的文献，操作如下：

（1）进入 CBM 的主题检索页面，在检索入口选择"中文主题词"，输入"2 型糖尿病"后，点击"查找"按钮。浏览结果中列出的款目词和主题词，选择"糖尿病，2型"（图 15-4）。

（2）在主题词注释页面，显示了该主题词可组配的副主题词和所在的树形结构。可以根据检索需要，选择是否"加权检索""扩展检索"。选择副主题词"中医疗法"，点击"添加"后，点击"发送到检索框"。

1）根据主题词注释，选择主题词"加权检索"。加权检索指对主要概念主题词进行检索。

2）选择"扩展检索"中的"扩展""不扩展"（图 15-5）；同时，选择副主题词的"扩展"和"不扩展"，然后点击"主题检索"按钮，即可检出检索结果。

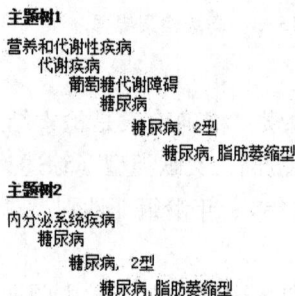

主题树1
营养和代谢性疾病
　代谢疾病
　　　葡萄糖代谢障碍
　　　糖尿病
　　　　　糖尿病，2型
　　　　　　糖尿病,脂肪萎缩型
主题树2
内分泌系统疾病
　糖尿病
　　　糖尿病，2型
　　　　糖尿病,脂肪萎缩型

图 15-5　扩展检索树形结构

4. 分类检索　CBM 根据《中国图书馆分类法·医学专业分类表》进行分类标引，检索时可通过类名、类号及分类导航从文献所属的学科角度进行检索（图 15-6）。

5. 期刊检索　可按刊名、出版地、出版单位、期刊主题词或者 ISSN 查找特定期刊；也可通过"期刊分类导航"或"首字母导航"逐级查找浏览期刊。

6. 作者检索　通过作者检索可以查找该作者署名发表的文献，还能查找其作为第一作者发表的文献。

7. 引文检索　引文检索是一种通过论文参考文献来检索文献的检索方式。检索时可从被引文献题名、被引文献作者、被引文献出处、被引文献机构等途径检索引文。

8. 检索历史　利用检索历史可查看最近的 200 条检索表达式；可选择一个或多个检索表达式并用逻辑运算符（"AND""OR"和"NOT"）组成更恰当的组配进行检索。

| 快速检索 | 高级检索 | 主题检索 | **分类检索** | 期刊检索 | 作者检索 | 机构检索 | 基金检索 | 引文检索 |

检索入口 类名 ▼ [_____] 🔍 查找 | 🗑 清除

? * 《中国图书馆分类法·医学专业分类表》是中国生物医学文献数据库（CBM）分类标引和检索的依据。分类检
索单独使用或与其它检索方式组合使用，可发挥其族性检索的优势。
* 可通过分类号和分类名进行检索，通过选择是否扩展、是否复分，可使检索结果更符合您的需求。
* 支持多个分类号的同时检索，可使用逻辑运算符"AND"、"OR"和"NOT"进行组配。

分类导航

　　　🔖 R 医药、卫生
　　　⊞ R- 总论
　　　⊞ R1 预防医学、卫生学
　　　⊞ R2 中国医学
　　　⊞ R3 基础医学
　　　⊞ R4 临床医学
　　　⊞ R5 内科学
　　　⊞ R6 外科学
　　　⊞ R71 妇产科学
　　　⊞ R72 儿科学
　　　⊞ R73 肿瘤学
　　　⊞ R74 神经病学与精神病学
　　　⊞ R75 皮肤病学与性病学
　　　⊞ R76 耳鼻咽喉科学
　　　⊞ R77 眼科学
　　　⊞ R78 口腔科学
　　　⊞ R79 外国民族医学
　　　⊞ R8 特种医学
　　　⊞ R9 药学
　　　⊞ RZ 地理名称

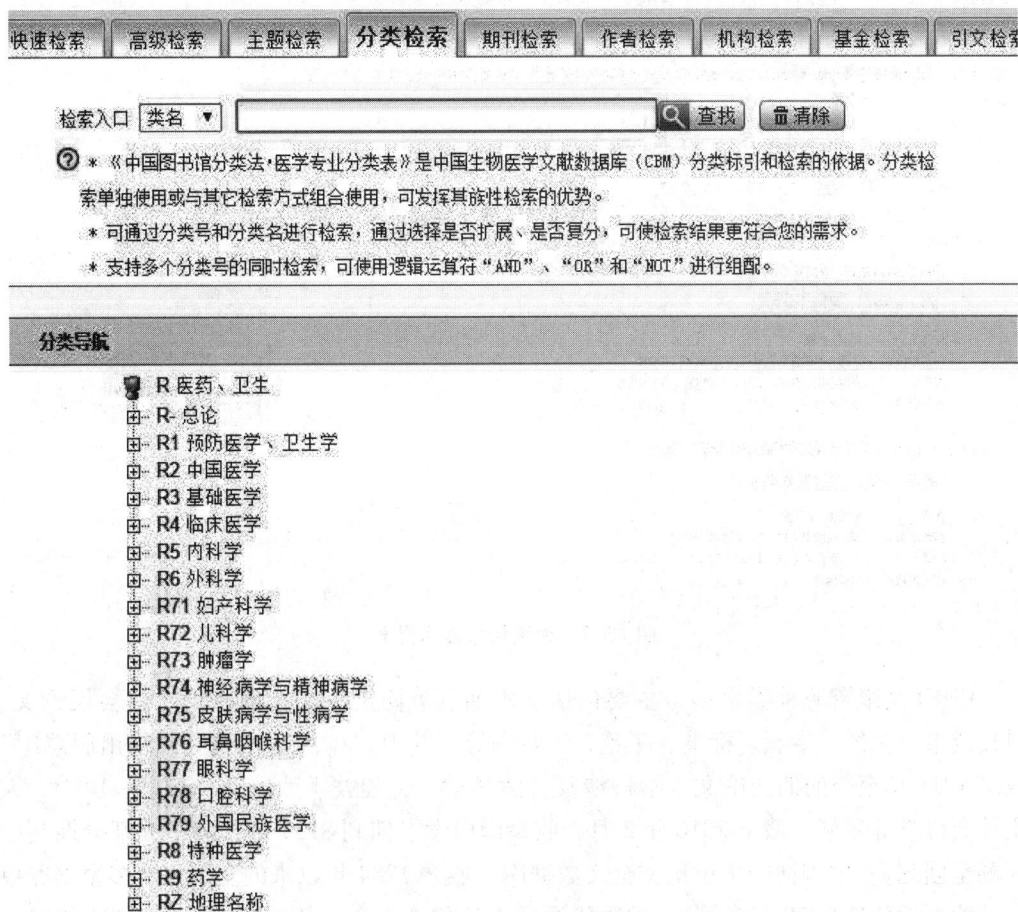

图 15-6　分类检索界面

（二）　检索结果显示与下载

　　检索结果显示界面可实现结果列表及输出、结果聚类分析、检索结果筛选、排序方式等功能（图 15-7）。

　　检索结果列表中可获取文献题名、作者、单位、文献来源等题录或文摘信息，点击 🅰 可链接下载 PDF 格式全文。检索结果可按不同显示格式保存到本地计算机或直接打印输出，输出范围包括全部记录、标记记录、当前页记录、记录号等。

二、中国知识基础设施工程（CNKI）

　　1999 年 6 月清华大学、清华同方创建了中国知识基础设施工程（China National Knowledge Infrastructure，CNKI）。目前，CNKI 已经发展成为囊括学术期刊论文、博硕士论文、专利、科技成果等多种类型文献的知识网络平台（网址：http：//www.cnki.net）。

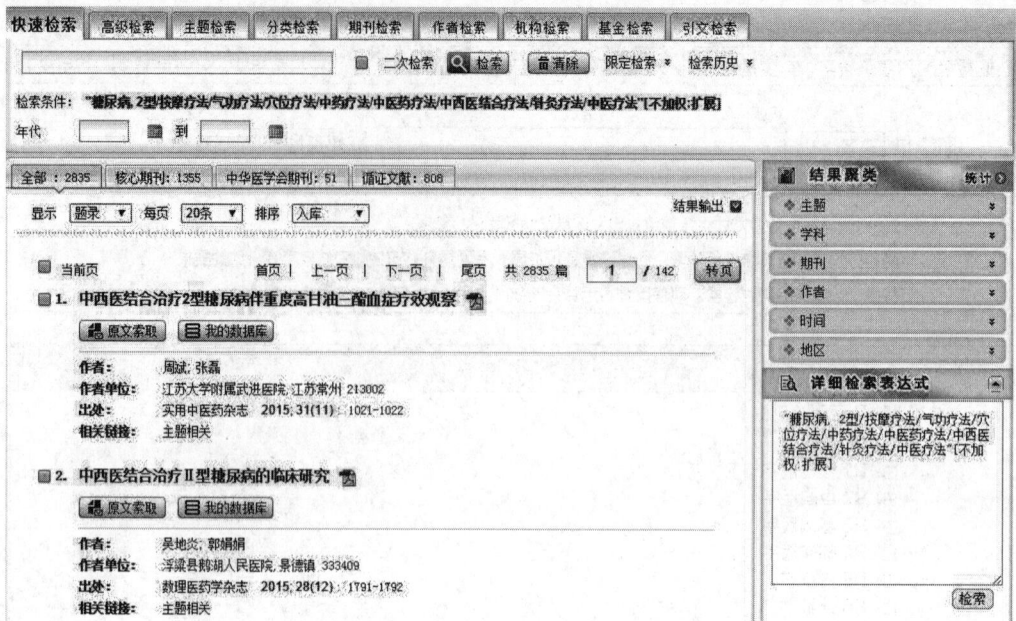

图 15-7　检索结果显示界面

CNKI 文献资源种类繁多，主要包括学术期刊、博士论文、硕士论文、会议论文、科技成果、报纸、专利、标准、年鉴、工具书等。其中"中国学术期刊网络出版总库"收录 1915 年至今的期刊论文，学科涉及自然科学、工程技术、农业、哲学、医学、人文社会科学等领域。截至 2016 年 3 月，收录国内学术期刊 8139 种，其中大部分期刊已回溯至创刊。"中国博士学位论文全文数据库"收录 1984 年以来的全国 400 多家培养单位的博士学位论文 28 万多篇。"中国优秀硕士学位论文全文数据库"收录 1984 年以来的全国 600 多家培养单位的优秀硕士学位论文 261 万多篇。特色产品包括学术期刊优先数字出版平台、个刊影响力统计分析数据库、期刊协同采编系统、学术不端文献检测系统等。

（一）检索方法

现以"中国学术期刊网络出版总库"为例介绍 CNKI 的检索方法和途径。在 CNKI 首页点击高级检索即可进入学术文献总库资源检索平台，选择"期刊"数据库，即可进入中国学术期刊网络出版总库检索平台界面。

1. 基本检索　检索时在下拉菜单中选择相应的字段，并在输入框中输入检索词，即可完成检索。该检索方式支持简单的逻辑组配，还可限定检索时间及来源期刊类别进行检索（图 15-8）。

2. 高级检索　提供多项双词逻辑组合检索，可对文献的来源期刊、支持基金、文献作者及作者单位等进行限定检索，高级检索的逻辑检索规则是：先上后下，先行内后行间（图 15-9）。

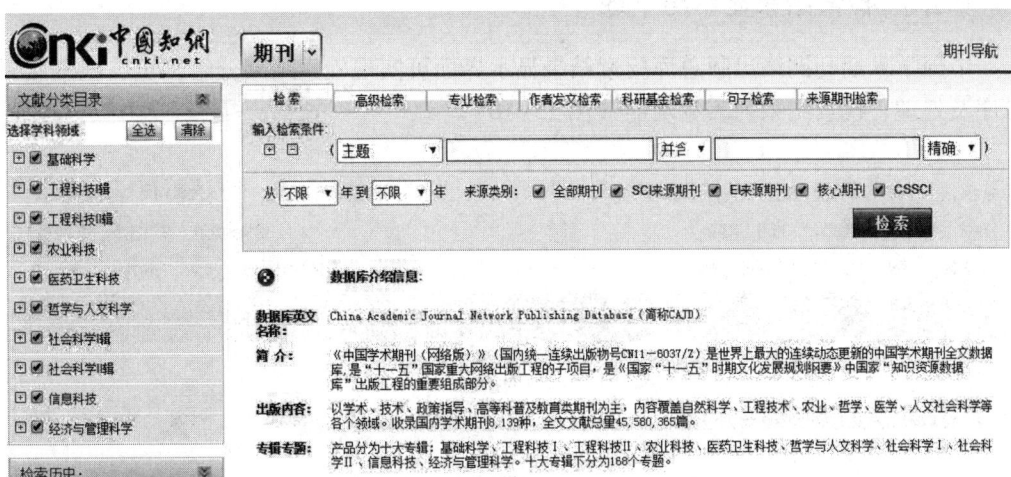

图 15-8　基本检索界面

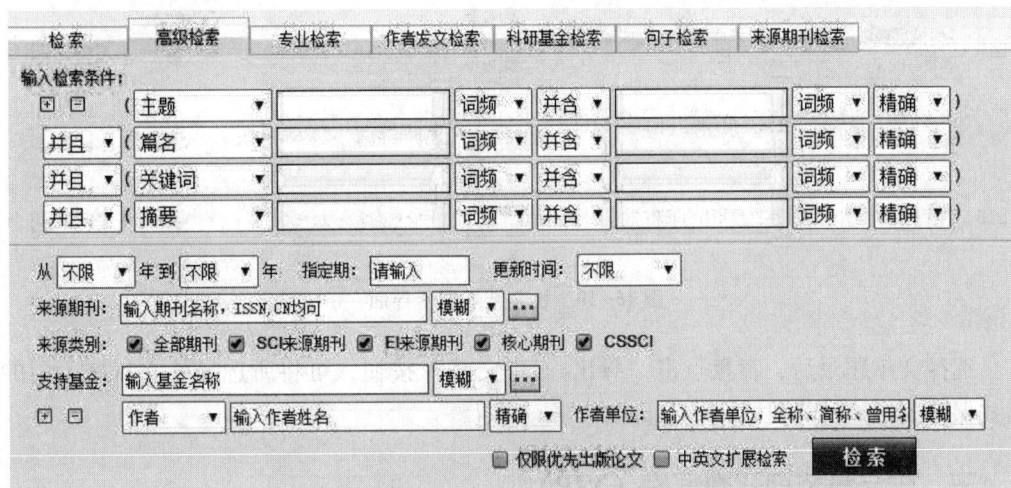

图 15-9　高级检索界面

3. 专业检索　仅提供一个检索表达式输入文本框，由用户按照 CNKI 规定的检索表达式语法构成输入检索式。

4. 作者发文检索　功能等同于作者检索，可从作者姓名、第一作者姓名及作者单位三个途径进行检索。

5. 句子检索　是通过用户输入的两个关键词，查找同时包含这两个词的句子。通过句子检索可以为用户提供有关事实的问题的答案。

6. 来源期刊检索　用于查找某特定期刊上的文献。

（二） 检索结果显示与下载

中国学术期刊网络出版总库检索结果显示界面可实现检索结果分组浏览、检索结果排序及处理、检索结果列表等功能（图 15-10）。

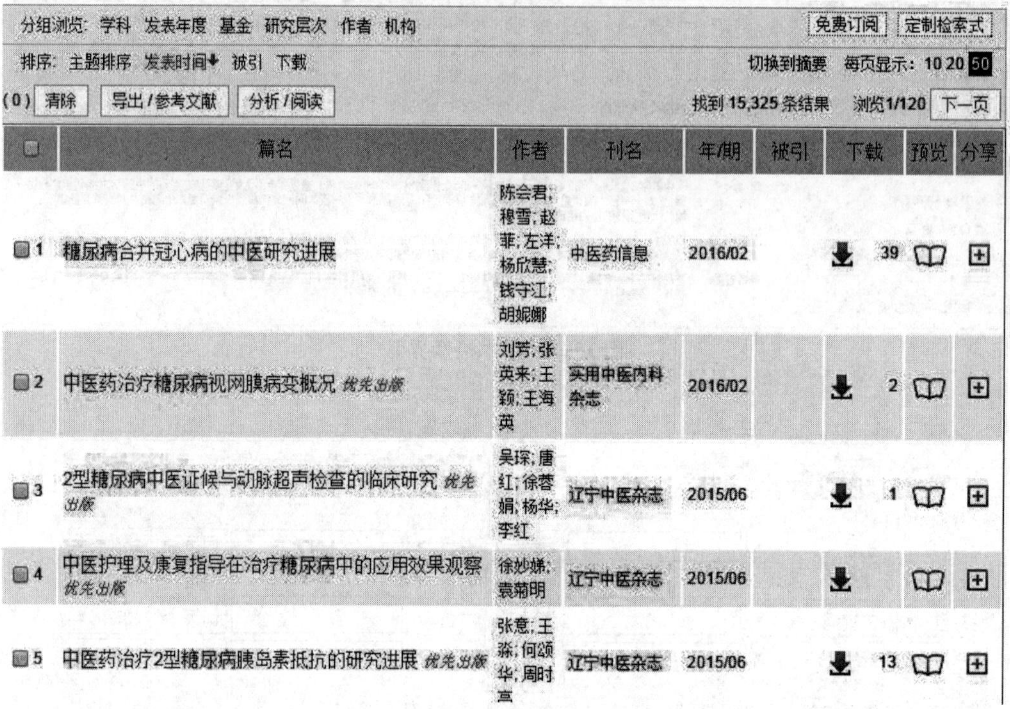
分组浏览：学科 发表年度 基金 研究层次 作者 机构　免费订阅 定制检索式
排序：主题排序 发表时间 被引 下载　切换到摘要 每页显示：10 20 50
(0) 清除 导出/参考文献 分析/阅读　找到 15,325 条结果 浏览1/120 下一页

	篇名	作者	刊名	年/期	被引	下载	预览	分享
1	糖尿病合并冠心病的中医研究进展	陈会君；穆雪；赵菲；左洋；杨欣慧；钱守江；胡妮娜	中医药信息	2016/02		39		
2	中医药治疗糖尿病视网膜病变概况 优先出版	刘芳；张英来；王颖；王海英	实用中医内科杂志	2016/02		2		
3	2型糖尿病中医证候与动脉超声检查的临床研究 优先出版	吴琛；唐红；徐蓉娟；杨华；李红	辽宁中医杂志	2015/06		1		
4	中医护理及康复指导在治疗糖尿病中的应用效果观察 优先出版	徐妙娣；袁菊明	辽宁中医杂志	2015/06				
5	中医药治疗2型糖尿病胰岛素抵抗的研究进展 优先出版	张意；王淼；何颂华；周时高	辽宁中医杂志	2015/06		13		

图 15-10　检索结果显示界面

选择文献题录后，存盘点击“导出/参考文献”按钮，可将所选择的文献按不同的格式保存到本地计算机或直接打印。

三、中文科技期刊数据库（VIP）

1989 年中国科技情报研究所重庆分所数据库研究中心成立，研发“中文科技期刊数据库”。1995 年重庆维普资讯有限公司成立，成为中文科技期刊数据库产品的运营机构。中文科技期刊数据库（http：//lib. cqvip. com/）收录了 1989 年迄今中国境内历年出版的中文期刊 12000 余种，共分为 8 个专辑，细分为 36 个专题。

四、万方数据知识服务平台

万方数据知识服务平台由万方数据股份有限公司开发，1997 年 8 月面向社会开放。该平台提供单库检索、跨库检索、高级检索、知识脉络分析、学术统计分析等功能（http：//www. wanfangdata. com. cn）。内容涉及自然科学和社会科学各领域，收录范围包括学术期刊、学位论文、会议论文、外文文献、专利、标准、科技成果、图书、法规、机构、专家等。万方论文相似性检测系统以中国学术期刊数据库、中国学位论文全文数据库等为全文比对数据库，对文献的抄袭、剽窃、伪造、篡改等学术不端行为进行检测。

五、中医药在线系列数据库

中医药在线（http：//www. cintcm. com）是由中国中医科学院中医药信息研究所创办的中医药学信息服务专业化信息网站。自 1984 年开始进行建设，至今已形成了一个集信息共建、组织管理、语言支撑、检索共享为一体的信息化系统集成平台，目前数据库总数 49 个，划分为期刊文献类、中药类、方剂类、药品类、不良反应类、疾病类、机构类、标准类和其他类 9 大类。

六、超星读书及读秀学术搜索

超星读书和读秀学术搜索是北京世纪超星信息技术发展有限责任公司的主要产品。2000 年 5 月超星数字图书馆被列为国家 863 计划中国数字图书馆示范工程。超星读书（http：//book. chaoxing. com/）包括电子图书、视频和资料三种类型文献。读秀学术搜索（http：//www. duxiu. com）主要提供图书、期刊论文、报纸、学位论文及会议论文等文献信息，对于学习研究、科研课题和论文写作等，均能提供较为全面准确的学术资料。

七、PubMed

PubMed 的前身可回溯到创刊于 1879 年的《美国医学索引》（Index Medicus，IM）。美国国立医学图书馆（NLM）1960 年起编辑出版 IM；1964 年开发了 MEDLARS，实现了 IM 的自动化编辑；1971 年建成 MEDLINE（MEDLARS online）联机数据库；1983 年发行 MEDLINE 光盘版（MEDLINE on CD）；1997 年 NLM 下属的国家生物技术信息中心开发了网络版 MEDLINE，即 PubMed 检索系统，向世界免费开放（http：//www. ncbi. nlm. nih. gov/pubmed）。PubMed 具有界面友好、收录文献范围广、更新速度快、检索功能强大、检索体系完备及可免费获取部分全文等特点，是世界上使用最广泛的生物医学文献检索系统。该系统收录了全世界 80 多个国家 60 多个语种 11000 多种期刊上的生物医学文献。

（一）检索方法

1. 基本检索（Search）　在 PubMed 主页面的检索框中键入英文单词或短语（大、小写均可），然后点击"Search"或者回车，PubMed 便使用词汇自动转换功能进行检索，并将检索结果直接显示在主页下方。PubMed 设有词汇自动转换功能（Automatic Term Mapping），对输入的有实际意义的检索词、短语，系统会自动在多个词表（MeSH 转换表、刊名转换表、著者转换表、著者索引表等）进行词语的匹配转换，再将短语、构成短语的单词分别在所有字段中检索，并返回检索结果。

如检索"Chinese medicine",系统执行词语自动匹配功能,在检索结果页面右下方的"Search details"中可以看到 PubMed 实际执行的检索式为"Chin Med"[Journal] OR ("chinese"[All Fields] AND "medicine"[All Fields]) OR "chinese medicine"[All Fields](图 15-11)。

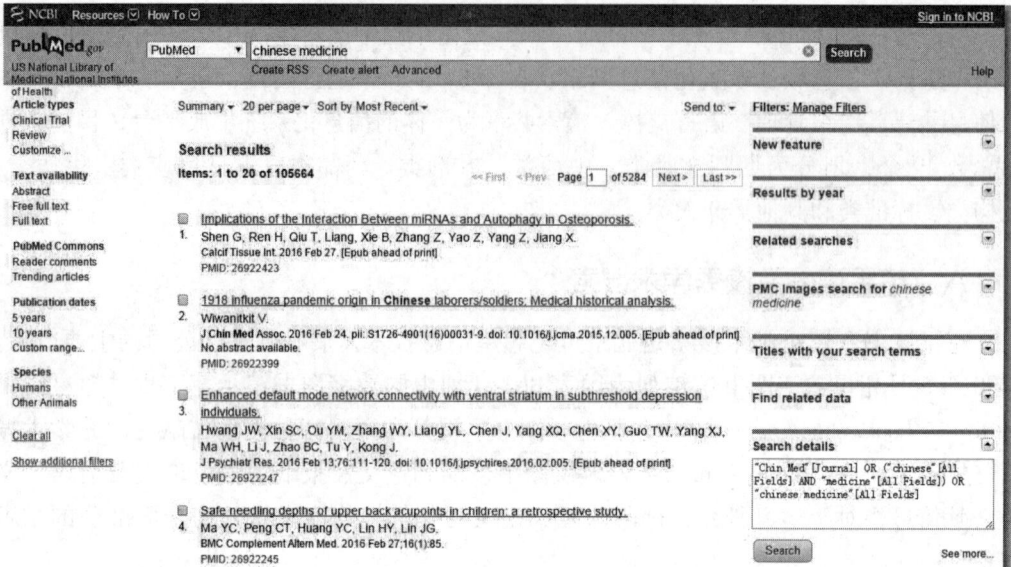

图 15-11　PubMed 基本检索

基本检索还支持以下功能:

(1)精确检索　在短语上加双引号"",避免自动词语匹配时将短语拆分造成的误检,系统会将该短语作为一个整体在所有字段中进行检索。

(2)截词检索　使用无限通配符"＊",可实现截词检索。

(3)字段限定检索　在检索词后输入检索字段标识可进行字段限定检索,以提高查准率。输入格式为:检索词[字段标识]。如检索标题中含 ARTEMISIA ANNUA 的论文,可输入 ARTEMISIA ANNUA[TI];要检索综述文献可输入 Review[PT]。

(4)作者姓名检索　在检索框内按照姓+名缩写(不用标点)的格式键入作者姓名检索。2002 年前的论文要求姓前名后,姓用全称,名用首字母缩写;2002 以后的论文还可用姓和名的全称检索,且前后顺序不限。

(5)布尔逻辑运算组配检索　运算符为"AND""OR"和"NOT",大小写不限;同时输入多个检索词,系统默认检索词之间是逻辑"与"关系;当检索式中存在多种逻辑关系时,按从左到右的顺序运算,加括号可改变运算的优先顺序。

2. 高级检索(Advanced Search)　包括检索构建器(Builder)及检索史(History)功能(图 15-12)。

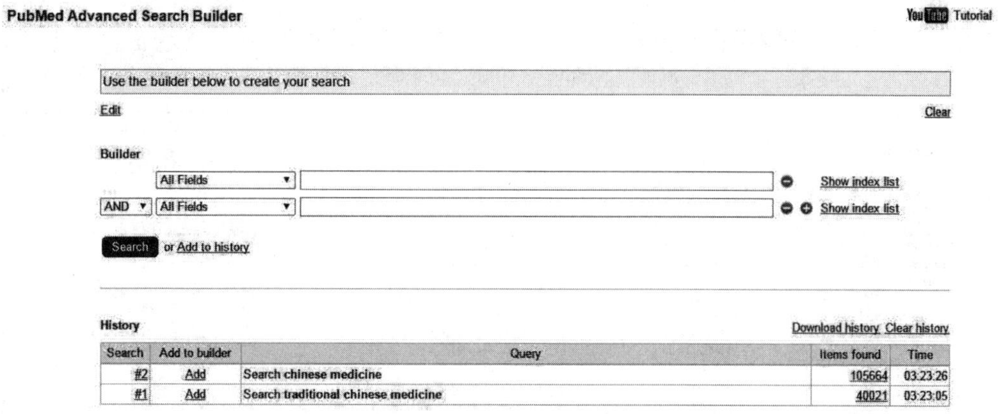

图 15-12　PubMed 高级检索界面

（1）检索构建器　利用检索构建器可以实现多个字段的组合检索。方法：在 ALL Fields（全部字段）下拉列表中选择检索字段，在检索框输入检索词后，可从输入框右侧的"Show index list"（系统提供的与所输入检索词相关的索引表）中选择具体的索引词或词组，检索词会自动添加到检索词输入框。若检索词为多个，可通过逻辑运算符（"AND""OR"和"NOT"）进行逻辑运算检索。检索表达式会自动添加到 Search Builder 输入框，点击其下方的 Search 按钮即可执行检索。

（2）检索史　显示检索历史，也可用于查看检索结果记录数量。单击检索式序号，在弹出的选项窗口，可选择对检索式进行 AND in builder、OR in builder、NOT in builder 逻辑组配检索。检索史最多保存 100 条检索式，超过 100 条时，系统自动删除最早的检索式，检索史最多可保留 8 个小时。

3. 主题词检索（MeSH Database）　主题词检索可提高文献的查全率和查准率：①主题词对同一概念的不同表达方式进行了规范；②系统默认对主题词进行扩展检索（Explode），即同时检索该主题词下的专指词；③可以与专指的副主题词组配，限定检索主题词某方面的文献；④点击"Restrict to MeSH Major Topic"，可以将主题词限定为主要主题词（MAJR），从而使检索结果更加精确。

PubMed 系统主页左侧导航栏内"MeSH Database"按钮用于主题词浏览检索的功能。如查找有关"肺癌的流行病学和护理"方面的文献，首先进入"MeSH Database"，在检索框中输入"Lung cancer"，点击"Search"，系统提供与检索词相关的 12 个主题词及其含义，其中"Lung Neoplasms"注释为"Tumors or cancer of the LUNG"。因此"Lung Neoplasms"为肺癌的主题词，点击进入该主题词详细信息页面（图 15-13）。

勾选副主题词流行病学（epidemiology）和护理（nursing），点击页面右上方的"Add to search builder"，检索框中自动生成检索式，选择逻辑运算符"AND"，点击"Search PubMed"，即完成该主题词和副主题词组配的检索。如果检索题目涉及多个主题词，可在"MeSH Database"检索框中继续输入检索词，重复上述步骤。也可分别检索每个主题词，再在高级检索的检索历史中进行逻辑组配检索。

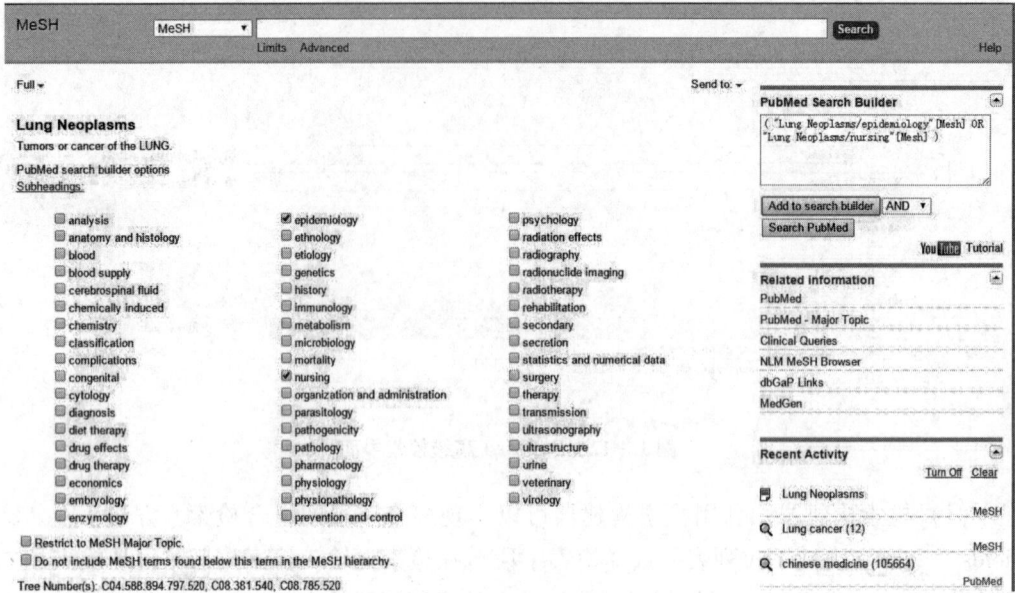

图 15-13　主题词详细信息界面

（二）检索结果显示与下载

PubMed 检索系统为检索结果提供了显示、过滤、打印、保存和发送电子邮件等多种处理方式（图 15-14）。

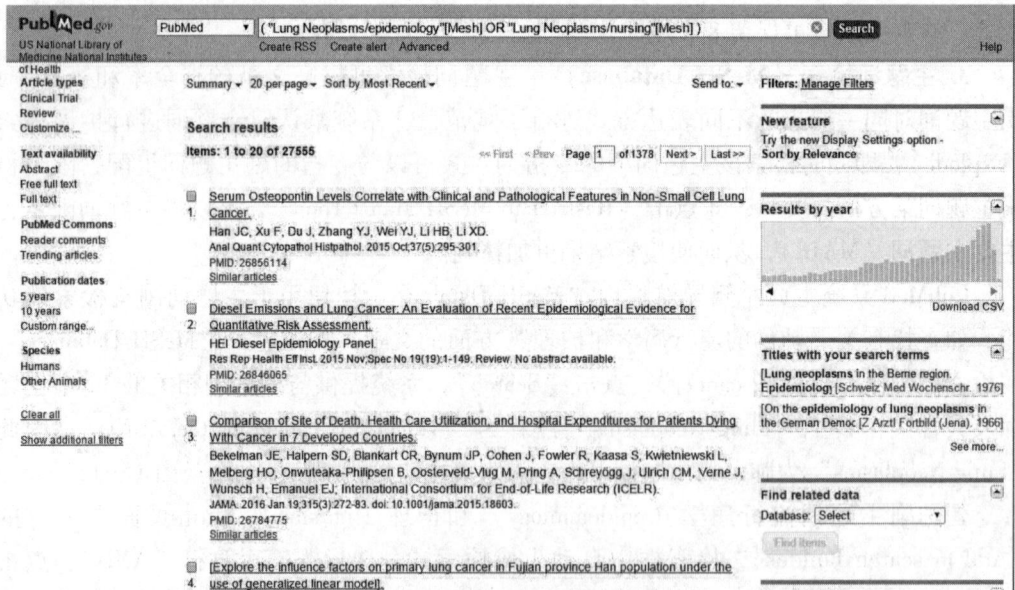

图 15-14　检索结果显示界面

1. 显示方式与排序 PubMed 的检索结果有多种显示格式，点击页面上方"Summary"后的箭头，在下拉菜单中可更改显示格式，包括：Summary、Summary（text）、Abstract 等；点击"Items per page"可更改每页显示记录数；排序方式点击"sort by relevance"后的箭头，在下拉菜单中选择排序方式。

2. 检索结果过滤 在 PubMed 检索结果显示页面的左侧，提供了多种过滤功能。可限定的选项有：文献类型（Article types）、文本可获取性（Text Availability）、出版日期（Publication dates）、物种（Species）、语种（Languages）、性别（Sex）、主题限定（Subsets）、期刊类别限定（Journal categories）、年龄（Ages）、检索字段（Search field）等，点击"Show additional filters"可以显示更多选项。

3. 检索结果保存及输出 PubMed 提供了多种保存及输出方式，点击"Send to"，系统提供 File、Clipboard、E-mail 等 7 种不同的检索结果保存及输出方式。

第三节 医学论文撰写与文献管理软件

一、医学论文撰写

学术论文是某一学术课题在实验性、理论性或观测性上具有新的科学研究成果或创新见解和知识的科学记录，或是某种已知原理应用于实际中取得新进展的科学总结，用以提供学术会议上宣读、交流或讨论，或在学术刊物上发表，或作其他用途的书面文件。学术论文应该论述一些重要的、实验性的、理论性的或观测性的新知识，或者一些已知原理在实际应用中的进展情况。目前，医学论文是衡量医学学术水平和科研能力的重要标志，有助于将研究结果提升到理论水平，为医学知识的继承、积累、交流和发展提供条件和依据。

医学论文按体裁形式可分为如下类型：理论著述、实验研究、临床观察、调查报告、个案报道、文献综述、病例（病理）讨论、医案医话、经验总结等。这也是目前学术期刊通常采用的分类方式，即把论文按体裁形式分类置于相应的栏目之下，体裁形式即栏目名称。此外，按资料来源可分为原著和编著；按医学学科及课题的性质可分为基础医学论文、临床医学论文和预防医学论文。

（一） 学术论文的质量要求

1. 科学性 是学术论文的最基本要求，是科研论文的生命。学术论文必须能够客观反映科研的过程及其结果，要求内容真实，理论依据充分，方法正确，设计科学，数据准确，表述严谨，结论可靠。

2. 创新性 是衡量科研工作水平的重要标准，是反映学术论文自身价值的标志。创新性可以体现在：①报道科技领域中的原始性创新成果，包括提出新发现、新思路、新认识、新理论；②修正、补充、否定已有理论；③提出具有重要学术探讨价值的新问题；④在研究方法上有较大突破，或有较高学术价值，代表学科发展前沿、趋势和方向；⑤提出具有超前思维和重要科学依据的预测、预见和展望等。

3. 规范性 我国于 1987 年正式颁布了国家标准《科学报告、学位论文和学术论文的编写格式》（GB7713-87），该标准对论文的题名、作者、摘要、前言、方法、结果、讨论和参考文献等内容的写作规范做了详尽而具体的明确阐述。要求写作方法和行文格式规范、叙述严谨、数据准确、逻辑清晰。

4. 可读性 撰写学术论文时，要求严格尊重事实、数据、图表和参考文献，简单明了地把所要说明的问题表述清楚。文字表达要准确、简练、通顺，层次分明，使读者毫不费解，能以最少的时间获得最多的知识和信息。

5. 实用性 注重理论与实践，当前与长远，与储备、学科发展与新学科增长点相结合；注重高新技术和基础性研究转化为现实生产力。

（二）学术论文的基本格式

学术论文的撰写格式应当遵循国家标准或国际有关标准和规定。国家标准如 GB7713—87 等，国际标准如《文献工作——期刊的编排格式》（ISO8—1977）等。根据现行的有关标准，学术论文的基本格式一般应包括以下部分：

1. 题名 又称题目或标题，是以最恰当、最简明的词语反映论文中最重要的特定内容的逻辑组合。题名相当于论文的"标签"，题名如果表达不当，就会失去其应有的作用，使真正需要它的读者错过阅读论文的机会。题名还能帮助文献追踪或检索：文献检索系统多以题名中的主题词作为线索，因而这些词必须要准确地反映论文的核心内容，否则就有可能产生漏检。题名有 3 项基本要求：

（1）准确（Accuracy） 准确地反映论文的内容。

（2）简洁（Brevity） 中文最好不超过 20 个汉字，英文最好不超过 10 个单词。

（3）清楚（Clarity） 清晰地反映文章的具体内容和特色，力求简洁有效、重点突出。尽可能将表达核心内容的主题词放在题名开头；慎重使用缩略语；避免使用化学式、上下角标、特殊符号（数字符号、希腊字母等）、公式、不常用的专业术语和非英语词汇（包括拉丁语）等。

题名不易简化时，可加副题名来减少主题名的字数，常见于以下几种情况：①字数太多，无法减少；②题名语意未尽，用副题名补充说明报告论文中的特定内容；③一系列研究工作用几篇论文报道，或是分阶段的研究结果，各用不同副题名区别其特定内容；④其他有必要用副题名作为引申。

2. 著者署名 包括著者姓名、单位、邮政编码，以便联系和供读者咨询。著者只限于那些对于选定研究课题和制订研究方案、直接参加全部或主要部分研究工作并做出主要贡献，以及参加撰写论文并能对内容负责的人，按其贡献大小排列名次。著者简介应按所投期刊要求撰写。基金项目名称要准确，并注明编号。

国际医学期刊编辑委员会（ICMJE）有关作者资格的界定：

（1）课题的构思与设计，资料的分析和解释。

（2）文稿的写作或对其中重要学术内容做重大修改。

（3）参与最后定稿，并同意投稿和出版。

以上 3 项条件应全部具备方可成为作者；作者的排列顺序应由所有作者共同决定；每位作者都应该能够就论文的全部内容向公众负责。

论文的执笔人或主要撰写者应该是第一作者；贡献相同作者的表达：共同第一作者、通讯作者。这些作者对研究工作的贡献是相同的。对于不够署名条件，但对研究成果确有贡献者，可以"致谢"的形式列出。

3. 摘要 即内容提要或文摘，是论文内容不加注释和评论的简短陈述。摘要应具有独立性和自含性，即不阅读论文的全文，就能获得必要的信息。摘要中有数据、有结论，是一篇完整的短文，可以独立使用和引用。摘要一般应说明研究工作目的、实验方法、结果和最终结论等，而重点是结果和结论。中文摘要一般不宜超过 200～300 字，外文摘要不宜超过 250 个实词，如遇特殊需要字数可以略多。英文摘要可以按照 Objective（目的）、Methods（方法）、Results（结果）和 Conclusion（结论）逐一阐述论文的梗概。时态主要是以一般现在时为主，也可使用一般过去时和现在完成时。

对于学位论文的摘要可分为两种：一是短摘要，写法与上述摘要一致；另一种是单独印发不受字数的限制，字数可达 2500～3000 字，主要内容包括从事这一工作的目的性和重要性、对研究内容和过程概略地加以叙述、获得的主要结论（突出论文有创新性部分）、论述结论的价值。

撰写摘要时应注意以下几点：

（1）使用简短的句子，用词应为潜在的读者所熟悉。

（2）注意表述的逻辑性，尽量使用指示性的词语来表达论文的不同部分（层次），如使用"研究表明……"表示结果；使用"通过对……的分析，认为……"表示讨论等。

（3）确保摘要的"独立性"或"自明性"，尽量避免引用文献、图表和缩写。

（4）尽量避免使用化学结构式、数学表达式、角标和希腊文等特殊符号。

（5）可适当强调研究中的创新、重要之处；尽量包括论文的主要论点和重要细节（重要的论证或数据）。

4. 关键词 是用以表示全文主题内容信息的单词或术语。关键词主要从题名、摘要中提取，形式上尽可能规范化，以便于检索。一般需列 3～8 个关键词，关键词之间可用逗号、分号或空格隔开。外文关键词必须与中文关键词一一对应，置于外文摘要之后。

医学论文的关键词应尽可能选用 MeSH、全国自然科学名词委员会颁布的《医学名词》和《中国中医药学主题词表》中的术语。不要使用过于宽泛的词做关键词（如有机化合物、地球化学等），以免失去检索的作用；避免使用自定的缩略语、缩写字作为关键词，除非是科学界公认的专有缩写字（如 DNA）。

5. 引言 又称前言、序言、导言、绪论，简要说明研究工作的目的、范围、相关领域的前人工作和知识空白、理论基础和分析、研究设想、研究方法和实验设计、预期结果和意义等。引言应言简意赅，要与讨论部分呼应，一般字数约占全文字数的 10%。不要与摘要雷同，一般教科书中有的知识在引言中不必赘述。

引言应引用"最相关"的文献以指引读者，力戒刻意回避引用最重要的相关文献（甚至是对作者研究具有某种"启示"性意义的文献）；避免不恰当地大量引用作者本人的文献；需解释或定义专门术语或缩写词，以帮助编辑、审稿人和读者阅读与理解；叙述前人工作的欠缺以强调自己研究的创新时，应慎重且留有余地。

6. 材料与方法 介绍研究工作中研究对象的选择、研究因素和结局的选择、规定、测量及判定标准和研究实施基本过程，为论文提供科学依据。材料和方法部分应清楚、准确描述是如何获得研究结果的；对方法的描述要详略得当、重点突出：包括所有必要的细节（以便他人能够重复实验）；明确描述实验对象的选择（患者情况、症状和体征、检查结果和诊断标准等），样本量及研究对象分组方法、治疗方法（药物剂量、剂型、用法、疗程等）、疗效观察指标（症状、体征、实验室指标等）和结局评定标准及数据的采集和统计处理方法；医学论文中还应说明实验过程是否符合伦理学要求；详细描述实验方法、实验步骤及仪器与设备，实验试剂的规格、批号、型号、制造厂家名称、厂址（城市名）等；准确地记载所采用药物和化学试剂的名称、剂量、给药途径；列举研究方法的参考文献；如果对已有方法进行了新的或实质性的改进，就要清楚地说明改进的理由，并且对这些方法的使用限度应给以评价。

7. 结果 是科学研究所得的实验数据等详尽而具体的结果，是论文的核心部分。结果应与"材料与方法"的内容相互对应，原始资料经过统计分析后，要求核准数据，科学、真实地表达必要的实验结果。量和单位必须注意采用国际标准，注意大小写。数据表达可采用文字与图表相结合的形式。如果使用人像，要使其不能为他人所辨认，否则，必须征得研究对象本人的书面同意。结果部分要做到以下几点：

（1）准确无误 必须反复核对数据，推敲用词的准确性。

（2）鲜明有序 对所获结果应拟好分级标题，排好前后顺序。

（3）如实报道 不能只报道合乎实验假设的结果，更应报道预想之外，甚至一时还无法解释的相反结果。

（4）避免重复 不要同时用表和图重复同一数据。

8. 讨论 指根据研究成果，对某课题研究进行分析后，做出合理解释、建议或设想。讨论的重点在于对研究结果的解释和推断，说明本研究的临床意义及由此得出的结论，不要过细地重复引言或结果中的数据或资料；并说明作者的结果是否支持或反对某种观点、是否提出了新的问题或观点等；推论要符合逻辑，避免研究结果不足以支持的观点和结论；观点或结论的表述要清楚、明确，对结果的科学意义和实际应用的表达要实事求是，避免借题发挥；有同论同，有异论异；可将论文最重要的结论作为讨论的结语。撰写讨论时要避免含蓄，尽量做到直接、明确，以便审稿人和读者了解论文为什么值得引起重视。

9. 结论 是根据研究结果和讨论所做的高度概括性论断和科学总结。内容包括研究解决了什么问题、有什么新发现、对前人的研究和见解做了哪些修正、补充、发展、证实或否定，并指出当前这一研究领域存在的主要问题，及作者本人今后对该研究所提出的改进意见、建议和设想。结论部分的写作要求措词严谨，逻辑严密，观点鲜明，文字精炼。

10. 致谢 可以在正文后对下列方面致谢：协助研究的实验人员；提出过指导性意见的人员；对研究工作提供方便（仪器、检查等）的机构或人员；资金资助项目或类别（但不宜列出得到经费的数量）；在论文撰写过程中提出建议、给予审阅和提供其他帮助的人员（但不宜发表对审稿人和编辑的过分热情的感谢）。致谢是学术论文常见的项目之一，但不是必有的项目。致谢要得到个人书面同意才能列出姓名，要求语言诚恳、恰当、简短。

11. 参考文献 参考文献中所列文献，应是作者直接引用的、在正式出版物上公开发表的、读者能够查阅到的文献。论文中所用参考文献的引文要在文中标注，于文后列出相应文献的来源和出处，参考文献的排列顺序以其在论文中出现的先后为序。参考文献能够充分反映作者立论的科学依据，同时向读者提供有关信息的准确来源，以便读者在需要时查阅、核对或进行深入研究。

二、文献管理软件

文献管理软件（reference management software，RMS）是记录、管理文献的一类软件。目前国内外常用的文献管理软件有很多，如 EndNote、Procite、Reference Manager、NoteExpress、医学文献王及 RefWorks 等。其中，NoteExpress 是国内开发的一款应用较为广泛的文献管理软件，下面以该系统为例介绍文献管理软件使用方法。使用前需要从网站（http：//www.inoteexpress.com）下载 NoteExpress 程序并安装。

（一）新建数据库与分类目录

1. 新建数据库 在 NoteExpress 主程序的【文件】下拉菜单中点击【新建数据库】，然后选择保存位置即可。

2. 建立分类目录 建立个人数据库后，根据研究的需要，可以为数据库建立分类目录，还可以对目录进行增删改及分类目录排序。

（二）数据收集

1. 网上数据库导入

（1）在线检索内置 200多个常用数据库，无需登陆数据库网站，直接以 NoteExpress 作为网关进行检索（图 15-15）。

步骤：①点击【在线检索】—【选择在线数据库】，选择所需数据库；②输入检索条件，点击【开始检索】；③勾选所需题录，保存到所需文件夹。

（2）浏览器检索 对于 NoteExpress 支持浏览器导入的数据库，在检索结果界面就可以完成数据库检索页面数据的筛选及保存工作。

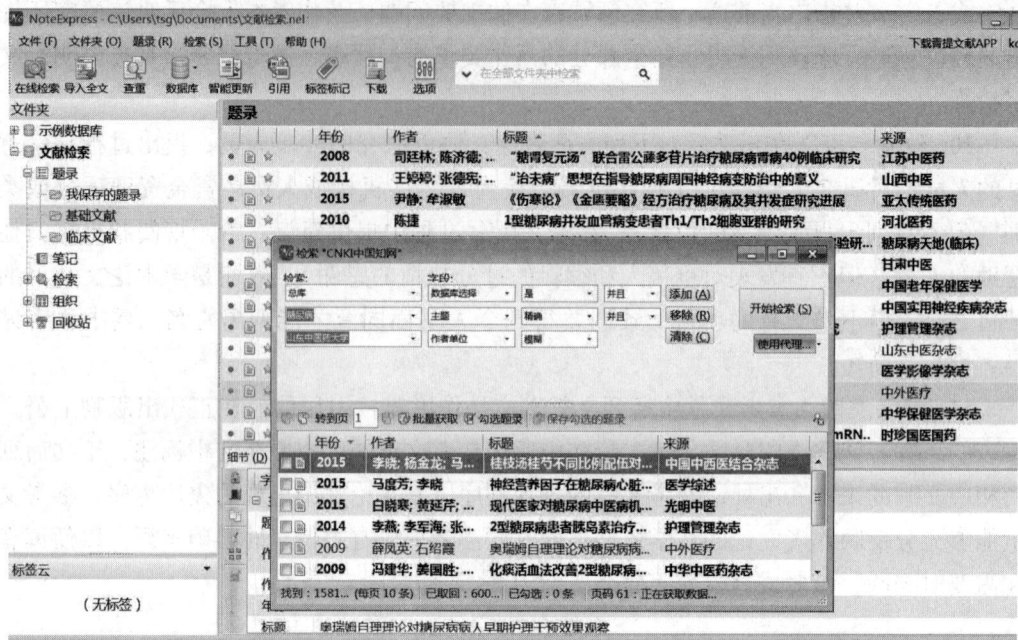

图 15-15　NoteExpress 在线检索

2. 格式化文件导入　即数据库页面检索结果导入。从数据库页面导出的固定格式的检索结果，比如 NoteExpress、Endnote、RIS 格式等文件，使用与格式相对应的过滤器导入软件。

步骤：①以万方数据知识服务平台为例，将检索结果存放至本地磁盘，导出格式选择 NoteExpress（图 15-16）；②打开 NoteExpress，点击工具栏【导入题录】按钮；③选择格式文件对应的过滤器 NoteExpress（图 15-17）。

3. 全文导入　对于已经下载了大量全文的用户，可通过 NoteExpress 管理全文。导入时的文件名即为题录标题，NoteExpress 能识别出 PDF、CAJ 文件中的标题，DOI 等字段信息。

步骤：①点击【导入全文】；②选择需要导入的文件，选择是否要从 PDF 中智能识别内容；③选择题录类型，导入文件的位置。

4. 手工录入　NoteExpress 提供手工编辑录入题录的方式，在题录列表栏中点击鼠标右键【新建题录】即可打开编辑页面手工录入题录。

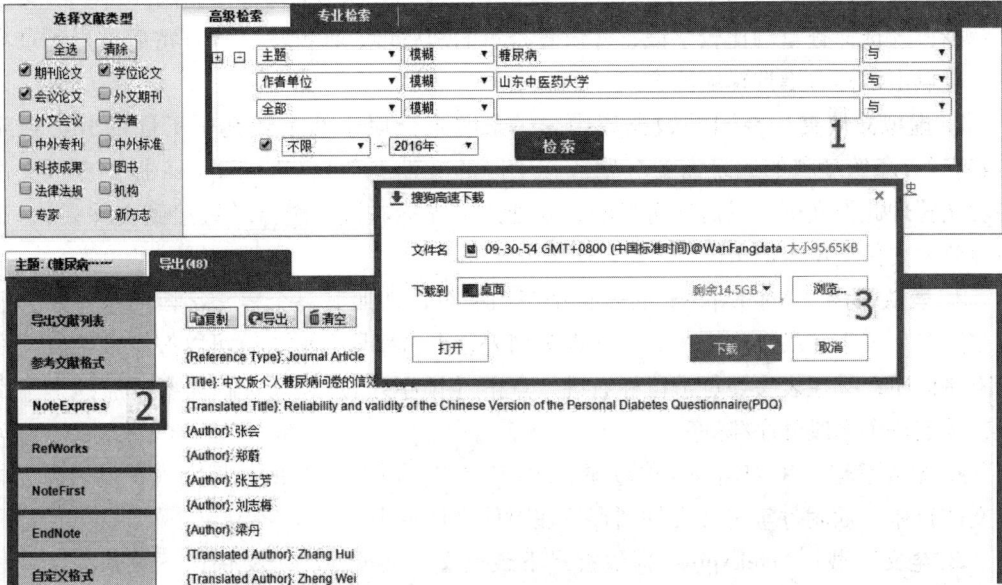

1. 输入检索词　2. 选择导出格式　3. 保存检索结果

图 15-16　数据库检索结果保存

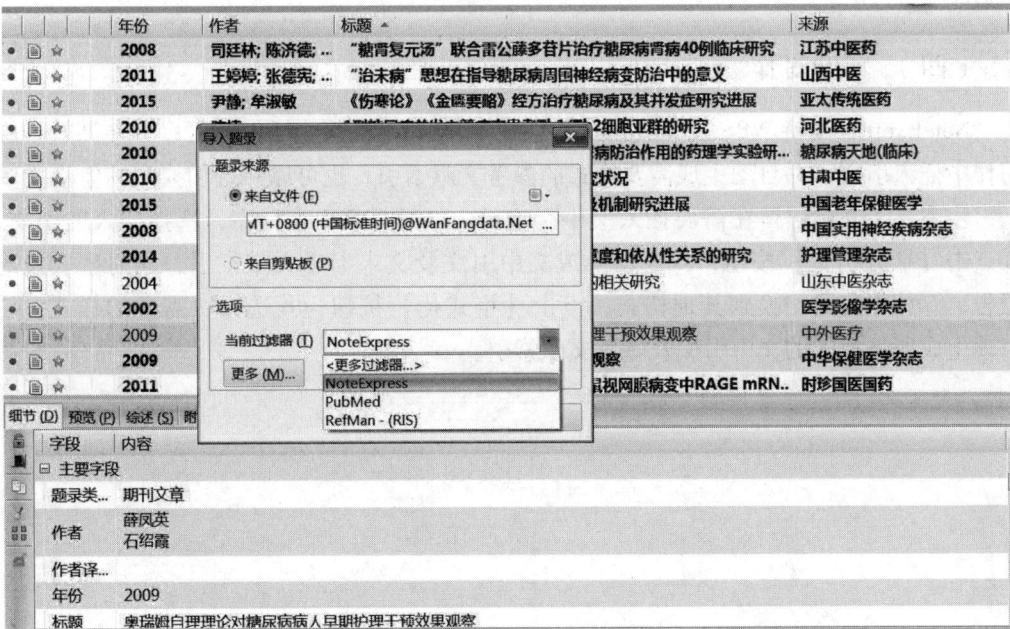

图 15-17　数据库检索结果导入 NoteExpress

（三）　数据管理

1. 文献查重　在不同数据库中检索的文献不可避免地出现重复题录，这就需要查找重复题录，查重步骤如下：①点击【检索】-【查找重复题录】；②选择查重的文件夹范围；③选择查重的比较字段；④设置查重的敏感度、匹配度；⑤查重后重复题录高亮，可点击鼠标右键选择删除方式。

2. 虚拟文件夹　在同一数据库中，一条题录分属于两个或几个不同的分类目录（或者说一条跨学科的题录需要分别放在不同的文件夹下），NoteExpress 提供虚拟文件夹功能管理此类文献。只需在选择的题录处点击鼠标右键，选择【链接到文件夹】，选择存放的文件夹位置即可。

3. 表头排序　NoteExpress 的表头排序功能可以按照某一个表头字段简单排序，还能按照多个表头字段多重排序。①在表头列表处点击字段名称，就可以按照该字段升序或降序排序；②在表头处点击鼠标右键，点击【排序列表】；③选择需要排序的多个字段，设定每个字段升序/降序。

4. 附件管理　NoteExpress 的题录、笔记等信息存放在 NE 的数据库（扩展名为 .nel 的文件）中，而附件等全文文件则存放在附件文件夹中。

5. 全文下载　NoteExpress 提供批量下载全文的功能，将全文快速下载到本地并与题录自动链接，下载完毕后即可打开阅读全文。

步骤：①选择所需下载全文的题录，点击工具栏【下载全文】按钮，或者在鼠标右键菜单中选择【下载全文】；②选择全文下载的数据库；③NoteExpress 自动链接网络下载全文。

（四）　辅助写作

NoteExpress 支持 WPS 及 MSOffice 借助 NoteExpress 的写作插件，可以方便高效地在写作中插入引文，并自动生成需要格式的参考文献索引，也可以一键切换到其他格式。

步骤：①光标停留在需要插入文中引文处；②返回 NE 主程序，选择插入的引文；③点击【插入引文】按钮；④自动生成文中引文及文末参考文献索引，同时生成校对报告；⑤如果需要切换到其他格式，点击【格式化】按钮；⑥选择所需要的样式；⑦自动生成所选样式的文中引文及参考文献索引。

第十六章　临床科研选题及申报书撰写 ▷▷▷▷

临床研究的目的在于探索人类疾病的发生、发展和转归的规律，提高对疾病的诊断和防治，消除或减轻疾病对人体的危害，改善预后，提高人类的健康水平。如何把有限的资源，有目的、科学地按照社会需要投入到临床研究的实践中，涉及临床科研的选题。提出和构建临床问题后，拟开展临床研究工作，还需要进行研究设计，即撰写临床研究设计书，以便开展相关研究。

第一节　临床科研选题

临床医师在临床实践中经常会遇到许多需要解决的实际问题，构建一个恰当的科学问题是开展科学研究的第一步。临床医师对患者的诊治过程就是一个不断提出问题，寻找最佳的解决方法，直至最后解决问题的过程。

一、找出临床问题的重要性

（一）实施循证医学的第一步

找出问题是临床实践循证医学的起点，构建一个恰当的临床实践问题可以帮助临床医师更好地制订寻找证据的策略，有效地收集、评价证据，回答和解决临床问题，为临床实践提供依据。

（二）医学发展的需要

临床医学是一门实践科学，临床医师只有在临床实践中不断地提出问题并通过临床研究回答所提出的问题，才能促使临床医学不断发展进步。作为临床医师，可以结合患者的实际情况提出有意义的临床问题，查阅文献，寻找和评价最新的证据，更新自身的临床知识，使患者得到更好的诊断和治疗。随着医学进步与发展，临床医师对临床实践不断思考和总结，对临床问题的认识不断升华才能使之逐渐接近真实。

（三）循证医学所赋予的任务

循证医学以解决与患者罹患疾病相关的重要临床问题为核心，其关键是寻找患者身上存在的、临床医师必须回答的关键临床问题。因此临床医生在临床实践中必须抓住患者身上关键的临床问题。

二、构建临床问题

临床问题包括目标人群（如成人、儿童、急诊患者、长期治疗者等）、重要的干预措施、重要的结果等，并且可能有进行比较的内容（如比较标准治疗与可供选择的新治疗），以及干预措施危害和风险及对卫生经济学的影响等。

（一） 问题的来源

在临床实践中，患者与医生可能会在疾病的诊断、治疗、预后、预防、病因等各个方面提出许多需要解决的临床问题。

1. 诊断问题 怎样基于准确度、精确度、可接受性、费用及安全性等因素来选择和解释诊断试验，以便确定或排除某种诊断。例如，"胃镜检查对于诊断上消化道出血的灵敏度和特异度如何？"

2. 病因问题 就具体某个患者而言，引起该病的原因可能有哪些。例如，"病因是什么？""是否与吸烟饮酒有关？"

3. 预后问题 怎样估计患者可能的病程和预测可能的结局。针对不同的结局指标可以提出不同的预后问题。例如，"患者的生存率是多少？""是否发生并发症？"

4. 治疗问题 怎样为患者选择"利"大于"弊"并且价有所值的治疗方法。例如，"该治疗方法的有效性？""哪一种治疗方法更为有效而花费更少？""根据患者的病情可以采用什么治疗方法？"

5. 预防问题 怎样通过识别和纠正危险因素来减少疾病的发生及通过筛查早期发现患者，达到一、二级预防的目的。例如，"如何预防高血压的发生？"

（二） 临床问题的类型

1. 背景问题（background questions） 是关于疾病的一般性知识。如病因（包括生物、心理、社会因素等）、病理、病生等方面的问题。

2. 前景问题（foreground questions） 是临床医生在对患者的诊治过程中从专业角度提出的问题，涉及疾病诊断、治疗、预防及预后的所有环节及与治疗有关的患者的生物、心理及社会因素等。

（三） 临床问题的构建

1. 背景问题 通常包括两个基本成分：①问题词根（谁、什么、怎样、何处、何时、为什么）加动词构成。这些问题可以通过患者入院时询问病史和体格检查得到答案。②一种疾病或疾病的某个方面。例如："我患的是什么病？""我怎么会患这种病？""什么引起发热？""胰腺炎通常什么时候出现并发症？"

2. 前景问题 包括三或四个基本成分，可采用国际上常用的 PICO 格式确定。①患者或问题（patient 或 problem，P）：应包括患者的诊断及分类。②干预措施（Intervention，I）：包括一种暴露因素、一种诊断试验、一种预后因素或一种治疗方法等。③对比措施（Comparison，C）：与拟研究的干预措施进行对比的措施，必要时用。④结局指标（Outcome，O），结局可以是症状、体征的改善或生存率、死亡率和致残率，使用不同的结局指标找出的问题也不尽相同。例如抗凝剂与不用抗凝剂相比能改善急性缺血性脑卒中患者的临床预后吗？窦性心律心力衰竭患者口服抗凝剂与安慰剂比较能否降低心力衰竭患者总死亡率和（或）血栓栓塞事件的发生率？对于频发的尿路感染，长期小剂量应用抗生素是否能预防复发？根据 PICO 确定关键词，同时也便于文献检索（表 16-1）。

表 16-1 临床问题的组成 PICO

Patient/Problem	Intervention	Comparison	Outcome
急性缺血性脑卒中患者	抗凝剂	不用抗凝剂	改善临床预后
窦性心律心力衰竭患者	口服抗凝剂	安慰剂	心力衰竭患者总死亡率和（或）血栓栓塞事件的发生率
频发的尿路感染	长期小剂量应用抗生素	空白对照	预防复发

三、临床研究的选题

如何把有限的资源，有目的、科学地按照社会需要投入到临床研究的实践中，这就需要选好研究重点。以患者及其群体为研究对象的临床研究首先应考虑如何选题。

（一）临床研究的特点

1. 临床研究对象是患者 临床研究是以患者及其群体为研究对象的。不同患者临床症状和体征、心理情感状态、文化水平及所处的自然与社会环境不同，即使是同一疾病的患者临床表现也可能存在很大的个体差异，因此，临床研究对象是非常复杂的。

2. 干预措施要安全有效 任何临床试验的治疗药物或治疗措施包括诊断性措施，要有科学依据，证明对患者具有安全性及对疾病诊治具有有效性，才可进行研究。为了对比新的试验措施或药物疗效，需要设立对照组时，对照组的措施也应该安全。

3. 医院是研究的主要场所 临床研究主要在医院范围内进行，但当涉及病因或危险因素，疾病的早诊断、早治疗等时，则要面向社区筛选具有临床前期或仅有早期轻微临床表现的患者群体进行研究，具有临床与流行病学研究的双重属性。

4. 遵循医学伦理学的要求 根据世界医学协会关于人体试验的《赫尔辛基宣言》，凡是以人体为研究对象的临床研究，所使用的试验药品或措施，都必须具有充分的科学依据，要安全、有效，保证无损于患者的利益。任何涉及患者的临床试验，都要高度注意医学伦理问题，必须向相关伦理学委员会申请，接受伦理委员会审查，通过后方可进行研究。

（二）临床研究选题的原则

在选择研究的临床问题时，注意以下原则：

1. 目的性原则　要根据国家或地区健康和疾病的研究重点，为国家经济建设和社会发展服务，同时结合自己和单位的具体情况，扬长避短进行选题。

2. 创新性原则　创新性是科研选题的核心，创新性包括新概念、新理论或新方法的建立及对现有概念、理论和方法的补充和改良。临床研究选题时，力求创造性地研究该领域的前沿，或者在原有研究基础上有所突破或改进，不做盲目、无价值的重复。

3. 科学性原则　选题要建立在实践基础上，要有科学依据，例如新药在进行临床试验之前要有充足的科学依据证明对患者具有安全性和有效性，才可进行研究。

4. 可行性原则　可行性包括研究内容、研究方法、研究人员和研究条件等可行有保障，研究任务能够完成。

5. 效益性原则　选择的临床研究可能获得好的预期效应，具有临床应用价值或社会经济效益等。

（三）选题和立题的程序

临床选题和立题的第一步是提出问题，问题的提出来自于临床的实践。临床医师在扎实的理论与临床实践基础上通过观察、思考提出问题。临床选题和立题的第二步是形成假设，针对临床问题，通过查阅文献，了解国内外的研究历史和现状，总结需要探索的关键问题，形成研究假设。最后根据研究的问题和假设撰写科研设计书。

（四）临床研究立题的评价

提出和构建临床研究问题后，研究问题是否能真正开展，是否具有研究的价值，可从以下几个方面进行评价：

1. 选题是否具有重要性　研究的课题是否属于国家或地区的影响人民健康的重要问题，例如研究是否属于常见病或多发病，研究问题的解决是否可以惠及较大的群体。

2. 选题是否具有创新性　任何研究都应当是尚无明确答案的问题，或已经有明确的阶段性答案但需要进一步发展和完善，因此，选题应具有原创性、独特性和首创性。

3. 研究是否具有可行性　即是否具备拟开展研究所需的条件，包括技术力量、设备条件、研究设计的方案和路线、时间及经费等。

4. 是否符合伦理标准　临床问题的研究应符合医学伦理标准，遵照世界医学会所制定的《赫尔辛基宣言》精神，以保障患者的安全和权益为最高准则。

第二节　临床科研设计书的撰写

临床科研设计书即项目申请书、标书，是临床研究的详细书面方案。临床科研计划书是在课题的研究方向确定后，研究者将研究目标、研究意义、研究方法、工作计划等付诸于文字的研究文件。临床科研设计书主要需阐明四个问题：要做什么研究？为什么要做这项研究？如何做这项研究？是否有能力完成此项研究？一份完整的医学科研设计书应包含有题目、立题依据、研究目的、设计方案、研究对象、研究方法、预期结果、伦理问题、经费预算、进度安排等内容。

一、题目

题目是对研究问题的高度概括，题目要简洁明了，一般以名词或名词性短语为主，能反映研究问题如研究的目的、对象、类型等。题目还应有助于检索，有助于确定设计书的学科分组。

二、内容摘要

内容摘要一般不超过 400 字，是对研究设计书中除了经费预算以外各项内容的概括介绍。内容摘要应写清楚为什么做？做什么？怎么做？有何研究意义？内容摘要通常包括科学问题、研究内容、研究方法和技术手段、研究目的和意义等。摘要是对设计书整体内容的概括，所以应该在其他部分完成后，最后撰写摘要，以使摘要能反映整个设计书的内容。

三、立项依据

立项依据是整个研究的立论基础，是科研设计书的主要组成部分。立项依据通常包括该项目的研究意义、国内外研究现状及发展动态、前期工作基础、本研究的假设和研究思路及主要的参考文献等。

1. 项目的研究意义　阐明该项目的重要性，说明所要研究的是国内外尚未解决或亟待解决的重要科学问题，以及临床实践中发现的、具有重大意义的研究问题。

2. 国内外研究现状和发展动态　在查阅大量研究文献的基础上，阐述该研究领域国内外研究现状和发展趋势，找出目前存在的主要问题，阐明该项目的必要性，为立题提供科学依据。

3. 前期工作基础　阐述个人及项目小组已有的研究结果，并说明这些研究结果与科学问题的关系。

4. 本研究的切入点与意义　针对国内外研究中存在的问题引出本研究的目的和意义，形成项目的理论假设，阐明本研究拟通过什么研究思路、采用何种方法和技术手段，重点解决哪些问题。

5. 列出参考文献　参考文献要反映研究领域的最新进展，应包括最新的文献，近 3 年的文献量应该占 2/3 左右。参考文献一般 15~30 篇，最好能引用自己的文献。

四、研究方案

研究方案中包括研究目标、研究内容、拟解决的关键问题、研究方法、技术路线、可行性分析、项目的创新之处、年度计划、预测进展、预期成果等内容。

（一）研究目标、研究内容和拟解决的关键科学问题

1. 研究目标　用简洁的文字将研究目的写清楚。原则上，目标要明确、集中，一

般以 1~2 个为宜。目标可以是探索什么问题、揭示什么规律、阐明什么原理等。

2. 研究内容 应紧扣研究目标，为了实现研究目标应该采用什么研究方法、研究步骤、研究对象的确定、资料如何收集及资料如何分析等。研究内容应该具体、适当，与目标一致，能在研究周期内完成。

3. 拟解决的关键问题 主要涉及研究过程中的一些关键技术问题、科学手段等，此部分要着重说明在方法和技术上要解决什么难关，在试验上应突破哪个内容和解决哪个重要的难题，同时要阐述对关键问题拟采用的解决方案。

（二） 研究方案、技术路线、实验方案及可行性分析

1. 研究方法 与研究内容一致，对完成该项目的关键指标必须说明研究技术与方法。一方面要论证这些技术及方法是确实可行的，证明目标的实现有技术保证，另一方面不要叙述与目标无关的内容，也不要大量描述技术细节冲淡主题。研究方法中常包括设计方案类型、研究地点（如医院、社区或机关单位等）和研究对象的选择（如患者和对照人群的来源、诊断标准、纳入和排除标准等）、样本量的计算、抽样方法和随机分组方法、研究对象的知情同意、研究因素、干预方法（如药物要阐明化学成分、批号、剂量、给药途径、次数、干预时间等）、资料收集和统计分析方法等。

2. 技术路线 是项目实施的流程图，是科研思路的集中体现。技术路线是研究者通过文字、流程图等形式将研究步骤和研究内容等按照研究层次或时间排列形成的框架图。技术路线比文字说明更为清晰、简洁，便于读者在短时间内了解研究的总体框架。要注意，技术路线不是研究计划和研究方法的简单罗列，各部分之间有内在的逻辑关系。

3. 可行性分析 阐明本项目的研究目标和研究内容能够实现。包括研究技术可以解决研究问题，研究所需的场所和设备等条件具备，研究人员结构合理，具有相关经验，掌握关键技术，研究方案合理可行，符合医学伦理，经费支持可以满足研究需要，以及研究计划可以如期完成等。

（三） 创新性

创新是科研课题得以成立的前提，因此应充分地、实事求是地阐明本项目的创新。创新可以是研究问题的创新、研究方法和材料的创新，以及预期结果具有临床价值等。创新性要集中，不要太多，可归纳为几个方面，用词要恰当，避免夸张。

（四） 年度计划、预期结果和考核指标

1. 年度计划 根据工作量安排研究进度，一般安排 2~4 年内完成，应具体列出每年的基本研究内容。年度计划一般按研究内容层次安排，注意时间进度安排的合理性（一般半年一个阶段），可以分为准备阶段、实施阶段、资料分析阶段和论文撰写阶段。

2. 预期结果和考核指标 预期结果指本项目完成后，预期可能取得哪些实质性成果，包括理论成果、应用成果、社会经济效益、学术交流和人才培养等。考核指标是对

研究产出的量化标准，包括是否完成研究内容、论文的数量和质量、专利及获奖情况、国内外学术交流情况、培养研究生及研究人员业务水平提高等人才培养情况。科研管理机构依据预期结果和考核指标对项目进行监督、考核和评价。

五、研究基础和工作条件

1. 前期研究基础　指与本项目有关的研究工作积累和已取得的研究工作成绩，包括前期研究、发表的论文或预实验等。着重介绍与本项目直接或间接有关的研究工作，说明既往研究与本项目之间的联系。前期的研究或预实验，即使尚未发表论文，也应介绍初步研究结果，以反映申请项目是合理的、可行的。

2. 实验条件　说明已具备的实验条件、尚缺少的实验条件和拟解决的途径。

3. 研究团队　主要成员一般为 6~10 人，研究团队结构要合理。研究团队的介绍应包括申请者和项目组主要成员的学历和研究工作简历、近 5 年发表的与本项目有关的主要论著和获得学术奖励的情况，以及在本项目中承担的任务。

六、经费预算

科研经费是进行科研工作必不可少的条件，在计划中应明确经费的支出科目、金额、计算的根据及理由。经费的预算包括：①科研业务费，包括收集资料、统计分析、参加学术会议交流、论文版面费等支出；②实验材料费，包括购买试剂和检验等费用；③仪器设备费，包括仪器设备的购置、安装和修理等费用；④实验室改装费，指实验室进行改装以改善实验条件等相关费用；⑤协作费，与外单位或本单位其他实验室协作需要支付的协作费；⑥管理费，指单位科研管理部门所要提取的科研管理费，一般管理费不得超过项目资助经费的 5%；⑦劳务费，参加研究的学生劳务支出，一般不得超过项目资助经费的 10%~15%。要将申请科研经费按上述各项逐一列出，并合理分配。

七、其他内容

在项目申请书的最后，还有一些其他的项目，包括申请者的承诺、专家推荐意见，以及申请者单位和合作单位审查意见等。

附一　临床研究常用软件简介 ▷▷▷▷

1. Design-Expert　是一款专门面向试验设计及相关分析的软件，它使用简单直接，不需要扎实的数理统计功底，就可以设计出高效的试验方案，并对数据做专业分析，给出全面、可视的模型及优化结果。Design-Expert 的功能非常明确，分别为设计试验、回归分析、预测优化，几乎具备有关试验设计的所有功能，不提供与试验设计无关的功能。

2. NCSS-PASS　NCSS（Number Cruncher Statistical System，数据挖掘统计分析系统）软件包是美国犹他州 NCSS Statistical Software 公司的产品，是当今国际流行的软件包之一，是一款与 SPSS、SAS、SPLUSS 同属一类的统计软件。它具有对系统要求低、兼容性好、界面友好、功能齐全、精度高及强大的作图功能等优点，可以进行描述性统计、相关及回归分析、试验设计、质量控制、生存及可靠性分析、多元分析、时间序列分析及预测、统计图表绘制等操作。NCSS S Data Analysis 最新版本为 11。

PASS（Power Analysis and Sample Size，假设检验的效能分析与样本量）是 NCSS Statistical Software 公司的另一个统计软件包，执行效能分析及计算样本大小。你可以在研究之前使用它来计算一个合适的样本大小，在研究之后估计检验效能，确定样本是否足够大。PASS 最新版本为 14。虽然 PASS 与 NCSS 集成，它仍然是一个独立的系统，你可以不需要 NCSS 就可以运行 PASS，它可以与任何统计软件一起使用。

3. EpiData Entry　EpiData 软件开发者是丹麦欧登塞（Odense，Denmark）的一个非盈利组织，即 The EpiData Association（http：//www. epidata. dk），是一款很强的数据录入和管理功能软件，可处理简单的表格或相关系统优化文档，以及识别错误。它具有对硬件要求低、免费易用、上手速度快等特点，被全球发展中国家乃至发达国家的科研人员熟知。

4. EndNote　是 SCI（Thomson Scientific 公司）的官方软件，其主要功能为在线搜索文献、建立文献库和图片库、定制文稿和引文编排等。它支持国际期刊的参考文献格式有 3776 种，写作模板几百种，能直接连接上千个数据库，并提供通用的检索方式，提高科技文献的检索效率；EndNote 快捷工具嵌入到 Word 编辑器中，可以很方便地边书写论文边插入参考文献，书写过程中不用担心插入的参考文献会发生格式错误或连接错误。

5. SPSS　SPSS（Statistical Product and Service Solutions，统计产品与服务解决方案）软件为 IBM 公司推出的一系列用于统计学分析运算、数据挖掘、预测分析和决策支持任务的软件产品及相关服务的总称。SPSS 是世界上最早的统计分析软件，由美国斯坦福大学的三位研究生于 1968 年研究开发成功，同时成立了 SPSS 公司。2009 年 7 月，IBM 公司收购统计分析软件提供商 SPSS 公司。目前 SPSS 已出至版本 22.0，而且更名为 IBM SPSS。SPSS 最突出的特点就是操作界面极为友好，输出结果美观。它将几乎所有的功能都以统一、规范的界面展现出来，使用 Windows 的窗口方式展示各种管理和分析数据方法的功能，对话框展示出各种功能选项。SPSS 采用类似 Excel 表格的方式输入与管理数据，数据接口较为通用，能方便地从其他数据库中读入数据。SPSS 还特别设计了语法生成窗口，用户只需在菜单中选好各个选项，然后按"粘贴"按钮就可以自动生成标准的 SPSS 程序，方便中高级用户。

附二　常用临床研究方案的报告规范 ▷▷▷▷

附表 1　观察性流行病学研究报告规范（SROBE 声明）

项目	编号	队列研究	病例对照研究	横断面研究
题目和摘要	1	①在题目或摘要中有"队列研究"	①在题目或摘要中有"病例对照研究"	①在题目或摘要中有"横断面研究"
		②摘要应当是全文的一个内容丰富、结构化的摘要，包括清单里的重要项目		
前言				
背景/原理	2	对所报告的研究背景和原理进行解释		
目标	3	阐明研究目标，包括任何预先确定的假设		
方法				
研究设计	4	陈述研究设计中的重要内容，如果文章是来自正在进行研究的系列文章之一，应陈述原始研究的目的		
研究现场	5	描述研究现场、数据收集的具体场所和时间范围		
研究对象	6	①描述纳入和排除标准，研究对象的来源和选择方法	①分别给出病例和对照的纳入和排除标准，来源和选择方法	描述纳入和排除标准，研究对象的来源和选择方法
		②描述随访的时间范围和方法	②给出精确的病例诊断标准和对照选择的原理	
			③对匹配研究，应描述匹配标准和每个病例匹配的对照数	
研究变量	7	对所有感兴趣的研究变量列出明确定义，并区分结局、暴露、潜在预测因子、潜在的混杂因子或效应修正因子		
测量	8*	对每个研究变量，描述详细的测量方法，还应描述各组之间测量方法的可比性		
偏倚	9	对可能的潜在偏倚进行描述		
样本大小	10	描述决定样本大小的原理，包括统计学计算和实际考虑		
统计学方法	11	①描述统计方法，包括控制混杂的方法		
		②描述对失访和缺失值的处理	②描述匹配和缺失值的处理	②描述设计效应和缺失值的处理
		③如果可能，应描述亚组分析和敏感性分析的方法		
计量变量	12	①解释计量变量如何分析，如怎样选择分组		
		②如果可能，给出连续分析和分组分析的结果		
资助	13	给出当前研究的资助来源和资助者（如果可能，给出原始研究的资助情况）		

续表

项目	编号	队列研究	病例对照研究	横断面研究
结果				
研究对象	14*	①报告研究的各个阶段研究对象的数量，如可能合格的数量、被检验是否合格的数量、证实合格的数量、纳入研究的数量、完成随访的数量和分析的数量 ②描述各个阶段未能参与者的原因 ③推荐使用流程图 ④报告研究对象征集的时间范围		
			⑤匹配研究应给出每个病例对应对照数量的分布	
描述性资料	15*	①描述研究对象的特征（如人口学、临床和社会特征）及关于暴露和潜在混杂因子的信息 ②指出每个研究变量数据的完整程度 ③总结平均的和总的随访数量及随访天数		
结局资料	16*	报告发生结局事件的数量或综合指标	报告各个暴露类别的数量	报告结局事件的数量或综合指标
主要结果	17	①陈述未调整的和按照混杂因子调整的关联强度、精确度（如 $95\%CI$）。阐明按照哪些混杂因素进行调整及选择这些因素，未选择其他因素的原因 ②对计量变量分组进行的比较要报告每组观察值的范围或中位数 ③对有意义的危险因素，可以把相对危险度转化成绝对危险度 ④报告按照实际目标人群的混杂因子和效应修正因子的分布进行标化的结果		
其他分析	18	报告进行的其他分析，如亚组分析和敏感性分析		
讨论				
重要结果	19	概括与研究假设有关的重要结果		
局限性	20	①结合潜在偏倚和不精确的来源，讨论研究的局限性，以及分析、暴露和结局存在多样性时出现的问题；讨论所有可能偏倚的方向和大小 ②关于研究局限性的讨论不应取代定量的敏感性分析		
可推广性	21	讨论研究结果的可推广性（外推有效性）		
解释	22	结合当前证据和研究局限，谨慎给出一个总体的结果解释，并注意其他可替代的解释		

*在病例对照研究中分别给出病例和对照的信息，如果可能，在队列研究和横断面研究里给出暴露组和未暴露组的信息

附表 2 诊断试验准确性研究的报告规范（STARD 声明）

项目	编号	条目清单
题目/摘要/关键词	1	把文章标记为诊断准确性（推荐使用 MeSH 主题词"灵敏度与特异度"）
介绍	2	陈述研究问题或目的，如估计诊断准确性或比较不同试验或不同病例群体之间准确性
方法		
研究对象	3	描述研究人群：纳入和排除标准，数据收集的机构和场所
	4	描述研究对象的募集：募集基于表现的症状，还是以前试验的结果，还是研究对象已经接受过目标试验或参考标准的事实
	5	描述研究对象的抽样。研究人群是否一个根据第 3 项或第 4 项定义的选择标准下的连续系列；如果不是，说明研究对象是如何选择的

项目	编号	条目清单
试验方法	6	描述数据收集：数据收集的计划是在目标试验和参考标准实施之前（前瞻性研究）还是之后（回顾性研究）
	7	描述参考标准和它的原理
	8	描述所使用的材料和方法的技术说明，包括何时、如何进行测量，列出目标试验和参考标准的引用文献
	9	描述目标试验和参考标准结果单位、截断值和/或分类的定义和原理
	10	描述实施目标试验和参考标准及阅读结果的人员数量，培训情况和经验
	11	描述目标试验和参考标准里读取结果的人是否对另一个试验的结果设盲，描述任何读取结果者可以获得的临床信息
统计方法	12	描述计算或比较诊断准确性测量结果的方法，以及对结果不确定性定量的统计方法
	13	如果可能，则描述计算试验可重复性的方法
结果		
研究对象	14	报告研究完成的时间，包括征集研究对象开始和停止的日期
	15	报告研究人群的临床和人口学特征（如年龄、性别、症状谱、其他伴随疾病、当前治疗、征集中心）
	16	报告满足入选标准进行或未进行目标试验和/或参考标准的研究对象的数量，描述研究对象未能参加试验的原因（强烈推荐使用流程图）
试验结果	17	报告从目标试验到参考标准的时间间隔，以及期间采取的任何治疗措施
	18	具有目标状态的研究对象，报告疾病严重性的分布程度；对没有目标状态的，描述其他的诊断
	19	报告根据参考标准结果的目标试验结果（包括不确定和缺失的结果）的交叉表；对于连续型结果，报告根据参考标准结果的目标试验结果的分布
	20	报告实施目标试验或参考标准期间任何不良事件
结果估计	21	报告诊断准确性估计结果和统计学不确定性的测量结果（如95%CI）
	22	报告目标试验里不确定结果、缺失结果和异常结果是如何处理的
	23	报告诊断准确性在不同亚组、不同读取结果者或不同中心之间差异的估计
	24	如果可能，则报告试验可重复性的估计结果
讨论	25	讨论研究结果的临床适用性

附表 3　随机平行对照试验报告规范（CONSORT 声明）

项目	编号	随机平行对照试验	整群随机对照试验
题目与摘要			
设计	1	研究对象是如何分配到各个干预组的（如"随机分配"或"随机化"）	研究对象是如何分配到各个干预组的（如"随机分配"或"随机化"），并详细说明分配是以整群为单位进行的
介绍			
背景	2	科学背景与原理的解释	科学背景与原理的解释，包括使用整群设计的原理

续表

项目	编号	随机平行对照试验	整群随机对照试验
方法			
研究对象	3	研究对象的入选标准，数据收集的机构和地点	研究对象和群组的入选标准，数据收集的机构和地点
干预	4	各组干预的详细内容及何时、如何实施的	各组干预的详细描述，干预针对个体水平还是群体水平（或者两者都有，以及何时、如何实施）
目标	5	设定的目标和假说	设定的目标和假说，以及它们针对个体水平还是群体水平（或者两者都有）
结局	6	明确定义主要和次要结局指标，如果可能，描述改进测量质量的方法（如多次测量，对测量者进行培训）	明确定义主要和次要结局指标，它们针对个体水平还是群体水平（或者两者都有），如果可能，描述改进测量质量的方法（如多次测量、对测量者进行培训）
样本大小	7	样本量大小如何确定，如果可能，对中期分析和终止试验的条件进行解释	总样本量大小如何确定（包括计算方法、群组的数量、群组大小、群内相关系数及其不确定性的指标），如果可能，对中期分析和终止试验的条件进行解释
随机化			
序列的产生	8	产生随机分配序列的方法，包括任何限定情况（如分组、分层）	产生随机分配序列的方法，包括任何限定情况（如分组、分层、匹配）
分配隐藏	9	按照产生的序列进行随机分配的方法（如编号的容器或中心电话），清楚阐明在分派干预之前序列是否被隐藏	按照产生的序列进行随机分配的方法，详细说明分配基于整群而不是个体，清楚阐明在分派干预之前序列是否被隐藏
实施	10	谁产生分配序列，谁登记研究对象，谁指派研究对象到相应的组	谁产生分配序列，谁登记研究对象，谁指派研究对象到相应的组
盲法	11	研究对象、实施干预者、评价结局者是否不知道分组情况？如果是，盲法是否成功要评价	研究对象、实施干预者、评价结局者是否不知道分组情况？如果是，盲法是否成功
统计学方法	12	比较各组主要结局的统计学方法；其他分析方法，如亚组分析和调整分析	比较各组主要结局的统计学方法，指出如何处理整群设计效应；其他分析方法，如亚组分析和调整分析
结果			
研究对象的流动	13	各个阶段研究对象的流动情况（推荐使用流程图）；特别是报告各组接受随机分配、接受干预、完成试验和进入分析的研究对象数量；描述实际研究偏离研究方案的程度和原因	各个阶段群组和研究对象的流动情况（强烈推荐使用流程图），特别是报告各组接受随机分配、接受干预、完成试验和进入分析的群组和研究对象数量；描述实际研究偏离研究方案的程度和原因

项目	编号	随机平行对照试验	整群随机对照试验
研究对象的征集	14	征集研究对象和随访的日期范围	征集研究对象和随访的日期范围
基线数据	15	各组的基线人口学特征和临床特征	如果可能，报告各组个体水平和群体水平的基线人口学特征和临床特征
分析的数量	16	纳入每个分析的各组研究对象的数量（分母），以及是否进行了 ITT 分析。如果可行，用绝对数的形式来表达结果（如 10/20，而不是 50%）	纳入每个分析的各干预组的群组和研究对象的数量（分母），以及是否进行了 ITT 分析。如果可行，用绝对数的形式来表达结果（如 10/20，而不是 50%）
结局和估计	17	对每个主要和次要结局，报告每个组的综合结果，估计效应大小和精确度（如 95%可信区间）	对每个主要和次要结局，如果可能，应报告个体或群体水平上每个组的综合结果，估计效应大小和精确度（如 95%可信区间），报告各主要结局的群内相关系数
辅助分析	18	报告进行的其他所有分析，包括亚组分析和调整分析，阐明哪些分析是预先设定的，哪些是探索性的，从而关注多重分析问题	报告进行的其他所有分析，包括亚组分析和调整分析，阐明哪些分析是预先设定的，哪些是探索性的，从而关注多重分析问题
不良反应事件	19	各个干预组所有重要的不良反应事件或副作用事件	各个干预组所有重要的不良反应事件或副作用事件
讨论			
解释	20	结合研究假设、潜在偏倚或不精确的来源及分析、结局多重性有关的危险，对结果进行解释	结合研究假设、潜在偏倚或不精确的来源及分析、结局多重性有关的危险，对结果进行解释
可推广性	21	试验结果的可推广性（外部有效性）	试验结果向个体和/或整群（如果相关）的可推广性（外部有效性）
证据总体	22	结合现有的证据，对结果进行全面的解释	结合现有的证据，对结果进行全面的解释

附表 4 　非随机对照试验的报告规范（TREND 声明）

项目	编号	条目清单
题目和摘要	1	①研究对象如何分配到各个干预组；②摘要结构化；③研究对象或抽样的相关信息
介绍		
背景	2	①科学背景与理论的解释；②行为干预设计中应用的理论
方法		
研究对象	3	①入选标准；②征集受试者的方法；③征集环境；④数据收集的环境和地点
干预	4	各组干预的细节及何时、如何实施
目标	5	设定的目标和假说

项目	编号	条目清单
结局	6	明确定义主要和次要结局指标，描述收集数据的方法和提高测量水平的方法及与证实测量工具有效性相关的信息，如对心理和生物学特性的测量
样本大小	7	样本量大小如何确定，如果可能，对中期分析和终止试验的条件进行解释
分配方法	8	①分配单位；②分配方法；③为减少因非随机化而可能出现的偏倚所采取的措施
盲法	9	研究对象、干预实施人员、结局评估人员是否并不知晓分组情况；如果是，盲法是否成功，如何评价
分析单位	10	①描述用于评价干预措施效果的最小分析单位；②如果分析单位和分配单位不同，需要使用分析方法来进行换算
统计方法	11	①比较各组主要结局使用的统计学方法，包括相关数据的综合法；②其他分析方法，如亚组分析和调整分析；③如果用到缺失数据，还应考虑到缺失数据的处理方法；④统计软件或程序
结果		
研究对象的流动	12	各个阶段研究对象的流动情况，如登记、分配、实施干预、随访、分析（重点建议使用流程图）
征集研究对象	13	征集和随访的时间范围
基线数据	14	①各组基线人口学特征和临床特征；②与特定疾病预防研究有关的每个研究状况的基线特征；③总体和研究人群中失访组与在访组基线情况的比较；④基线研究人群和关注的目标人群的比较
基线一致性	15	各研究组基线一致性的数据和用于控制基线差异的统计方法
分析的数字	16	①纳入每个分析组的研究对象数目（分母），尤其是结局不同时会发生变化的分母，如可能使用绝对数字来表述结果；②是否进行了意向性分析（intention-to-treat），如果没有，应说明分析中如何处理不依从的研究对象数据
结局和估计	17	①对每个主要和次要结局，报告各组综合结果，估计效应大小，使用可信区间描述精确度；②列入无效和负性结果；③如有其他干预的因果通路，还需附加列入
辅助分析	18	总结分析结果，包括亚组分析和调整分析，阐明哪些分析是预先设定的，哪些是探索性的
不良反应事件	19	各个干预组所有重要的不良反应事件或副作用
讨论		
解释	20	①结合研究假设、潜在偏倚的来源或测量的不精确性及累加分析有关的风险，对结果进行解释；②关于结果的讨论，应考虑干预措施起作用的机制（因果通路）或可选的机制及解释；③讨论实施干预的成功和阻碍，干预的真实性；④对研究、计划或决策建议的讨论
可推广性	21	试验结果的可推广性（外部有效性）
证据总体	22	结合现有的证据，对结果进行全面解释

附表5　随机对照试验（RCT）的 Meta 分析报告规范（QUOROM 声明）

标题	次标题	要求
题目		能鉴定出是否为 RCT 的 Meta 分析或系统综述

续表

标题	次标题	要求
摘要		使用结构化的格式
	目的	明确描述临床问题
	资料来源	列出文献数据库和其他信息来源
	综述方法	概括研究选择的标准（如对象、干预、结局和研究设计）；详细描述真实性评价、资料提取和数据定量合成的方法，以及研究的特征，使读者能够重复
	结果	描述纳入与排除 RCT 的特征，给出定性、定量的分析结果（例如点估计值及可信区间）及亚组分析结果
	结论	对主要结果加以论述
引言		明确描述临床问题、干预的生物学合理性和系统综述的理由
方法	文献检索	详细介绍信息来源（如文献数据库、注册库、个人档案、专家信息、机构、手工检索），对检索的限制（如年代、发表状态、发表语言等）
	选择	描述纳入、排除标准（定义对象、干预、主要结局和研究设计）
	真实性评价	描述评价标准和过程（例如设盲的情况、质量评价方法及评价结果）
	资料提取	描述提取过程和方法（例如双人平行摘录）
	研究特征	描述研究设计的类型、对象特征、干预方案、结局定义、研究来源、临床异质性评估
	数据定量合成	描述主要效应测量指标（例如相对危险度），合并结果的方法（统计学检验与可信区间），缺失资料的处理、统计学异质性评价，敏感性分析和亚组分析，发表偏倚的评估
结果	试验流程图	提供 Meta 分析流程的概括图示
	研究特征	描述每个试验的特征（如年龄、样本量、干预、剂量、疗程、随访期限）
	数据定量合成	报告符合入选标准和有效性评价的研究情况，给出简单的合并结果（按每种治疗、每种主要结局进行合并），提供按意向治疗分析（ITT）原则计算效应大小和可信区间所需要的数据（如四格表资料、均数和标准差、比例）
讨论		总结关键的发现，根据内外部真实性讨论临床相关性，根据已有的各种证据解释 Meta 分析的结果，描述 Meta 分析过程中潜在的偏倚（例如发表偏倚），提出进一步研究的建议

附表 6　系统综述或 Meta 分析报告条目清单（PRISMA 声明）

项目	编号	条目清单
标题	1	明确本研究报告是系统综述、Meta 分析，还是两者兼有
摘要		
结构式摘要	2	提高结构式摘要包括背景、目的、资料来源、纳入研究的标准、研究对象和干预措施、研究评价和综合的方法、结果、局限性、结论和主要发现、系统综述的注册号
前言		
理论基础	3	介绍当前已知的研究理论基础
目的	4	通过对研究对象、干预措施、对照措施、结局指标和研究类型（participants, interventions, comparisons, outcomes, study design, PICOS）5 个方面为导向的问题提出所需要解决的清晰明确的研究问题

项目	编号	条目清单
方法		
方案和注册	5	如果已有研究方案，则说明方案内容并给出可获得该方案的途径（如网址），并且提供现有的已注册的研究信息，包括注册号
纳入标准	6	将指定的研究特征（如 PICOS 和随访的期限）和报告的特征（如检索年限、语种和发表情况）作为纳入研究的标准，并给出合理的说明
信息来源	7	针对每次检索及最终检索的结果描述所有文献信息的来源（如资料库文献，与研究作者联系获取相应的文献）
检索	8	至少说明一个资料库的检索方法，包括所有的检索策略的使用，使得检索结果可以重现
研究选择	9	说明纳入研究被选择的过程（包括初筛、合格性鉴定及纳入系统综述等步骤，据实还可包括纳入 Meta 分析的过程）
资料提取	10	描述资料提取的方法（例如预提取表格、独立提取、重复提取）及任何向报告作者获取或确认资料的过程
资料条目	11	列出并说明所有资料相关的条目（如 PICOS 和资金来源），以及做出的任何推断和简化形式
单个研究存在的偏倚	12	描述用于评价单个研究偏倚的方法（包括该方法是否用于研究层面或结局层面），以及在资料综合中该信息如何被利用
概括效应指标	13	说明主要的综合结局指标，如危险度比值（risk ratio）、均值差（difference in means）
结局综合	14	描述研究综合的方法，如果进行了 mata 分析，则说明异质性检验的方法
研究偏倚	15	详细评估可能影响数据综合记过的可能存在的偏倚（如发表偏倚和研究中的选择性报告偏倚）
其他分析	16	对研究中其他的分析方法进行描述（如敏感性分析或亚组分析，meta 回归分析），并说明哪些分析是预先制定的
结果		
研究选择	17	报告初筛的文献数，评价符合纳入标准的文献数及最终纳入研究的文献数，同时给出每一步排除文献的原因，最好提供流程图
研究特征	18	说明每一个被提取资料的文献的特征（如样本量、PICOS 和随访时间）并提供引文出处
研究内部偏倚风险	19	说明每个研究中可能存在偏倚的相关数据，如果条件允许，还需要说明结局层面的评估（见条目 12）
单个研究的结果	20	针对所有结局指标（有效性或有害性），说明每个研究的各干预组结果的简单合并（a），以及综合效应值及其可信区间（b），最好以森林图形式报告
结果的综合	21	说明每个 meta 分析的结果，包括可信区间和异质性检验的结果
研究间偏倚	22	说明研究间可能存在偏倚的评价结果（见条目 15）
其他分析	23	如果有，给出其他分析的结果（如敏感性分析或亚组分析，meta 回归分析，见条目 16）

续表

项目	编号	条目清单
讨论		
证据总结	24	总结研究的主要发现，包括每一个主要结局的证据强度；分析它们与主要利益集团的关联性（如医疗保健的提供者、使用者及政策决策者）
局限性	25	探讨研究层面和结局层面的局限性（如偏倚的风险），以及系统综述的局限性（如检索不全面、报告偏倚等）
结论	26	给出对结果的概要性的解析，并提出对未来研究的提示
资金支持		
资金	27	描述本系统综述的资金来源和其他支持（如提供资料）及资助者在完成系统综述中所起的作用

主要参考文献

1. 沈洪兵，齐秀英．流行病学［M］．北京：人民卫生出版社，2013．

2. 刘续宝，王素萍．临床流行病学与循证医学［M］．北京：人民卫生出版社，2013．

3. 姜庆五．临床流行病学［M］．北京：高等教育出版社，2007．

4. 王泓午．循证医学［M］．北京：中国中医药出版社，2012．

5. 詹思延．临床流行病学［M］．北京：人民卫生出版社，2015．

6. 黄悦琴，李立明．临床流行病学［M］．北京：人民卫生出版社，2010．

7. 李立明．临床流行病学［M］．北京：人民卫生出版社，2011．

8. 王家良．临床流行病学［M］．北京：人民卫生出版社，2014．

9. 刘民．医学科研方法学［M］．北京：人民卫生出版社，2014．

10. 申杰，王净净．医学科研思路与方法［M］．北京：中国中医药出版社，2016．

10. 张天嵩．实用循证医学方法学［M］．长沙：中南大学出版社，2012．

11. 李幼平．循证医学［M］．北京：人民卫生出版社，2014．

12. 高巧林．医学文献检索［M］．北京：人民卫生出版社，2012．

13. 代涛．医学信息搜集与利用［M］．北京：人民卫生出版社，2014．

14. 邓翀，辛宁．中医药文献检索［M］．上海：上海科学技术出版社，2011．